2011—2012

公共卫生与预防医学

学科发展报告

REPORT ON ADVANCES IN PUBLIC HEALTH AND PREVENTIVE MEDICINE

中国科学技术协会　主编
中华预防医学会　编著

中国科学技术出版社
·北　京·

图书在版编目(CIP)数据

2011—2012 公共卫生与预防医学学科发展报告/中国科学技术协会主编；中华预防医学会编著.—北京:中国科学技术出版社,2012.4
(中国科协学科发展研究系列报告)
ISBN 978-7-5046-6039-8

Ⅰ.①2… Ⅱ.①中… ②中… Ⅲ.①公共卫生-研究报告-中国-2011—2012 ②预防医学-研究报告-中国-2011—2012 Ⅳ.①R1-12

中国版本图书馆 CIP 数据核字(2012)第 042184 号

选题策划 许 英
责任编辑 符晓静
封面设计 中文天地
责任校对 孟华英
责任印制 王 沛

出　　版 中国科学技术出版社
发　　行 科学普及出版社发行部
地　　址 北京市海淀区中关村南大街 16 号
邮　　编 100081
发行电话 010-62173865
传　　真 010-62179148
网　　址 http://www.cspbooks.com.cn

开　　本 787mm×1092mm 1/16
字　　数 306 千字
印　　张 12.75
印　　数 1—2500 册
版　　次 2012 年 4 月第 1 版
印　　次 2012 年 4 月第 1 次印刷
印　　刷 北京凯鑫彩色印刷有限公司

书　　号 ISBN 978-7-5046-6039-8/R·1567
定　　价 38.00 元

2011—2012
公共卫生与预防医学学科发展报告

REPORT ON ADVANCES IN PUBLIC HEALTH AND PREVENTIVE MEDICINE

首席科学家 王陇德

专家组成员 （按姓氏笔画排序）

王　宇　王贺祥　庄　辉　刘智勇　李立明
李兰娟　李德雪　邱泽青　张际文　陈君石
陈育德　陈晓枫　金水高　金银龙　赵　平
赵金垣　赵　铠　胡永华　胡德渝　侯云德
俞永新　洪　涛　高峻璞　郭　清　梁晓峰
董小平　蔡纪明　阚学贵

编写组成员 （按姓氏笔画排序）

卜宏磊　卞金有　庄　辉　刘　凡　刘智勇
许亮文　苏雪梅　杨清双　李立明　李兰娟
李　杰　余灿清　邹小农　陆永昌　金水高
金银龙　赵　平　赵自雄　赵金垣　荣文笙
胡永华　胡德渝　秦雪英　殷大鹏　郭　清
黄　辉　戚晓鹏　梁晓峰　董小平　戴　俊

学术秘书组 游良雅　刘召芬　刘　霞　杨　鹏

序

科学技术作为人类智慧的结晶，不仅推动经济社会发展，而且不断丰富和发展科学文化，形成了以科学精神为精髓的人类社会的共同信念、价值标准和行为规范。学科的构建、调整和发展，也与其内在的学科文化的形成、整合、体制化过程密切相关。优秀的学科文化是学科成熟的标志，影响着学科发展的趋势和学科前沿的演进，是学科核心竞争力的重要内容。中国科协自2006年以来，坚持持续推进学科建设，力求在总结学科发展成果、研究学科发展规律、预测学科发展趋势的基础上，探究学科发展的文化特征，以此强化推动新兴学科萌芽、促进优势学科发展的内在动力，推进学科交叉、融合与渗透，培育学科新的生长点，提升原始创新能力。

截至2010年，有87个全国学会参与了学科发展系列研究，编写出版了学科发展系列报告131卷，并且每年定期发布。各相关学科的研究成果、趋势分析及其中蕴涵的鲜明学术风格、学科文化，越来越显现出重要的社会影响力和学术价值，受到科技界、学术团体和政府部门的高度重视以及国外主要学术机构和团体的关注，并成为科技政策和规划制定学术研究课题立项、技术创新与应用以及跨学科研究的重要参考资料和国内外知名图书馆的馆藏资料。

2011年，中国科协继续组织中国空间科学学会等23个全国学会分别对空间科学、地理学(人文-经济地理学)、昆虫学、生态学、环境科学技术、资源科学、仪器科学与技术、标准化科学技术、计算机科学与技术、测绘科学与技术、有色金属冶金工程技术、材料腐蚀、水产学、园艺学、作物学、中医药学、生物医学工程、针灸学、公共卫生与预防医学、技术经济学、图书馆学、色彩学、国土经济学等学科进行学科发展研究，完成23卷学科发展系列报告以及1卷学科发展综合报告，共计近800万字。

参与本次研究发布的，既有历史长久的基础学科，也有新兴的交叉学科和紧密结合经济社会建设的应用技术学科。学科发展系列报告的内容既有学术理论探索创新的最新总结，也有产学研结合的突出成果；既有基础领域的研究进展，也有应用领域的开发进展，内容丰富，分析透彻，研究深入，成果显著。

参与本次学科发展研究和报告编写的诸多专家学者，在完成繁重的科研项目、教学任务的同时，投入大量精力，汇集资料，潜心研究，群策群力，精雕细琢，体现出高度的使命感、责任感和无私奉献的精神。在本次学科发展报告付梓之际，我衷心地感谢所有为学科发展研究和报告编写奉献智慧的专家学者及工作人员，正是你们辛勤的工作才有呈现给读者的丰硕研究成果。同时我也期待，随着时间的久远，这些研究成果愈来愈能够显露出时代的价值，成为我国科技发展和学科建设中的重要参考依据。

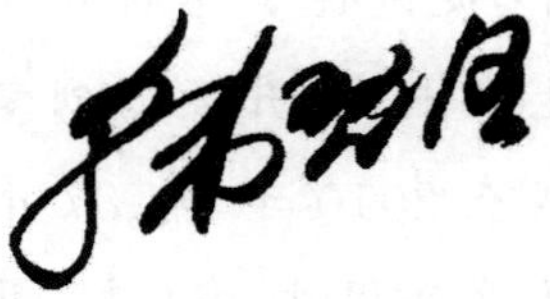

2012 年 3 月

前　言

学会作为国家创新体系的重要组成部分，在总结学科进展、促进学科交叉融合、展望学科发展趋势、提升科技创新能力方面，有独特的作用。为此，中国科协设立了“学科发展研究”项目，其成果之一是“学科发展报告”的编写。受中国科协委托，中华预防医学会继完成《公共卫生与预防医学学科发展报告》2007—2008 卷、2009—2010 卷之后，再次组织编写了《公共卫生与预防医学学科发展报告》2011—2012 卷。

为做好预防医学与公共卫生学科发展研究和《2011—2012 公共卫生与预防医学学科发展报告》的编撰工作，中华预防医学会成立了以会长王陇德院士为首席科学家、多名院士和知名专家组成的专家组，同时成立了以中华预防医学会有关专科分会主任委员为负责人的编写组。

本报告分为综合报告和专题报告两个部分，其中专题报告包括公共卫生管理、流行病学、环境卫生学、感染微生态学、初级卫生保健、国境卫生检疫、扩大免疫规划与疫苗、口腔公共卫生、公共卫生信息学、自由基预防医学、疾病预防控制（包括肿瘤预防控制、病毒性肝炎预防控制）。本报告内容涵盖了近两年公共卫生与预防医学领域的学科主要进展和重大实践应用，着重总结和科学评价了学科发展的新进展、新成果、新见解、新观点、新方法、新技术，研究学科发展现状、动态和趋势，体现了学科发展研究的前瞻性和科学性。

在本项目研究过程中，召开了“公共卫生与预防医学学科发展研讨会”。全国公共卫生与预防医学领域的多名院士、知名专家参加了研讨会，对学科发展研究及学科发展报告编撰提出了意见和建议。中国科协对学科发展研究和学科发展报告编写提出了希望和要求，促进了学科发展研究和学科发展报告编写工作的开展。在此，中华预防医学会对为本学科发展研究和学科发展报告编写做出贡献的所有专家学者、工作人员，以及关心支持本研究工作的领导和专家表示衷心的感谢。

由于受篇幅的限制，本报告未能对公共卫生与预防医学领域的所有专业给予研究和总结；限于时间和研究、编写人员的学识，内容可能不尽完善。在此，恳请有关专家学者提出宝贵意见，以便在今后学科发展研究和报告编撰中修订和补充。

中华预防医学会

2012年1月

目　录

综合报告

专题报告

ABSTRACTS IN ENGLISH

Comprehensive Report

Reports on Special Topics

综合报告

公共卫生与预防医学研究

一、引　言

预防医学作为医学的重要组成部分，与公共卫生一起组成一级学科，以预防疾病、促进健康和提高生命质量为共同目的，在推动医药卫生体制改革、促进社会进步等方面发挥了积极的作用。随着科学进步与社会发展和医学模式发生深刻变革，促使预防医学研究从以人类群体为研究对象，向群体研究与个体研究相结合、宏观和微观相结合的转变，对公共卫生活动产生深远的影响。

公共卫生与预防医学研究取得了巨大进步，疾病预防和控制取得了显著的成效，我国人群的健康状况发生了明显的改变，人群的期望寿命明显增加[1]。我国在短短几十年间，完成了很多西方国家一二百年完成的疾病模式的改变，影响人群健康的主要疾病已经从传染性疾病和围生期疾病为主，转变为慢性非传染性疾病为主[2]。传染性疾病和母婴疾病发病率和死亡率下降，主要归因于多项公共卫生干预措施的实施，包括免疫规划的实施、卫生设施和饮水质量的改善、医疗服务可及性及人们生活水平的提高，如受教育人群的比例、收入增加，营养和住房条件的改善。特别是近年来，随着社会发展进程的加快，越来越多的与慢性病相关的危险因素快速出现，如膳食结构的变化、身体活动减少、烟草消费的增加、机动车的使用等。因此，我国人群疾病模式的转变，无论在速度方面还是规模方面，都是史无前例的，使我国处于既有发达国家存在的健康问题，也有发展中国家所特有的健康问题的双重压力之下。处于经济转型和快速发展、体制变革转换过程中的我国公共卫生正面临着前所未有的压力和挑战。

联合国“千年发展目标”、世界卫生组织和联合国儿童基金会制订的《阿拉木图宣言》、《世界人权公约》、《经济、社会和文化权利国际公约》，以及各国的发展战略规划都把健康和公共卫生发展置于优先发展的位置。美国、英国、日本等国家已相继制订了国家健康规划。中国共产党的“十七大”报告也明确提出“健康是人全面发展的基础，关系千家万户幸福”，不仅对全面建设小康社会提出了新的要求，也把人人享有基本医疗卫生服务、提高全民健康水平作为加快发展卫生事业和全面改善人民生活列为重要发展目标。《国民经济与社会发展第十一个五年规划》更明确指出：“立足以人为本推动发展，把提高人民生活水平作为根本出发点和落脚点，促使发展由偏重于增加物质财富向更加注重促进人的全面发展和经济社会的协调发展转变。”“十一五”期间，国家建立完善基本健全公共卫生和医疗服务体系，使城镇基本养老保险覆盖人数达到 2.23 亿人，新型农村合作医疗覆盖率从 2005 年的 23.5%提高到 80%以上。更重要的是针对我国近年来突发公共卫生事件频发，严重影响国民经济和社会稳定的严酷现实，大力建立健全突发公共卫生事件应急机制，提高疾病预防控制和医疗救治能力。与此同时，在继续贯彻“预防为主，防治结合”的基础上，着力于预防疾病的重心前移，工作的重心下移，进一步落实加强疾病防治和预防保健，提高老年人生活质量，加强养老服务和妇女卫生保健，改善儿童成长环境，促进儿童身心健康发展的举措。

同许多发展国家一样，我国发生了巨大的人口和流行病学变迁。随着城市化和人口老龄化的快速进展，慢性非传染性疾病已成为我国面临的主要健康问题，慢性病死亡目前已占总死亡人数的四分之三[3]。伤害模式也发生明显转变[4]。虽然我国在控制传染性疾病和母婴疾病方面成果卓著，但尚未完全根除其风险，传染性疾病不断爆发[5]、生殖健康问题仍然存在[6]、血吸虫病持续流行等都是明显例证[7]。这些事实表明未来我国依然面临十分艰巨的健康挑战。吸烟、饮食和行为等危险因素的变化必将伴随新的传染性疾病、环境威胁和行为病源等风险，这些行为模式的变化也为疾病负担投下巨大的阴影。

“十一五”期间，我国采取一系列举措推动公共卫生的发展。我国扩大了政府在公共卫生服务供给和监管方面的作用，同时动员社区、公民和社团参与改善健康的行动，这些措施已经取得明显成效。我国正在努力达到“千年发展目标(MDG)”，从 1990 年至 2015 年，使儿童死亡率下降三分之二[8]；在降低孕产妇死亡率的“千年发展目标”方面也取得了重要进展[9]。然而，我国的健康问题有自身特点。首先，人口规模巨大，无论是问题的出现还是问题的解决的方面，我国面临的挑战都是巨大的；3 亿多人的吸烟群体、1.77 亿高血压患者和 1.4 亿的城市流动人口，使得卫生服务的需求难以满足[10]。其次，我国健康转型的速度非常迅猛，短短几十年间发生的变化就相当于其他富裕国家几乎一个世纪的变化[11]。另外，我国不同群体的健康状况也表现出很大的差异，这是由独特的历史、社会因素和生态环境造成的。由于公共卫生服务覆盖率明显不足，卫生服务的可及性不稳定、服务质量参差不齐，费用攀升，巨额卫生支出的风险增大，实现健康公平也已成为我国公共卫生面临的主要挑战[12]。我国政府目前正在推进建立以覆盖城乡居民的基本医疗卫生服务制度、疾病预防和健康促进、卫生保健服务、药物政策和健康保险为核心的卫生改革，加大公共卫生的投资、改善疾病预防、全民保障、遏制费用过快增长、增强公共卫生公平和协调机制以及人力资源开发，使公共卫生领域实现持续性发展，在较短时间内减少疾病负担，达到与许多发达国家相近的水平[13]。

2007 年世界卫生组组织发表《世界卫生报告》，列举了 21 世纪全球将面临的主要公共卫生问题，包括下述几个方面。

(1)传染性疾病。由于旅游和贸易，世界各国的人群快速流动、相互依赖、相互联系，为传染性疾病的传播创造了机会。传染性疾病不仅传播速度快，而且新病种出现的速度也超过了过去任何时期，目前有 40 多种疾病是以前从未出现过的。广泛耐药性结核(XDR-TB)也是目前面临的一个严重公共卫生问题。

(2)食源性疾病。过去 50 年，由于食物链发生显著变化，受污染的食物由于国家间的贸易增加了疫情传播的可能性，另外，新的食源性疾病的出现也引起世界各国极大关注。

(3)意外和蓄意制造的疾病爆发。如 2001 年美国出现的炭疽邮件事件。

(4)有毒、有害物质的意外事件。如 2006 年科特迪瓦发生的因倾倒石油化学废物导致 8 人死亡和近 9 万人出现健康问题的事件。

(5)核放射意外事故。如 2011 年 3 月因地震引发海啸导致的日本福岛核电站事故。

(6)环境灾难。近几年频发的极端天气。

为了应对上述的21世纪全球将面临的公共卫生挑战，世界卫生组织呼吁全球合作监测疫情，报告疾病暴发以即时反应情况；共享知识、技术、材料，包括病毒和其他实验室样本；加强全球和各个国家对培训、监测、实验室水平、反应网络、预防行动的投入。

我国在全球健康风险的控制和扩散方面承担重要角色。我国参与国际贸易、服务和人员交流日益增长，跨国健康风险的扩散是我国参与全球贸易所面临的不可避免的问题。随着我国能源消耗的增加，工业污染和碳排放也会对全球健康产生重要影响。

健康既是人民的基本需求，也是社会生产力和经济发展的基本前提和重要原动力。构建基于国情和发展特点的预防医学和公共卫生发展规划，不仅是满足国民健康的重要社会需求，也是国家中长期发展特点的重大需求。预防医学和公共卫生发展报告是着眼我国国情和公共卫生发展战略而提出的发展战略研究报告，它系统地分析了我国公共卫生与预防医学在最近几年取得的进展，从卫生事业管理、基本卫生保健、病毒性肝炎预防控制、扩大免疫规划、肿瘤预防控制、口腔公共卫生、环境卫生、国境卫生检疫、流行病学、微生态学、自由基预防医学、公共卫生信息学等十二个主题，分析了各领域发展和国内外比较研究。公共卫生与预防医学发展报告以影响我国国民健康和社会发展的重大问题和制约我国公共卫生事业发展的瓶颈为突破口，以充分分析现状、确立目标、实施策略和现有支撑体系的分析论证为基础，编制发展研究综合报告。在《公共卫生与预防医学学科发展报告》2007—2008卷和2009—2010卷的基础上，中华预防医学会组织大量相关专家，通过回顾、总结和科学评价近两年来公共卫生与预防医学最新进展，最终形成2011—2012年的最新学科发展报告。

二、我国公共卫生与预防医学学科最新研究进展

我国改革开放30年取得了举世瞩目的成就，短短几十年完成了发达国家近百年的发展历程。人均GDP3000美元不仅是走向经济现代化发展的标志，也意味着经济社会结构将发生重大转型与变化。高速发展的经济推动了工农业现代化、城市化的繁荣发展，也推动了城乡居民生活水平、饮食营养、生活方式等发生质的改变，城市化、人口老龄化等诸多因素使得城乡居民的健康状况和疾病模式发生了根本性的改变。处于经济转型和快速发展、体制转换过程中的我国公共卫生正面临着前所未有的压力和挑战。

（一）传染病的预防与控制

虽然我国在防治传染性疾病方面取得了显著进展，但现阶段，公共卫生依然面临巨大压力和挑战。当今世界，由于旅游和贸易，各国人员快速流动，国家之间相互联系更加紧密，为传染性疾病的快速传播创造了条件。目前，传染性疾病从地理学角度，比历史任何时候传播的速度都要快，而且新病种出现的速度也超过了过去的任何时期。据世界卫生组织统计，全世界60亿人口中，每小时约有1500人死于传染病，其中大部分发生在发展中国家。如不采取有效措施，传染病威胁人类的健康和国家安全将日益严重。

随着我国社会经济的发展、生态环境的变动、社会分配机制和就业机制的改变，传染病的发生出现了新的现象和规律。我国面临着新老传染病的双重威胁，主要表现在：

(1)已基本控制的传染性疾病卷土重来,如结核、脊髓灰质炎等。近年来,血吸虫病、疟疾、黑热病疫情波动明显,病原体的不断变异,对以往的预防手段产生抵抗,如对抗体的逃逸、耐药性的出现或出现毒力变异,致病性增加,出现重新流行。

(2)重要传染性疾病依然活跃,发病率不断上升,具有潜在突发和大规模暴发流行的危险,如艾滋病、肝炎、流行性出血热和病毒性腹泻等。我国确诊的艾滋病患者或感染者人数在不断增加,艾滋病感染时间不明。我国是流行性出血热的主要发病国家,近年来发病率有明显上升趋势,并发生区域漂移和抗原变异。我国安徽等地暴发C群流脑,与以往我国分离的C群菌株不同,菌群发生了变迁,成为主要流行的菌群。霍乱在我国已引起三次明显的流行高峰,根据流行规律和病原变迁,再次引起较大范围流行的可能性依然存在。我国发达地区寄生虫病谱出现新的变化,一些机会性寄生虫感染,如弓形虫病、肺孢子虫等的感染,可造成艾滋病病人的死亡。

(3)新发传染性疾病的出现,如SARS、禽流感等。自1973年以来,又发现了30多种新病原,其中大多数是新病毒。人群对新发现的病毒病普遍易感。新发寄生虫病时有发生,一些发达国家报道的新发寄生虫病亦在我国局部地区暴发,如隐孢子虫、微孢子虫、圆孢子虫、管圆线虫病等。

我国重大、重要和新发、突发传染病的流行病学监测和早期预警是直接影响到国民经济发展、社会稳定和人民群众身体健康的一项艰巨而意义重大的任务。与西方发达国家相比,我国在传染性疾病的预防、控制、诊断、治疗、检测、病原微生物分析等方面,与世界先进国家相比,仍存在一定的差距。"十一五"期间,随着传染病重大专项的启动,国家在提升重大传染病和新发、突发传染病爆发疫情的监测预警和应急能力方面投入巨大人力、物力,开展了病原微生物突破种属屏障研究及生态学研究,对新发、突发和再发传染病的病原微生物高通量快速检测和鉴别诊断技术、传染病的流行趋势、病原微生物的基因变异和抗原突变漂移的监测、追踪、诊断技术等进行了系统研究,为传染病的早期预警和控制提供了客观科学的依据,以应对重大传染病流行的挑战,体现了国家的传染病防控优势和水平。

通过"八五"、"九五"、"十五"和"十一五"计划,目前我国已经建立了以跟踪国外先进技术为主的一系列传染病诊断方法。对于多种由细菌、病毒、寄生虫及其他可能的病原体引起的传染病预防控制,现场流行病学调查及现场标本采集和诊断非常重要。目前我国已经建立了对多种重要细菌和病毒性疾病的科学的、标准化的现场监控监测诊断技术和方法,尤其是标准的、可用于全国推广的病原微生物分型(种)诊断试剂盒及切实可行的现场诊断标准操作程序,对多种重要传染病的流行病学特征监测和预警发挥了重要作用。

"十二五"期间,随着医学科学的发展,传染性疾病防控工作应注重以下重点:

(1)研究重点传染病流行病学特点和相关生物基因变异规律,如流行性出血热、病毒性腹泻、流行性脑脊髓膜炎、HIV感染者感染时间确定,血吸虫病、疟疾、黑热病、登革热等重要传染病地理流行病学分布、流行特点与流行趋势;

(2)对现有重要传染病疫苗(如甲型肝炎灭活疫苗、麻疹、脊灰等病毒疫苗和流脑疫苗、卡介苗和霍乱疫苗等细菌疫苗)的大面积免疫效果和可能产生的负面效果进行评价;

(3)研究重要传染病的鉴别诊断技术,如新分离肠道病毒,急、慢性乙型肝炎,伤寒副伤寒等。研究诊断技术的标准化，包括疟疾、结核病、肝吸虫病及机会致病性寄生虫感染如弓形虫病、孢子虫病等。目前诊断试剂水平还仅限于传统形式，某些传染病诊断无论在病原学诊断或血清学检测等方面仍然停留在多年前建立的经典方法上，特异性不强，敏感性不高，耗时长，实用性较差，尚不能满足应对疾病快速传播和病原体快速变异的需要，不能够适应我国社会和经济快速发展。一是对于由 SARS、流感/禽流感病毒引起的呼吸道传染病，由肠道致病菌及病毒引起的消化道传染病、病毒性出血热等一些重点传染病的监测和检测，仍缺乏快速、灵敏、特异性高的诊断技术。二是在发达国家逐渐消失或极少发生的传染病，在我国广泛存在，主要为乙型肝炎、流行性出血热和其他媒介传播的病毒性疾病。这些疾病由于历史和地理分布的原因，主要存在于我国和东南亚等不发达国家和地区，其中乙型肝炎覆盖人口达 12 亿人。我国乙肝病毒携带人口有 1.2 亿，占人口总数的 9.97%。流行性出血热流行区域覆盖我国 26 个省市，年发病例总数占全世界病例数的 90%，这种发病人群主要分布于我国的现象，是我国公共卫生的重大问题。

疫苗在人类与传染病的斗争历史中发挥了重要作用，是传染病预防控制中的主要手段和不可缺少的部分。疫苗研究及其相关免疫途径、免疫机理等研究，是传染病预防控制中一项长期的重要任务，一直受到国家的高度重视和支持。由于传染病各种病原体及其宿主在自然界存在的复杂性和多变性以及人体应对能力的复杂性和多变性，使疫苗研究成为一项颇为艰巨的任务。目前我国传染病预防中仍缺乏多种有效可行的疫苗，如 HIV 疫苗，SARS 疫苗、禽流感疫苗、登革热、出血热等病毒性疫苗，各种肠道致病菌菌苗等。利用目前各种高新技术研制的新型疫苗仍然是我国应对传染病流行、爆发的重大需求。同时，对已有的并已应用多年的疫苗，系统的回顾人群免疫效果及评价研究，建全完善的评价体系，也是科学、有效地完善我国公共卫生防御体系的重点工作之一。

治疗传染病的药物也是迅速控制传染病扩张流行的重要手段之一。随着药物研究领域高新技术的发展和国际知识产权的保护，我国迫切需要发展一些适合我国国情和国力的抗感染药物和新型制剂，针对不同的靶分子研究不同的药物筛选方法，发展高通量药物筛选技术平台及效果评价平台技术，尤其是用于呼吸道黏膜的免疫药物及其制剂的研发，以应对人间传播疾病的大流行。因此，对目前已上市的药物临床治疗重大传染病的药效评价及随之而来的病原体耐药分析研究等将是传染病研究中不可缺少的部分。

近年来，在临床医学和基础医学等方面的研究虽已取得可喜的成绩，但在临床医学与基础医学相结合诊治重大疾病方面极为不够，从而限制了我国医学与公共卫生事业大发展。由于疾病特别是重大疾病发生、发展过程的复杂性（遗传、环境及遗传与环境的相互作用），加大了对重大疾病诊治与预防的难度。长期以来，重大疾病发病机理及其防、诊、治中的重大科学问题缺乏综合研究，缺少系统生物学研究理念和循证医学的科学方法，缺乏以全新的方式探讨重大疾病发生、发展机制及其分子与细胞干预的新手段，需要建设和健全共享平台技术，包括系统监测预警技术、高通量病原基因组分析技术、高通量检测诊断技术及其相应的标准试剂制备技术、疫苗和药物效果考核实验动物评价技术等。平台技术的建立将避免重大疾病的应用性研究在低水平上重复，加强对流行病学规律的掌握广度和深度，提升疾病整体控制水平。

我国是世界上传染病发病最多的国家之一。新中国成立以来，我国在疾病防治方面取得了巨大成就，全国性的疾病监测系统和媒介生物监测系统积累了大量的传染病疫情和媒介生物方面的信息数据。从 20 世纪 90 年代开始，计算机技术的迅速发展，为传染病和流行病流行规律和控制的研究带来了一个革命性的方法。将大规模的流行病学数据和地理信息系统(GIS)，病原微生物基因和蛋白信息库及各种功能基因信息库等分析方法相结合，利用大规模的分析计算，分析流行病学相关的环境、气候、生态等复杂因素对传染病流行的影响，能够在很短的时间内得出其中的规律和发现一些起关键作用的因素，并可以将结果转换成直观的图像信息，便于信息的传递和理解，便于流行病预防和控制部门快速制定正确合理的干预措施，使传染病的流行在短期内得到有效的控制。相关的数据库和地理信息系统已经成为媒介生物控制的必要工具，通过媒介的监测和环境相关数据的分析，可以对疾病的流行可能发出警报并对传染病的流行规律进行有效的研究。目前，我国疾病预防控制模式和信息管理模式进入了新阶段，国家迫切需要研究自然疫源性传染病的预警新技术或指标，完善全国传染病的疫情监测系统，这对国家和地区间快速沟通信息、提高对爆发疫情的预警和应急能力、促进全球控制传染病战略的实施具有重要意义。

(二)公共卫生与健康

公共卫生是关系到国家或地区公众健康的公共事业，公共卫生以确保人群健康发展和安全为宗旨，是人类安全和社会可持续发展的重要保障之一。1923 年 Winslow 定义公共卫生是通过有组织的活动改善环境，预防疾病，延长生命和促进心理和机体健康的科学和艺术。公共卫生以确保人群健康发展和安全为重要宗旨，是人类安全和社会可持续发展的重要保障之一。目前，世界经济的快速增长需求、经济全球化进展、南北经济的不平等关系、消费社会的兴起以及全球人口的增长对生态环境产生了巨大的压力。一方面，这一系列的环境问题可导致各种规模突发公共卫生事件的爆发，在短期内即可对人类健康、生命安全及生态环境造成严重威胁；另一方面，可能对各种生物体和生态环境产生难以估量的远期影响，不仅对接触个体造成危害，而且对其后代造成永久性损伤。例如，全球范围内的危险废物的越境转移使得废物接纳国的水源、土壤、大气严重污染，人民的健康安全受到严重威胁。二氧化碳排放增加导致的全球气候变暖和海平面上升，大批难民的出现及其生存和安置问题，是全人类已经面临的严峻课题和道德考验。

近年来频发的自然灾害、极端气候事件，环境污染事件、若干传染病的新现和再现，稀有生物物种绝迹，多种疾病威胁的出现和再现警醒人类，忽视和无视人类与生态环境的关联，必将给人类带来惨痛的代价并制约人类社会的发展和人类福祉的追求。

生态环境与人类的健康密切相关，历史上大规模的传染病爆发流行常常伴有环境的急剧变化。人为因素对环境的干扰超过了生态系统的自我调节功能，导致生态系统的结构和功能被破坏，能量、物质的平衡被打破，造成生态环境中系统成分缺少、结构变化、能量流动受阻，使生态环境变得不适合人类生存。

许多新型传染病包括莱姆病、汉坦病毒肺综合症、西尼罗河和埃博拉病毒出血热等几乎在同一时间出现。它们或是新近被认识，或是传播到新的地区，或是更具致命性。仅 2003 年就有 SARS(传染性非典型肺炎)、禽流感和猴痘成为新型传染病。伴随着新型传染病产生，疟疾等传统传染病每年导致 300 万人死亡，感染者至少在 3 亿以上。近年来，世界范围内传染病分布的扩散趋势、新型传染病的发现已引起人们的关注。虽然导致这一趋势的原因复杂多样，但生态环境的恶化却很容易被人忽视，生态环境和生态平衡的破坏使得病原微生物对某些易感人群侵袭力更强。全球气候变暖、大气污染、水污染、人口变迁，等等，在一定条件下都会成为传染病肆虐的重要因素。

气候变化主要与大气中温室气体的排放有关。由于人类生产和生活活动，释放到地球表面大气中的温室气体，如 CO_2、N_2O、O_3、CFC（氯氟烃类）等含量增加，导致环境气温上升。气候变化除导致热浪、洪水、暴风雨等气候异常事件和海平面上升等，直接影响人类的健康和生命外，也影响淡水资源的供应，加重空气污染，对健康产生间接的影响。更为重要的是，原本已基本控制的传染病如结核病等有重新流行的趋势，而且不断出现新的传染病，威胁着人类的生命安全。全球气候变暖，极端气候频发加剧了生态环境的恶化和环境污染对人群健康的影响。近几年，我国西南干旱少雨，华北降雪频繁，南方持续低温等，从冰岛飘至北欧其他国家的火山灰尘，极端气候极大地影响着人类的生活方式和生活质量，这些极端气候也给微生物的存活、变异及流行特征带来了突出的变化。

现阶段全球气候变暖已经是不争的事实，它能导致某些疾病的复苏和传播。气候变暖导致冰雪消融，长期冻存于冻土下的病原微生物有可能被释放从而感染毫无免疫力的人类。气候变暖也能使得昆虫传播媒介的地理分布更加广泛，增加虫媒的繁殖速度与侵袭力，从而导致更多地区虫媒性疾病的危险性增加，使得原本分布于热带地区的虫媒向寒冷的地区扩张，导致越来越多的人可能感染一些传染病，比如疟疾、丝虫病、登革热、裂谷热、脑炎等。由伊蚊引起的登革热是发热性急性传染病，有时还会引发死亡率很高的登革出血热。近年登革热发病率急剧上升，全球约 25 亿人面临感染危险，而且还在不断向新的地区和国家传播，这可能与伊蚊的分布扩展有关。

厄尔尼诺现象是大范围内大气和海洋相互作用失去平衡产生的一种气候现象。近年来，每隔一段时间就开始出现。它带来海水温度异常升高，引起洪水、干旱，并可能导致传染病的爆发。

自然因素和人为因素都可导致生态环境的恶化，从而给人类生命和财产安全带来巨大灾难。然而，自然因素导致的影响常具有地域性强、低频、短暂等特点，其后果相对易于消除。人为因素对生态系统的破坏常具有地域性广、高频、持久等特点，其后果相对更为严重并难以恢复，因而是导致生态环境恶化的主要因素。人为因素所致环境问题的发生具有深刻的经济根源和社会根源。世界经济的快速增长需求、经济全球化进展、南北经济的不平衡等关系，消费社会的兴起以及全球人口的增长对生态环境产生了巨大的压力。由人为因素所导致的环境问题有温室效应、臭氧层破坏、酸雨、生物多样性减少、森林锐减、土地荒漠化、资源短缺、水环境污染严重、空气污染严重及固体废弃物成灾等。一方面，这一系列的环境问题可导致各种规模突发公共卫生事件的爆发，在短期内即可对人类健康、生命安全及生态环境造成严重威胁。另一方面，还可能对各种生物体和生态环境产生难以估量的远期影响，不仅对接触个体造成危害，而且对其后代造成永久性损伤。例如，持久性有机污染物（Persistent Organic Pollutants，POPs）的暴露可致“三致”效应、出生缺陷及不良生殖结局发生频率增加、内分泌系统功能失调、代谢紊乱相关疾病发生率增加等。人为因素所导致环境灾难的发生往往是全人类的集体行为的后果，而其对生态环境的破坏也不局限于某个国家或地区，其不良影响或是转嫁给其他的国家或地区，或是以全球的生态环境恶化为代价。例如，全球范围内的危险废物的越境转移使得废物接纳国的水源、土壤、大气严重污染，人民的健康安全受到严重威胁。

近年来，PM10 和 PM2.5 因粒子小，成分复杂，在大气中长期飘浮不断蓄积，对人体健康和大气能见度影响很大，因而其污染受到广泛关注。颗粒物可随呼吸而进入呼吸道，并以碰撞、扩散、沉积等方式滞留在呼吸道不同部位，且其沉积部位与粒径大小紧密相关。大于 5 微米、多沉积在上呼吸道的颗粒物可与进入人体的二氧化硫等有害气体联合作用，刺激和腐蚀黏膜，从而使黏膜、纤毛损伤，引起炎症和增加气道阻力，长期作用可诱发慢性阻塞性肺部疾患并出现继发感染，最终导致肺心病死亡率增高。颗粒物可能含有致癌物质，致癌物对肺泡支气管的长期刺激可促进肺癌发生。除呼吸系统疾病外，悬浮颗粒物还能直接接触皮肤和眼睛，阻塞皮肤的毛囊和汗腺，引起皮肤炎症和眼结膜炎或造成角膜损伤。在发展中国家的贫穷家庭中，由固体燃料燃烧生成的烟尘细小颗粒是导致室内空气污染的重要来源。在通风不良的住所，室内烟雾可超过可接受的微小颗粒含量，比室外空气高 100 倍，并且由于妇女和儿童在炉边时间较长而暴露极高，导致这部分人群患呼吸系统疾病风险较高。近期冰岛火山爆发，形成的灰云含有类似于通过其他来源排放的颗粒物的细微颗粒，估计约有 25%的颗粒粒径小于 10 微米。这类小颗粒更具危险性，可以渗透到肺部的更深位置，当火山灰出现在低层大气且浓度很高时，那些患有哮喘、肺气肿或支气管炎等慢性呼吸系统疾病的病人可能更易受到刺激。

安全供水、清洁卫生和良好的水资源管理对全球卫生至关重要。然而，全世界范围内的大洋、湖泊、江河正在成为各种污染物的倾泻场所。少量的污染物进入水体后，水体本身可通过物理、化学、生物作用逐渐降低污染物的浓度，水质可恢复到污染前的状况。当污染物大量进入水体，超出了水体的自净和纳污能力，从而导致水体及其底泥的物理、化学性质和生物群落组成发生恶变，破坏了水中固有的生态系统和水体的功能，降低水体使用价值，从而发生水体污染。随着工业生产的发展和社会经济的繁荣，大量的工业废水、生活污水、农业污水等污染物排入水体，水污染日益严重。接触或饮用被有毒化学品、放射性危害和传染因子污染的水可产生健康风险。因此按污染物的性质分类，水体污染可分为化学性污染、物理性污染及生物性污染。

水体污染后，水中的各种有毒化学物质可通过饮水或食物链传递使人体发生急、慢性中毒。化学性污染可分为重金属污染、无机物污染、有机物污染等。重金属污染包括汞、铬等污染。汞污染的主要来源为汞矿的开采冶炼，化工、仪表、电子、颜料等企业排出的废水以及含汞农药的使用，在水中的存在形式受水环境等多种因素的影响。甲基汞可通过生物富集进入鱼、贝类体内，并可通过食物链导致动物和人类急性和慢性甲基汞中毒，表现为走路不稳、言语不清、四肢末端麻木和狂躁不安等症状，即为“水俣病”。铬主要来自电镀、冶金、化工制药、机电等工业企业排出的废水和废渣。六价铬易于被人体吸收蓄积，通过细胞膜进入血细胞，使血红蛋白变成高铁血红蛋白，造成缺氧；此外，六价铬还有致突变性和潜在致癌性。

无机物污染包括砷、氰化物、硝酸盐等污染。砷主要来自矿产、冶金、化工等企业排出的废水及燃烧富含砷煤炭排出的废渣。消化道摄入砷可引起急性砷中毒，主要表现为剧烈腹痛腹泻、恶心呕吐，抢救不及时可造成死亡。慢性中毒主要表现为末梢神经炎和神经衰弱症候群的症状，导致皮肤角化、癌变和全身慢性中毒，最终死亡。2007 年底至 2009 年初，我国已在贵州、湖南、云南、广西、河南、山东等地发生 6 起水体砷污染事件，致使水质砷浓度严重超标，大量群众出现不同程度砷中毒，极大威胁了人民的身心健康。

近年来，由于人口急剧增长，工业发展迅猛，固体废弃物不断向土壤表面堆放和倾倒，有害废水不断向土壤中渗透，大气中的有害气体及飘尘也不断随雨水降落在土壤中，导致了土壤污染。土壤污染会使污染物在植物体中积累，并通过食物链富集到人体和动物体中，危害人畜健康，引发癌症和其他疾病等。据报道，广州市某污水灌区的癌症死亡率比对照区（清水灌溉区）高 10 多倍。沈阳某污水灌区的癌症发病率比对照区（清水灌溉区）也高 10 多倍。其他城市也有类似的土壤污染导致疾病的零星报道。以下将从生物性污染、重金属污染及农药污染等三个方面描述土壤污染的危害。

土壤生物性污染仍是当前土壤污染的重要危害，主要模式有三种。一是人—土壤—人模式，人体排出的含病原体的粪便污染土壤后，生长在被污染土壤中的蔬菜瓜果又被人类食用而引起肠道传染病和寄生虫病；二是动物—土壤—人模式，含有病原体的动物粪便污染土壤后，病原体通过皮肤或黏膜进入人体而引起钩端螺旋体病和炭疽病；三是土壤—人模式，人接触天然土壤中含有的破伤风杆菌和肉毒杆菌而致病。

土壤中的重金属类污染主要是通过农作物的富集作用进入人体从而引起健康损伤。如金属镉对农作物生长和人体发育均为非必需金属元素，含镉废水排入稻田或灌溉，镉被稻米生物富集，人长期食用含镉量高的稻米（镉米）可致“痛痛病”的发生，主要表现为早期腰背痛、膝关节痛，以后遍及全身的刺痛，止痛药无效。这种慢性镉中毒在日本富山县神通川两岸曾发生，在我国的广西某矿区也有发生，并且病情严重，经骨骼透视后确定，已经达到“痛痛病”的第三阶段。2009 年 7 月，湖南“浏阳镉污染事件”发生，由于某化工厂废渣、废水排放以及部分村民使用废旧包装材料等，致使该化工厂周围数百米土壤中镉含量超标，一方面导致部分村民血镉含量超标，健康受到影响；另一方面致使当地农业受到严重破坏，部分村民断耕，受污染的农田只能改为花卉种植。

农药不合理使用的现象在世界范围内存在，特别是在粮食缺乏地区。人们对粮食产量极度渴望，而相对忽视了粮食安全问题以及过量使用农药或使用违禁农药对生态环境造成的严重损害。目前，我国是世界上使用和生产农药的大国，并且所产农药有一半为国外已经弃用的高毒、高残留品种。通过生物富集和食物链，土壤中痕量水平的农药残留浓度可以在生物体内提高千倍以上，并对生物体的酶系统、免疫功能、内分泌系统、生殖系统产生毒害作用。研究显示，某些种类的农药残留或其代谢物在生物体内可有致癌、致畸、致突变效应，从而产生严重的远期危害。近期发生的“海南毒豇豆”事件虽未直接指出土壤被高毒禁用农药水胺硫磷污染，但恰恰反映出目前农药使用的混乱现状及由此带来的高健康风险。

生物性污染主要包括介水传染病传播和藻类污染。据报道有 40 多种传染病可通过水传播，如霍乱、痢疾、伤寒、副伤寒等肠道传染病，肝炎、脊髓灰质炎、眼结膜炎等病毒性疾病和血吸虫病、钩端螺旋体病、阿米巴痢疾等寄生虫病等。介水传染病一旦发生，通常来势凶猛，波及面广，危害较大，对人类的生产生活和社会秩序造成严重影响。当含磷洗涤和含氮、磷工业废水未经处理排入水体时，或施用氮肥磷肥的农田经地表径流流入地面水体时，水体中磷、氮含量过多，使藻类等浮游生物获得丰富营养而大量繁殖、生长、死亡，以致造成水质恶化，危害水生物生存和人群健康。在富营养化的水体中，以蓝藻毒性最大，其产生的微囊藻毒素具有很强的肝毒性，可促进肝癌的发生。流行病学研究发现某些肝癌高发区的水体中微囊藻毒素污染严重。近年来，我国内陆湖泊和近岸海域藻类暴发事件时有发生。2007 年夏季太湖流域高温少雨、水位偏低，太湖蓝藻大规模暴发，导致无锡城区大量居民家用自来水受到污染而无法饮用；2008 年 6 月北京奥运会青岛奥帆赛开幕之际，青岛近岸海域浒苔大规模暴发，耗费大量人力物力才得以清除；内蒙古西部最大淡水湖—乌梁素海于 2008 年夏季暴发大面积黄藻，对栖息在此的水禽构成严重威胁，渔业资源遭到严重破坏。

生态环境的物理性污染也是目前公共卫生面临的主要问题之一。火力发电厂、核电站和炼钢企业的冷却水以及石油、化工、造纸等企业排出的废水均含有大量废热，进入水体后使水温升高，危害水生物的生长和繁殖，从而对人体健康造成直接或间接危害。水温升高可加速水中氧溶解度降低、改变水生物原有生活环境，加速藻类繁殖，影响鱼类及其他生物的生存和产卵孵化以及加剧水体富营养化程度。

除宇宙射线等天然放射性来源外，人工放射性污染主要来自原子能工业排放的放射性废物、核武器试验的沉降物以及医疗、科研排出的含有放射性物质的废水、废气、废渣等。放射性污染对人体的损伤呈现明显的致癌、致畸、致突变等“三致”效应，可诱发白血病、肺癌、甲状腺癌、乳腺癌、骨癌等多器官恶性肿瘤，以及胎儿出生前死亡率增加、胎儿发育迟缓和畸形及出生后的神经发育障碍和智力低下等。在我国的某些地区其天然辐射水平是全国平均水平的数倍甚至数十、百倍(称为高本底地区)，且有数量不等的人口居住，当地居民对天然辐射造成的健康影响十分关心，甚至造成城镇动迁。因工业活动导致的天然辐射物质(TENORM)污染使全国数百万甚至数千万职业工人及其附近的居民受到增加的天然辐射照射，其接受的天然辐射照射剂量可能超过国家放射工作人员限值的数倍甚至数十倍，并可能造成从业人员及周围居民肺癌等癌症患病率增加。

氡($^{222}R_n$)及其子体是继吸烟之后肺癌的第二大病因，是非吸烟者肺癌的首位病因。据统计，人类肺癌的 10%左右可归因于氡及其子体的照射，我国的估计值为 15%。为了节约土地资源和能源，大量的工业废渣和副产品被用来制造各种新型建筑材料，我国城镇有 74%的房屋为 2000 年后修建，新建住宅大量使用新型建筑材料，浓集到废渣中的铀镭等放射性核素增加了室内氡的来源。2005 年结束的典型调查表明，我国室内氡浓度呈现整体上升的趋势，与 20 世纪八九十年代的调查结果相比，氡浓度提高了 80%以上。部分地区发现多所新建高层住宅和宾馆氡浓度超过国家标准。研究我国新建房屋和受氡影响地区氡的来源、迁移途径、健康影响和控制方法，遏制室内氡浓度的增长已刻不容缓。

核与辐射技术在国民经济各个行业的广泛应用在给人类带来了巨大利益的同时，也给人类带来了严重的潜在危害甚至危及生命健康。我国核能大发展和核电站事故偶有发生，迫切需要加强核事故对公众健康影响风险评估与卫生应急处置技术研究。我国现有 13 个核电站机组运行，27 个机组在建项目，50 个机组已经核准或正在筹建。根据国家核电发展规划，到 2020 年，我们将有 16 个省份拥有滨海和内陆核电站，约 100 个机组运行，占全部电力供应的8%左右。届时，我国将有近亿居民在核电站30公里内生活。我国周边国家中，俄罗斯有32个运营核反应堆（另外，11个在建，均在欧洲地区，远离我国），印度有20个运营核反应堆，韩国有21个运营核反应堆（另外，5个在建）。除上述核电站外，我国和周边国家还有大量的军用核设施。我国周边部分国家的核发展计划不够透明，信息披露机制严重缺乏。核电运行史特别是2011年3月开始迄今尚未结束的日本福岛重大核事故表明，核能不可能是绝对安全的，截至2011年5月3日，世界上核电站共运行14472堆年，发生过1957年英国windscall事故、1979年三哩岛5级、1986年苏联切尔诺贝利核电站7级和2011年日本福岛核电站7级事故，事故发生的频次远远大于第一代、第二代反应堆事故设计概率（$<10^{-3}\sim10^{-5}$）。目前我国在建32个机组绝大多数是理论上更为安全和先进的第三代反应堆，重大事故融堆概率为$<10^{-6}$。核电站一旦发生场外应急事故，社会、经济影响特别巨大，事故处理十分复杂，代价高昂。核电站附近数十公里范围内（日本福岛核事故20公里内全部21万居民和远至40公里外的部分居民被撤离）的几十万居民被迫撤离，长期不能回到家园，周边地区农产品因污染被禁止外输。地质海洋等灾难引发的次生核事故，往往涉及多个机组，会严重打乱自然灾难救援计划。并且往往是超国界的，比如苏联切尔诺贝利核电站事故污染了欧洲大部分国家，包括食品和饮用水。2011年日本核事故造成北半球许多国家空气轻度污染，部分国家包括我国的蔬菜等食品中检测到来自日本核泄漏的放射性物质。核能发展的安全、合理、理性永远是第一位的。每次重大核事故后，包括美国三哩岛、苏联切尔诺贝利和日本福岛核电站的灾难都促使世界各国在重新评估、审视各自的核电站安全和核能规划的同时，也引发人们对核事故后的公共卫生应急及生态安全的深思。

随着我国经济的快速发展，保护劳动者的职业性危害是关系到保护我国劳动力资源、促进国民经济可持续发展的重大问题，是科学发展观的具体体现，是建立和谐社会的基础。我国职业性有害因素对健康危害形势严峻。发生在河北白沟镇和北京丰台区等地的苯中毒事件，以及浙江、江苏和福建仙游相继发生的尘肺病群发事件不仅严重损害了劳动者的健康权益，也造成了严重的社会影响，显示职业病危害已经对我国劳动者的健康造成了严重损害，威胁到我国经济和社会的健康持续发展。

《中共中央国务院关于深化医药卫生体制改革的意见》明确提出，要加强对严重威胁人民健康的职业病等疾病的监测与预防控制。职业病防治法实施以来，各地区、各有关部门加大工作力度，开展职业病危害源头治理和重点职业病专项整治，规范用人单位职业健康管理和劳动用工管理，严肃查处危害劳动者身体健康和生命安全的违法行为，全社会职业病防治意识逐步增强，大中型企业职业卫生条件有了较大改善，职业病高发势头得到一定遏制。但是，当前职业病防治形势依然严峻，突出问题是：①职业病病人数量大。改革开放30年来，我国累计报告职业病50多万例，近年新发病例数仍呈上升趋势。由于职业病具有迟发性和隐匿性的特点，专家估计我国每年实际发生的职业病要大于报告数量。②尘肺病、职业中毒等职业病发病率居高不下。尘肺病是我国最主要的职业病，约占职业病病人总数的80%，近年平均每年报告新发病例1万多例。③职业病危害范围广。煤炭、冶金、化工、建材、汽车制造、医药等行业不同程度地存在职业病危害。许多中小企业工作场所劳动条件恶劣，劳动者缺乏必要的职业病防护。④对劳动者健康损害严重。尘肺病等慢性职业病一旦发病往往难以治愈，伤残率高，严重影响劳动者身体健康甚至危及生命安全。⑤群发性职业病事件时有发生。近几年发生的河北省高碑店市农民工苯中毒、福建省仙游县和安徽省凤阳县农民工矽肺病等事件，一次性造成几十人甚至上百人患病，已成为影响社会稳定的公共卫生问题。

产生上述问题的原因：①用人单位责任不落实。一些用人单位没有真正树立以人为本思想，对职业病危害的认识不足，对劳动者健康重视不够，防治主体责任不落实，没有采取有效的综合治理措施，违法行为大量存在。②政府监管存在薄弱环节。一些地方没有处理好经济发展与保护劳动者健康的关系，职业病防治未能纳入地方经济社会发展规划，监管机构不健全，基层监管力量薄弱，部门之间工作衔接不够，没有形成合力。部分地方和部门监管措施不到位，执法不够严格，对违法行为处理不力。③防治工作基础比较薄弱。许多工业企业特别是中小企业生产工艺落后，设施、设备简陋，职业病防治管理水平低，投入不足。职业病防治相关法律法规和技术标准不够完善，信息网络不健全，职业病预防、控制技术亟须提高，宣传教育培训力度不够，应急救援能力有待加强。

伴随经济的发展和产业结构的调整，我国职业病防治面临的形势十分严峻。我们既面临传统的尘肺、化学中毒和辐射危害等传统职业病，也面临新技术和新工艺对健康带来新的问题。如随着我国国民经济发展，医用辐射新设备和新技术不断涌现。这些新设备新技术的应用，提高了我国放射诊治水平，给患者带来明显的利益，但同时也使患者及医务人员承受一定的辐射危险，对由此引起的医务人员的职业病防治研究提出了新的挑战。

党中央、国务院对职业病防治工作非常重视。《中华人民共和国职业病防治法》第 8 条明确规定："国家鼓励研制、推广应用有利于职业病防治和保护劳动者健康的新技术、新工艺、新材料，加强对职业病的机理和发生规律的基础研究，提高职业病防治科学技术水平。"目前，我国的职业病的法律框架已经建立，但是相应的技术手段还有相当的差距。未来几年，迫切需要研究我国职业危害（粉尘、化学毒物、新兴产业）的检测和预防控制技术，作业环境职业性危害危险分析检验以及预警方法，发展早期检测、早期诊断的技术方法，预防不可逆的严重危害发生。开展新材料、新技术等新兴产业的职业性危害、个人剂量监测和健康监护技术研究。开展对生物技术、纳米技术、微电子、电离辐射产生新职业性危害的暴露水平监测方法和健康监护技术研究。

(三)慢性非传染性疾病的预防与控制

非传染性疾病是全球主要死因，每年致死人数比所有其他病因致死人数的总和还多。现有数据表明，与流行的观点恰恰相反，近 80%的非传染性疾病死亡发生在低收入和中等收入国家。非传染性疾病增长迅速，且分布不均，尽管如此，仍可采取广为人知、具有成本效益且可行的干预措施，避免非传染性疾病死亡每年对人们和社会造成的大部分影响。2008 年全球共有 5700 万人死亡，其中 3600 万人（约 63%）死于非传染性疾病，主要是心血管疾病、糖尿病、癌症和慢性呼吸道疾病。

随着非传染性疾病的不断增加及人口老龄化的影响，预计全球每年非传染性疾病死亡率还会持续攀升，并且预计低收入和中等收入地区将会增长最多。虽然现在人们普遍认为深受非传染性疾病危害的是高收入人群，但有证据表明事实并非如此。将近 80%死于非传染性疾病的人来自低收入和中等收入国家，除了非洲，非传染性疾病是大多数国家的最常见死因。甚至在非洲国家，非传染性疾病也在快速增长，预计到2030年将超过传染病、孕产妇疾病、围产期疾病和营养性疾病，成为最常见的致死原因。死亡率和发病率数据表明，在资源匮乏地区这一疾病的影响正在不断增加并且影响力巨大。超过80%的心血管疾病和糖尿病患者和几乎90%死于慢性阻塞性肺病的死者发生在低收入和中等收入国家。超过三分之二的癌症死者来自低收入和中等收入国家。低收入和中等收入国家的非传染性疾病死者较为年轻，其中29%的非传染性疾病死者在60岁以下，而高收入国家此年龄段的死亡率则为13%。与2008年相比，预计到2030年低收入国家和中低收入国家的癌症增长比率分别为82%和70%，高于中高收入国家（58%）和高收入国家（40%）。

大量非传染性疾病都可通过减少以下四个主要行为风险因素得到预防：吸烟、缺乏运动、有害酒精使用和不健康的饮食。这些行为风险因素及其他主要的代谢异常/生理原因对全球非传染性疾病的影响包括以下方面。

（1）烟草：每年几乎有600万人死于吸烟，其中包括直接吸烟和吸二手烟。到2020年，这一数字将攀升至750万人，占所有死亡人数的10%。据估计，吸烟会引起大约71%的肺癌，42%的慢性呼吸道疾病和将近10%的心血管疾病。男性吸烟率最高的是中低收入国家，就总人口而言，吸烟率最高的则是中高收入国家。

（2）缺乏运动：每年大约320万人口死于缺乏运动。运动量不足人群的全死因风险会增加20%～30%。定期运动可降低包括高血压在内的心血管疾病、糖尿病、乳腺癌、结肠癌和抑郁症的患病风险。缺乏运动在高收入国家发生率最高，但是在某些中等收入国家尤其是女性中的发生率也非常高。

（3）酒精滥用：每年大约有230万人死于酒精的有害使用，约占全球死者总人数的3.8%。这些死者中超过半数死于非传染性疾病，包括癌症、心血管疾病和肝硬化。高收入国家酒精的成人人均消费量最高，而人口稠密的中高收入国家也几乎与之持平。

（4）不健康的饮食：摄入足量的果蔬将会降低罹患心血管疾病、胃癌和结直肠癌的风险。大部分人摄入的盐量大大高出世界卫生组织为预防疾病而建议的盐摄入量；高盐摄入是高血压和心血管疾病患病风险的重要决定因素。大量摄入饱和脂肪和反式脂肪酸与心脏病的发生相关。在资源匮乏地区不健康饮食问题正在日益上升。现有数据表明，自20世纪80年代起，中低收入国家的脂肪摄入量正在快速上升。

（5）高血压：据估计，高血压导致750万人死亡，约占死亡总人数的12.8%。高血压是心血管疾病的主要风险因素。高血压的患病率在各收入人群中比率相当，不过一般来讲高收入人群的患病率最低。

（6）超重和肥胖：每年至少有280万人死于超重或肥胖。随着体质指数（BMI）的不断升高，心脏病、中风和糖尿病的患病风险正在稳步上升。体质指数的升高还会增加某些癌症的患病风险。超重的发病率在中高收入国家最高，但是某些中低收入国家报告的发病率也非常高。在世卫组织欧洲区域、东地中海区域和美洲区域，50%以上的女性超重。婴儿和幼童超重患病率在中高收入人群中最高，而超重人数增长最快的则是中低收入人群。

（7）高胆固醇：据估计，高胆固醇每年可导致260万人死亡，它加剧了心脏病和中风的患病风险。高胆固醇在高收入国家所占比例最高。

(8)癌症相关感染:每年至少有 200 万癌症病例,即 18%的全球癌症负担是由一些特定慢性感染引起的,而在低收入国家则高得多。最主要的感染病原体是人乳头瘤病毒、乙型肝炎病毒、丙型肝炎病毒和幽门螺旋杆菌。这些感染大部分都可以通过接种疫苗及采取避免感染的措施进行预防,或者可以得到治疗。例如,丙型肝炎病毒的传播在高收入人群中通常可以得到遏制,但是在资源匮乏的国家却无法做到。

世界卫生大会于 2000 年批准《预防和控制非传染性疾病全球战略》,过去十年全球制定了重大政策并采取了战略行动,控制慢性非传染性疾病流行。主要成就有:

(1)2003 年世界卫生大会通过《世界卫生组织烟草控制框架公约》(http://www.who.int/tobacco/framework/final_text/en)。

(2)2004 年世界卫生大会核准《饮食、身体活动与健康全球战略》(http://www.who.int/dietphysicalactivity/strategy/eb11344/strategy_english_web.pdf)。

(3)2008 年世界卫生大会核准《2008—2013 年预防和控制非传染性疾病全球战略行动计划》(http://www.who.int/nmh/publications/ 9789241597418/en/index.html)。

(4)2010 年世界卫生大会通过《减少有害使用酒精全球战略》(http://www.who.int/substance_abuse/msbalcstrategy.pdf)。

(5)联合国大会于 2010 年通过关于预防和控制非传染性疾病的决议。该决议呼吁联合国大会在 2011 年 9 月举行一次有国家元首和政府首脑参加的预防和控制非传染性疾病问题高级别会议。

“2008—2013 年行动计划”由世卫组织和会员国制定,力求将《预防和控制非传染性疾病全球战略》转化为实际行动。该计划突出六大关键目标。针对每项目标,分别阐明了供会员国、世卫组织及其他国际伙伴实施的三组行动。这些目标为:①在全球和国家层面,提高非传染性疾病在发展工作中的优先程度,将防控非传染性疾病纳入政府各部门的政策中;②制定和加强国家非传染性疾病防控政策和计划;③促进采取各种干预措施,以减轻共有的主要可变危险因素:烟草使用、不健康饮食、运动不足和有害使用酒精;④促进对预防和控制非传染性疾病的研究;⑤促进非传染性疾病预防和控制伙伴关系;⑥监测非传染性疾病及其决定因素,评价国家、区域和全球层面的进展。

虽然证据充足,但一些政策制定者仍未能将非传染性疾病作为全球或国家卫生的一个重点。片面理解和长期误解继续阻碍着行动。虽然大多数非传染性疾病导致的死亡,特别是早逝,发生在低收入和中等收入国家,但非传染性疾病主要影响富裕人群的看法依然存在。其他阻碍因素还有,有人将非传染性疾病完全看作个人选择有害行为和生活方式的结果,为此往往“责怪”受害人。关于社会经济环境对非传染性疾病风险和脆弱性的影响以及有损健康的政策的影响,有时人们认识不足;某些政策制定者,特别是非卫生部门的政策制定者,并未充分意识到烟草、营养、运动不足及减少有害使用酒精等相关公共政策在减少导致非传染性疾病的行为和风险因素方面的关键影响,因此常会低估它们。要克服这些误解和看法,需要改变政策制定者对非传染性疾病及其风险因素的理解和应对行动。具体和可持续的行动是预防非传染性疾病风险因素暴露、处理疾病的社会决定因素和加强卫生系统的关键,只有如此,它们才能为患者提供适当和及时的治疗和护理。

慢性非传染性疾病的预防控制已经成为全球共识。据联合国统计，由不良生活方式引发的慢性非传染性疾病正在成为全人类健康的“头号杀手”。慢性病主要包括心血管病、癌症、慢性呼吸道疾病和糖尿病四大类。慢性病的流行对人类健康、社会和国家经济带来巨大挑战。为积极应对慢性病对人类健康造成的严重威胁，举全球之力抗击慢性病，在“国际慢性非传染性疾病联盟”和国际社会的共同推动下，2010 年 5 月 13 日，联合国大会全票通过，2011 年 9 月 19－20 日在联合国总部召开联合国慢性病峰会。慢性病峰会与会各国政府首脑讨论了国际社会如何面对慢性病给人类带来越来越严重的危害，从联合国和各国政府角度加强承诺，共同致力于应对挑战和把握机遇。慢性病峰会在以下四个方面取得了重大成果：

1）国际最高层面的政治领袖们对直接领导防治慢性病活动的承诺，联合国、各国政府、民间社会和私营部门共建慢性病的战略合作伙伴关系，实现慢性病防治多方战略的一致性。建立跨政府和其他部门的协调机构，全国性慢性非传染性疾病计划和国家级监测与评价系统。

2）国际社会和各国政府对慢性病预防的承诺。由于慢性病是广泛社会和环境因素影响的表现，因此，慢性病的预防不仅是个人行为和个人责任，更是国家行为和国家责任，政府认识的成功转变将使慢性病预防成为可能。高性价比、基于个体和国家的干预措施能预防或延缓绝大多数 NCD 的发生与发展。

3）国际社会和各国政府对慢性病早期诊断、治疗和管理的高度重视，建立有效、可负担和针对全人群的医疗体系，例如，胰岛素使用已有 90 年历史，但由于缺少有效药物，部分非洲地区 I 型糖尿病儿童的预期寿命不足 1 年。相比而言，多数工业化国家 I 型糖尿病患者的预期寿命很长且生活充裕。

4）建立涵盖联合国、各国政府、捐助者、多边机构、民间团体和私营机构的监督体系，对国际社会和各国政府承诺的履行情况和行动进度进行监督和报告，期待联合国和各国政府做出长期和可持续承诺，政府制定的慢性病防治计划至少是以 10 年为一个计划周期，并为各周期制定具体、可行和可衡量指标。

联合国慢性病峰会给我国的慢性病防治工作带来良好机遇的同时，也带来巨大挑战。我国慢性病流行趋势十分严峻，主要慢性病患病和死亡基数巨大，上升迅速，已经成为我国居民的主要死因。由于危险因素未得到有效控制，未来 30 年慢性病还将继续上升，慢性非传染性疾病不仅是影响我国居民健康的主要公共卫生问题，而且成为影响我国经济和社会发展的重要社会问题。

目前，我国每年死亡人数约为 860 万，慢性病已经成为我国居民的最主要死因，占总死亡的构成比越来越大，从 1973—1975 年的 53%上升到 2005 年的 82.5%。按目前趋势预测，到 2020 年因慢性病死亡的比例将上升到 85%。卫生部第四次国家卫生服务调查结果显示，2008 年全国有医生明确诊断的慢性病病例数达到 2.6 亿。然而我国居民对于慢性病的知晓率还处于较低的水平，大部分的患者都不知道自己患病。以高血压为例，2002 年，我国居民高血压知晓率仅为 30.2%，有近七成高血压患者的病人不知道自己患病。

另外，我国主要慢性病的标化死亡率在城市和农村地区间已十分接近，农村脑卒中的标化死亡率已高出城市20%，农村COPD标化死亡率明显高于城市，西部农村地区的COPD死亡率最高。以上数据说明慢性病不是所谓的“富贵病”。我国农村人口基数大，因此大量慢性病患者都在农村。部分慢性病标化死亡率持续上升说明慢性病对人群的危害越来越严重。全国疾病监测系统人群观察结果和第三次全国死因回顾性调查结果表明，1991—2005年，冠心病、脑卒中、糖尿病和部分肿瘤的标化死亡率呈上升趋势。脑卒中是所有疾病类别中死亡率和致残率均处于第一位的疾病，发病和死亡均一直呈上升趋势，1991年标化死亡率为91.1/10万，2000年达103.9/10万，2005年高达120.2/10万，且农村人群标化死亡率高于城市。我国肺癌的死亡率一直呈上升趋势。在过去的30年中，肺癌死亡率由20世纪70年代位居癌症死因第4位，跃居至2000年的第1位，上升最为明显。我国1973—1975年和2004—2005年的全国死因回顾性调查资料显示，肺癌标化死亡率自20世纪70年代的5.6/10万增至20.2/10万，升幅达261.4%，在所有恶性肿瘤中最高。其他与环境、生活方式有关的肝癌、结直肠癌、乳腺癌、膀胱癌死亡率及其构成也呈明显上升趋势。

不健康饮食、缺乏身体活动、烟草使用和过量饮酒等危险因素在个体的长期积累，引起血压升高、血糖升高、血脂异常、超重肥胖等生物危险因素的改变，最终导致冠心病、脑卒中、癌症、慢性呼吸系统疾病和糖尿病等主要慢性病的发生。目前，这些因素，尤其是高盐和高热量饮食、身体活动不足、烟草使用，在我国的情况几乎处于失控状态。我国烟民达到3.5亿，人均食盐摄入量达到12克/(人·日)，是世界卫生组织推荐高限的2倍，脂肪类食物供给能量的比例不断增加，粮谷类食物供给能量的比例下降趋势十分明显，城乡居民经常参加体育锻炼的比例还不到30%。

此外，人口老龄化将进一步放大慢性病所带来的威胁。21世纪上半叶是我国人口老龄化向高龄化迅速发展的时期。各年龄组的老年人口无论是增长幅度还是增长速度在未来50年中都远远快于总人口的增长速度。我国老龄化速度快，而且经济不发达。呈现出“未富先老”、“先老后富”的局面。这将使我国疾病谱、死亡谱的变化更趋明显，而社会承担的养老和医疗负担将更加沉重。

慢性病正在严重影响我国劳动生产力。2002年，成人高血压患者中69%为劳动力人口，达1.1亿，而成人血脂异常中劳动力患者的比例则高达87%。1992—2000年一项覆盖17个省市的前瞻性研究显示，我国40-64岁职业人群受到心脑血管和肿瘤等慢性病的危害比美国等发达国家更大。恶性肿瘤、脑血管病和心脏病的死亡率分别为265.9/10万人·年，171.5/10万人·年和159.1/10万人·年。而在美国同年龄组人群中，相应疾病的死亡率分别为215.1/10万人·年，23.8/10万人·年和150.5/10万人·年。慢性病会导致早亡、伤残和失能，从而严重消耗劳动力资本。2005年全国过早死亡494万人，其中75%因慢性病所致，劳动力人口(15～64岁)过早死亡人数为271万(占死亡总数的31.7%)。2005年，全国因慢性病休工36亿天/年，慢性病休学0.8亿天/年，全人群因慢性病长期失能86亿天/年，劳动力人口因慢性病长期失能37亿天/年。许多慢性病都具有高致残率的特点，如脑卒中患者中，75%会不同程度丧失劳动力，40%将重度致残。心肌梗死患者至少有20%需要安装支架或心脏搭桥。慢性病正在使越来越多的人在盛年失去劳动能力，这对于家庭的打击是巨大的。而慢性病患者还需要陪同和照料，拖累家人,2005 年由于他人照料导致的经济损失达 257 亿元。慢性病消耗大量医疗费用。2008 年我国城镇居民人均可支配收入为 15781 元,农村居民人均纯收入为 4761 元。患常见慢性病住院一次,城镇居民至少花费人均收入的一半,农村居民至少花费人均收入的 1.3 倍。心梗冠脉搭桥的住院花费最高,是城镇居民人均可支配收入的 2.2 倍,农村居民人均纯收入的 7.3 倍。医疗费用的增长速度超过了居民收入的增长速度,特别是农村居民人均纯收入的增幅为 5 倍,而门诊和住院费用的增长分别是 11.5 倍和 9.5 倍。2005 年我国居民疾病经济负担为 2.36 万亿元(相当于当年 GDP 的 12.9%)。与 1993 年相比,疾病经济负担增加了 6.4 倍,而同期 GDP 增长仅为 4.2 倍。其中疾病经济负担中慢性病所占比例由 1993 年的 54%上升到 2005 年的 65%,达 15340 亿元(相当于当年 GDP 的 8.4%)。脑卒中医疗费用增加 19 倍、糖尿病增加 24 倍,按这种趋势预测 2020 年慢性病经济负担占比将上升到 73%。2003 年,我国 18～59 岁的劳动力人口高血压、糖尿病、冠心病和脑卒中等四大慢性病的直接医疗负担达 322 亿元,而近年来几乎每年都呈增加趋势。

2009 年 3 月,中共中央、国务院印发了《中共中央国务院关于深化医药卫生体制改革的意见》(以下简称《意见》),同时,国务院印发了《国务院关于印发医药卫生体制改革近期重点实施方案(2009—2011 年)的通知》(国发〔2009〕12 号)(以下简称《重点实施方案》)及《医改配套文件:关于促进基本公共卫生服务逐步均等化的意见》(卫妇社发〔2009〕70 号)(以下简称《公共卫生服务逐步均等化意见》)。这些文件的出台给慢性病预防与控制带来了非常好的机遇,体现了医改对有效促进预防和控制慢性病工作的积极应对。《意见》中明确提出,加强对包括慢性病在内的很多疾病的监测与预防控制工作。涉及健康促进、社区高血压、糖尿病患者指导和管理,妇女两癌筛查重大专项、监测和队伍能力建设等方面。

《医药卫生体制改革近期重点实施方案(2009—2011 年)》中明确提出,从 2009 年开始,逐步在全国统一建立居民健康档案,并实施规范管理。为高血压、糖尿病、精神疾病、艾滋病、结核病等人群提供防治指导服务。"十一五"期间国家已经在 31 个省开展了高危个体管理的项目试点工作,在许多项目试点地区已证实高危个体通过干预管理后能够回复到正常状态,是慢性病预防行之有效的措施。经过试点地区的前期探索,慢性病患者的规范化管理可以切实提高生命质量、控制病情进展、延缓并发症发生。以高血压管理为例,浙江省东林社区开展的高血压和糖尿病管理取得了非常好的效果。高血压控制率达到 94%,糖尿病控制率达到 70%,由此带来了脑卒中发病率的明显下降。证明此项措施是行之有效的措施。

目前,我国高血压和糖尿病这样的高发慢性病的人群知晓率、治疗率和控制率非常低。以高血压为例,高血压是发生冠心病和脑卒中的重要诱因。1991 年我国居民的高血压知晓率、治疗率和控制率分别只有 27%、12%和 3%,即使到了 2002 年也只有 30%、25%和 6%。还不及美国 20 世纪 80 年代的水平(人群高血压患者知晓率为 60%,服药率为 40%,控制率达 25%)。糖尿病亦是如此。

随着生活水平的提高,人们的健康意识和自我保健意识也逐渐加强。高血压和糖尿病的知晓率在城市已经有所提高,重点是农村地区应该加强宣传和教育,增加测定血压和血糖的机会。知晓率可以通过健康档案建立、体检、机会性测血压等方式来提高。治疗率会受到医疗保险制度的影响，《医药卫生体制改革近期重点实施方案（2009—2011 年）》也提出“三年内，城镇职工基本医疗保险（以下简称城镇职工医保）、城镇居民基本医疗保险（以下简称城镇居民医保）和新型农村合作医疗（以下简称新农合）覆盖城乡全体居民，参保率均提高到 90%以上。随着医保覆盖面和项目的增加，治疗率也会随之上升。同时基本公共卫生服务项目中已包含对于高血压和糖尿病的管理，通过实施规范化管理可以大大提高治疗率。

2009 年医改重点实施方案中，已将子宫颈癌和乳腺癌筛查作为国家 6 大重大公共卫生项目之一，为适龄妇女提供免费的两癌筛查服务。但目前全国的覆盖水平较低，不能在全国显现癌症早期筛查的效果。“十一五”期间的探索，子宫颈癌筛查成本低廉，技术易于掌握，应该继续扩大覆盖面积。而乳腺癌筛查技术还不成熟，需要在“十二五”期间继续试点，发展筛查技术。子宫颈癌和乳腺癌筛查已经作为国家重大公共卫生项目之一，并取得了比较好的效果。国家一方面继续保障项目经费重点投入子宫颈癌筛查，另一方面可以补充经费在经济条件比较好的地区用于促进妇女主动采取筛查行为的宣传，这样收益面会更广泛。

不健康饮食、缺乏身体活动、烟草使用和过量饮酒是与慢性病的发生密切相关的四种行为危险因素，这些在我国人群中广泛流行。目前，这些因素，尤其是高盐和高热量饮食、身体活动不足、烟草使用，在我国的情况几乎处于失控状态。危险因素与个人的生活方式密切相关，虽然是个体行为，但国家需要给予正确的引导，主要通过健康促进手段指导人们形成健康的行为，掌握相应的技能。《医药卫生体制改革近期重点实施方案（2009—2011 年）》中明确提出“普及健康知识，2009 年开设中央电视台健康频道，中央和地方媒体均应加强健康知识宣传教育”。2009 年 8 月国务院下发《全民健身条例》（国务院令第 560 号）。卫生部联合四部委发布了《关于 2011 年起全国医疗卫生系统全面禁烟的决定》，部分城市也出台了公共场所禁止吸烟的规定等。这些都为危险因素控制提供了政策保障和依据。

我国正处在快速转型的阶段，每 10～20 年一次的流行病学调查已经不能反映慢性病流行趋势的快速变化，为国家慢性病预防控制工作方案的制订和评估提供有效的信息数据和科学依据。与慢性病有关的监测分散，缺乏统一管理，没有形成数据共享机制和定期信息发布机制。此外，对于常规监测工作、国家慢性病预防控制能力和应对等缺乏评估，致使国家对我国实际的防控现状不清楚。由于对工作进展和落实情况的评估工作机制在我国尚未建立，现行政策、措施和技术方案的有效性和效率问题无从评价。一方面通过开发快速调查的方法，一方面通过缩短调查后数据利用的周期和加强数据深入分析，为决策提供保障。评估工作需要在项目或工作开展之前就给予部署，一些关于政策的评估还需要加强此方面的研究。

慢性病预防控制需要全社会的参与，“十一五”期间，一些地方政府为主导，开展了区域健康行动，对多部门合作促进健康进行了探索。国家层面也开展了由卫生部牵头，包括农业、社保、体育等部门共同参与的慢性病防治机制研究，就多部门合作进行了有益的探索，奠定了良好的基础。未来 5 年，将重点放在多部门合作工作机制的建立，一些具体措施如食品标签、低钠盐的相关工作在“十一五”期间已经启动，并证明措施可行。

(四)公共卫生政策与管理

公共卫生管理是推动我国卫生事业发展的重要学科，我国的卫生事业正处于从经验管理向科学管理的转变之中，卫生管理实践在不断产生新问题、寻求解决方案的循环中得到发展和提高。2009年《中共中央国务院关于深化医药卫生体制改革的意见》出台后，公共卫生管理相关领域的研究、实践更加活跃，充分体现了该学科理论性、实践应用性和交叉学科的特点。

2010年4月，国务院办公厅印发了《医药卫生体制五项重点改革2010年度主要工作安排》。《工作安排》围绕五项重点改革三年目标，提出了2010年的16项主要工作任务。2011年，人均基本公共卫生服务经费补助标准由每年15元提高至25元。为进一步规范国家基本公共卫生服务项目管理，卫生部在《国家基本公共卫生服务规范(2009年版)》基础上，组织专家对服务规范内容进行了修订和完善，形成了《国家基本公共卫生服务规范(2011年版)》。针对肝炎、结核病、麻风病、急性呼吸道感染等各类传染病，慢性病综合防治，伤害干预技术指南、精神卫生、农村环境卫生治理、地方病防治等工作，卫生部和全国爱国卫生办公室均有相应政策、法律法规文件出台。2011年4月，卫生部印发了《医药卫生中长期人才发展规划(2011—2020年)》，对发展规划的指导思想、基本原则、发展目标、主要任务、制度与机制创新、重大工程和组织实施进行了详述。2011年7月，国务院下发了《关于建立全科医生制度的指导意见》，意见提出了总体目标，即到2020年，在我国初步建立起充满生机和活力的全科医生制度，基本形成统一规范的全科医生培养模式和"首诊在基层"的服务模式，全科医生与城乡居民基本建立比较稳定的服务关系，基本实现城乡每万名居民有2～3名合格的全科医生，全科医生服务水平全面提高，基本适应人民群众基本医疗卫生服务需求。对全科医生的培养制度和保障措施进行了详述。妇幼卫生方面，卫生部印发了《2010年农村孕产妇住院分娩补助项目管理方案》、《2010年增补叶酸预防神经管缺陷项目管理方案》、《新生儿疾病筛查技术规范(2010年版)》等一系列规范性文件。

2010年，卫生部组织修订了《国家突发公共卫生事件应急预案》《国家突发公共事件医疗卫生救援应急预案》《国家流感大流行防控应急预案》《突发中毒事件卫生应急预案》。组织起草了地震灾害、泥石流灾害、矿难事故、飞机失事事故、交通安全事故、社会安全事件、高原地区突发事件等突发事件专项应急工作指南。修改与新制订的预案在总则、卫生应急组织及其职责、应急准备、应急响应等方面均更明确，更具可操作性。

随着近年来信息技术的快速发展，地理信息系统(GIS)作为空间信息技术核心之一，与公共卫生管理决策的结合越来越紧密，在公共卫生领域的应用也越来越广泛，它能为突发公共卫生事件的预防、控制和应急指挥工作提供动态、直观、高效、便捷的方法和途径。有研究分析了GIS在突发公共卫生应急指挥工作中应用的技术基础和优势，结合实际工作阐述了GIS在突发公共卫生事件应急指挥系统中的构建模式。

通过总结玉树地震的实践经验，分析了整个医疗救援中存在的问题和困难，并提出高原医疗救援的建议：①国家应建立应对特殊环境下重大灾害的区域性医疗应急救援中心和应急物资储备库。在全国各大区选择医疗资源较强的城市，合理布局，国家投入，逐步建成能够承担大批重症患者医疗急救的区域性医疗应急救援中心;参照部队野战医院装备标准建设几支国家医疗救援队和几所移动医院;在西部建立高原应急物资储备库,储备制氧机、高原急救药械等高原应急物资。②国家应进一步加强省级和市、州级卫生行政部门突发公共卫生事件指挥决策平台建设,提高信息报送质量;装备高性能卫生应急指挥车,配置铱星电话、短波通讯、卫星视频等多种通讯设施,保障应急信息渠道畅通;加强西部省级卫生应急队伍个人装备、高原御寒和炊事设施设备、交通等后勤保障设备建设,提高保障和生存应对能力。③由国家和相关省联合投入,组建几支能适应高原环境,懂得藏语等少数民族语言,后勤保障有力的高原卫生应急救援队伍,通过每年定期高原培训演练,强化体能,提高在高原地区长时间野外生存和应急救援的能力;同此,组建海洋专业队,沙漠专业队等等。

2010—2011 年,卫生部、全国爱卫办印发了多项操作指南和规范,作为行业标准在全国范围内开展实施,如《鼠疫诊疗方案(试行)》、《2011 年全国农村环境卫生监测项目技术方案》、《全国慢性病预防控制工作规范(试行)》、《防治骨质疏松知识要点》、《漂白粉、漂粉精类消毒剂卫生质量技术规范(试行)》、《餐饮具集中消毒单位卫生监督规范(试行)》等。

(五)流行病学

从 20 世纪 70 年代后期开始,我国流行病学工作者加强与国际同行的学术交流和合作,引进和学习了先进的流行病学知识和方法,流行病学科得到了前所未有的发展,不仅开展了针对肿瘤、高血压、糖尿病、结核病、精神和神经系统等慢性病的大规模人群调查,取得了客观而宝贵的基线数据资料,而且在此基础上建立了一批慢性病队列,开展了我国常见肿瘤(如胃癌、食管癌、肝癌、宫颈癌)和高血压等疾病的病因和防治的研究。2004 年启动了我国慢性病前瞻性研究项目,该项目旨在探索主要慢性非传染性疾病的环境和遗传因素,目前已经完成了我国 10 个省市约 51 万人口队列的基线调查。2011 年起,项目进入第二阶段,计划开展长期随访监测。该项目的生物标本库和人群数据库的建立,关于发病和死亡的监测将填补我国重大慢性病人群队列的空白,进而为政府科学制定疾病防治策略提供重要的科学依据。

我国双生子登记系统:中华医学基金(CMB)资助下我国建立的以人群为基础的双生子登记系统,已经完成了 8000 余对的登记和调查,并对其中部分双生子进行深入调查和追踪随访,探索慢性病危险因素中遗传和环境因素的比例[3,4],为制定人群防治策略提供了重要依据。该项目于 2010 年获得卫生部行业科研专项资助,将继续建立以多中心、大样本成年双生子人群为基础的特殊人群队列,将登记点扩大到遍布全国的 9 个省或直辖市。

老年流行病学研究:人群中老年人口的急剧增加是流行病学和公共卫生领域最明显的成就之一。然而,随着人口结构的老龄化,老年人的健康问题也日益受到关注,其中最为关键的是伤残和痴呆[5]。国内这方面的研究也开始增加,目前集中在老年人健康预期寿命[6]、睡眠障碍[7]等问题上。

社会和环境层面的行为学干预:吸烟是目前已经明确的慢性病的主要危险因素之一,2003 年世界卫生大会通过了第一个限制烟草的全球性公约《烟草控制框架公约》,我国

2003 年签署该公约，2006 年 1 月生效，同时出台了相关政策[8]，随后开展了针对控烟的干预性研究[9]；也开展了利用系统综述的方法，对我国的控烟措施的有效性评价方面的研究[10]。此外，也有学者将对个体体力活动习惯的研究从单一的个体水平拓展到宏观危险因素水平，探讨整合环境数据和个体数据的多水平分析，研究环境对个体行为的可能影响以及环境因素和个体因素的交互作用。2011 年 10 月 16—17 日召开了我国香山科学会议第 410 次会议，本次会议的主题就是“我国慢性病防治中的科学问题”，会上各界学者就国际慢性病防治的现状与策略、我国慢性病的流行趋势与现状、防治现状和面临的科学问题及其对策等议题展开了讨论，并提出了坚持立足我国国情，充分认识慢性病对我国居民健康的影响和对社会经济发展的负担作用，引起政府的高度关注。在转型期社会，坚持把健康状况改善作为社会经济发展的重要指标，纳入各级政府的议事日程。加强政府对慢性病防治的主导作用和出台相关政策的导向作用。动员社会力量，形成多部门合作的格局，推动我国慢性病的防治。坚持综合和整合的慢性病防治策略及支持环境建设与个体行为干预的慢性病防治措施。积极开展慢性病科学研究，不断提供本土的慢性病病因及其影响因素的科学证据；开展健康教育，提高国民健康素养等。

为掌握我国现阶段不同地区、不同人群乙肝表面抗原携带率和 HBV 感染率，卫生部在 2006 年开展了全国人群乙肝等相关疾病血清流行病学调查，同时开展了针对新生儿和成人不同免疫策略的卫生经济学评价研究。此外，也有学者利用系统综述的方法对既往国内发表的乙肝疫苗接种策略的研究进行了评价。

（六）食品卫生与环境卫生学

随着人们对食品安全问题的关注，我国 2003 年开始了对食品中反式脂肪酸的监测工作，2008 年出台了关于动植物油脂、植物油中反式脂肪酸检测的国家标准，2010 年出台了婴幼儿食品和乳品中反式脂肪酸检测的国家标准。2010 年我国卫生部已经组织开展反式脂肪酸风险监测评估工作，在风险评估的基础上，将按照食品安全国家标准程序组织开展标准的制定和修订工作。

近年来，我国重金属污染事件呈高发态势，已造成对人群健康的严重危害。2011 年 4 月我国首个“十二五”专项规划——《重金属污染综合防治“十二五”规划》获得国务院正式批复，防治规划力求控制 5 种重金属，即汞、铬、镉、铅和砷。目前，我国环境重金属污染的研究集中在检测技术、人体负荷、暴露效应关系的研究。研究内容集中在水、土壤等环境甚至是空调风管积尘中重金属污染水平的检测；重金属人体内暴露水平；环境重金属污染致癌风险分析和风险预警技术建立等[3-9]。2010—2011 年，国家自然科学基金资助一系列关于环境重金属暴露与人体健康效应的分子机制研究，包括“重金属联合暴露对 S100B 表达的影响及其与新生儿神经行为发育的关系”、“六价铬诱发 DNA 甲基化异常的体外实验研究及在人群调查中的应用”、“基于细胞生物活性测定的环境重金属联合暴露的效应研究”、“镉毒作用过程中特异基因甲基化改变的体内外动态分析与人群调查”、“Beclin1 介导的自噬在慢性砷暴露所诱导的学习记忆损伤中的作用研究”、“Nrf2 在慢性砷暴露致皮肤过度角化和恶性转化过程中的作用”、“低剂量镉暴露对破骨细胞分化的影响及机制”等科研项目，进一步推动并深化了环境重金属污染对人体健康影响的机制机理。

我国疾病预防控制中心环境与健康相关产品安全所在八个城市建立的我国第一套环境健康类数据平台系统——“空气污染与健康监测网络”逐步运转成熟，该网络的运转不仅储备了部分气象和空气质量数据，也收集了大量的人群死亡数据和病例资料。在空气PM10、PM2.5、PM1、多环芳烃、总挥发性有机物及过敏原等物理化学性污染物的内暴露水平评价、颗粒物暴露与人群死亡率和心血管发病率等的关系、颗粒物的毒性机理研究、多环芳烃宫内暴露对胎儿生长发育的影响、过敏原与哮喘发病的关系等方面的研究取得了一定的进展[10-14]。2010—2011 年国家自然科学基金在上述研究的基础上加大了空气物理化学性污染物对疾病发生的影响及致病机理和早期效应指标等基础性研究的资助力度，包括“煤矿地区城市大气 PM10 毒性预测模型研究”、“PM2.5 暴露上调 HIF 介导的 LIGHT 信号激活影响 AS 斑块稳定性的机制研究”、“大气细颗粒物对冠状动脉粥样硬化的免疫损伤机制研究”、“大气细颗粒物致胎儿心血管畸形：流行病学调查和实验研究”、“多环芳烃暴露在新疆乳腺癌发病中的作用研究”、“Ca^{2+} - CaN/IRAK - 1 - NFAT 信号通过在机动车尾气 PM2.5 介导免疫毒性中的作用”、“大气细颗粒物污染多城市居民心血管风险的生物学效应研究”、“多环芳烃 DNA 加合物与 ACSL3 甲基化对肺癌发病的交互影响”等研究。

随着《公共场所集中空调通风系统卫生规范》的推广，公共场所卫生问题已成为研究热点，特别是公共场所空气微生物可以通过集中空调系统快速传播，而检测、预警和控制手段的缺乏，极易造成对人类健康的严重危害。近年，在公共场所室内物理化学性污染与人群健康关系研究的基础上，逐步开展室内空气病原微生物采样检测技术、暴露评价、传播模式等方向的研究。首次在我国室内空气中分离出嗜肺军团菌，首次在公共场所集中空调风管积尘和室内空气中检测到结核分枝杆菌、流感病毒等病原微生物；采用核酸序列系统发育分析初步探讨了公共场所集中空调系统嗜肺军团菌扩散传播模式[15]。依托国家自然科学基金“公共场所病原微生物气溶胶人群感染风险定量评价方法研究”和卫生行业科研专项“环境重点污染物健康危害的监测评价与控制”等课题，继续开展公共场所空气微生物污染的风险评价方法和预警技术的研究。

气候变化，包括大气二氧化碳浓度升高、平均气温升高、海平面升高、降水模式改变和极端天气事件频发等问题，已经直接或间接影响了人类健康，导致多种公共卫生问题。国内有关气候变化与健康的研究集中在以下几个方面：气候变化与人群死亡率关系的研究；气候变化对传染性疾病发生频率和传播模式的影响，如气候变暖导致虫媒范围扩大进而促进虫媒疾病的发生；气候变化对慢性非传染性疾病的诱发作用，如脑卒中等脑血管疾病、哮喘等疾病。我国气候变化与人群健康的研究刚刚起步，尚未形成系统的研究体系，亦未建立成熟的研究方法。因此，2010—2011 年国家自然科学基金对气候变化与人群健康领域的资助集中在研究方法和健康风险评价技术等方向，包括“气候变化背景下西藏极端天气气候事件研究”、“我国地区气候变化的复杂网络研究”、“我国典型城市大气可吸入颗粒物的气候变化对人群短期死亡率影响的交互作用和定量评价”、“应用整合模型定量评估及预测气候变化背景下人群健康风险”、“高分辨率区域气候模式对人类活动引起的温室效应对我国未来气候变化影响的模拟”、“城市化影响北京地区极端天气气候变化的分析和模拟研究”。2011 年国家重大科学研究计划“气候变化对人类健康的影响与适应机制研究”已经启动，进一步推进了这一研究方向的深入。

饮用水卫生问题一直是公共卫生领域的研究热点，特别在2007年7月1日《生活饮用水卫生标准》(GB 5749－2006)颁布实施后，再次推进了饮用水问题的相关研究，在饮用水中有机物污染、重金属污染、微生物污染等现况调查；饮用水卫生安全性评价技术；饮用水有机提取物的致突变机制研究以及饮用水氯化消毒副产物的生殖毒性研究等研究方向取得了一定的成果，特别是“我国城市饮用水中氯化消毒副产物分布及健康风险”获2011年中华预防医学会科学技术奖。近两年，饮用水卫生问题的研究领域逐步扩大和深入，包括“典型城市饮用水体系中轮状病毒的分布与健康风险”、“饮用水系统中抗生素抗性基因的共选择和水平转移研究”、“饮用水消毒副产物的环境暴露与男性生殖健康损害关系的研究”等。

近年来，我国环境卫生标准体系逐步充实，包括生活饮用水、公共场所、环境污染健康影响和健康损害判定、环境空气、村镇卫生、卫生防护距离、抗菌纺织品等，在标准的制、修订过程中，以国家和人民健康为出发点，同时充分考虑与国家法律法规及现行标准的协调并确保标准适合我国国情，目前我国环境卫生标准已发展到近160个。

(七)感染微生态学

科学技术发展促进了医疗卫生事业的不断进步，先进的医疗技术，如抗生素、免疫抑制剂、放化疗、器官移植、介入治疗等各种医疗手段得到了广泛应用，使得各种危重病人的生命得以延长，造就了免疫容忍性患者，这是当代医疗领域的一个特点。尽管有大量广谱的抗生素应用，但仍未能有效控制感染，相反，感染的病死率更高了。引起感染的所谓的病原菌大多是常见的，在正常人并不会引起感染的正常菌群成员。这是当代感染性疾病的一大特点。微生物繁殖快，进化也很快，其一天的变化相当于人类一千年的进化。滥用抗生素(包括畜牧、水产养殖业用抗生素)直接导致了耐药菌株的快速形成并流行。正如世界卫生组织报告所称“药物失去作用的速度与科学家发现新药的速度差不多”。这是现代医学面临的一个十分棘手的问题。因此，一味地应用抗生素并不能解决这一问题。感染病的防治已成为21世纪的重大课题。

经过近5年的努力，我国已经建立起微生态学研究的科学技术体系，并在国际上提出感染微生态学的理论体系。在微生态学基础研究领域，我们已经建立起了一系列国际先进的研究方法，如454高通量测序技术；制作寡核苷酸芯片，以这些基因芯片为主，结合生物信息学和纳米技术对探针设计、核酸标记等关键技术进行优化，建立了功能基因组学平台；UPLC－MS的代谢组学手段；无菌—悉生大小鼠动物模型，筛选了系列的益生菌并研制了系列微生态制剂，在中医药微生态制剂研究方面已有了可喜的结果，同时将微生态制剂应用于各种肝病(包括慢性肝炎、肝硬化、重型肝炎、肝移植等)的基础及临床研究，取得了良好的效果。相关的研究结果发表在 *Nat Nanotechnol*，*Proc Natl Acad Sci U S A*，*Hepatology* 等国际顶级杂志上，研究成果引起国际社会广泛重视，对丰富发展微生态学理论，尤其是感染微生态学理论起到了很大的推动作用，引领了国际肝病微生态学发展。我国学者参编微生态学专著10部，包括英文专著《Metagenomics of The Human Body》、《Infectious Microecology》。

(八)初级卫生保健

1978 年,世界卫生组织在苏联的哈萨克斯坦共和国首都阿拉木图召开了首次国际初级卫生保健会议,会后发表了著名的《阿拉木图宣言》。30 年前我国把世界卫生组织定义的“Primary Health Care”翻译成“初级卫生保健”,引起很多误解,认为初级卫生保健就是低级卫生保健。事实上科学的翻译应该是“基本卫生保健”。基本卫生保健不仅是构建和谐社会的健康公平底线,也是促进经济社会和人的全面发展的重要基础。要做到人人享有、公平享有、无偿或低廉享有,其内涵要与经济社会发展水平相适应。

阿拉木图会议对基本卫生保健下的定义是:基本卫生保健(Primary Health Care)是基本的保健工作,它的基础是经过实践的、有科学根据的和社会上能接受的方法和技术,这些方法和技术是通过社区的个人、家庭的充分参与而得到普及,其所需费用应使社区和国家根据自己的实力在每一发展阶段有能力负担得起。基本卫生保健是国家卫生体系的不可分割的组成部分,是国家卫生体系中的核心,也是整个社会发展的组成部分。基本卫生保健是国家卫生体系同个人、家庭和社区发生联系的第一阶段,它使卫生保健最大限度地深入人们生活和工作的地方,因此是完整的卫生保健过程的首要因素。

2009 年 3 月《中共中央国务院关于深化医药卫生体制改革的意见》中指出,深化医药卫生体制改革的基本原则是必须立足国情,一切从实际出发,坚持正确的改革原则。建立健全覆盖城乡居民的基本医疗卫生制度,为群众提供安全、有效、方便、价廉的医疗卫生服务。到 2011 年,基本医疗保障制度全面覆盖城乡居民,基本药物制度初步建立,城乡基层医疗卫生服务体系进一步健全,基本公共卫生服务得到普及,公立医院改革试点取得突破,明显提高基本医疗卫生服务可及性,有效减轻居民就医费用负担,切实缓解“看病难、看病贵”问题。根据卫生部制定的战略,到 2015 年,使我国医疗卫生服务和保健水平进入发展中国家的前列;到 2020 年,保持我国在发展中国家前列的地位,东部地区的城乡和中西部的部分城乡接近或达到中等发达国家的水平,实现人人享有健康的目标。基本卫生保健代表了全世界人民的利益,体现了社会的公正和应享有的健康权利。基本卫生保健对任何国家都很适用,尤其对发展中国家更是有着极为重要的意义。

(九)国境卫生检疫

“十一五”期间,我国卫生检疫事业形成了以《中华人民共和国国境卫生检疫法》及其实施细则为依托,以质检总局—直属局—分支局为架构,以检疫查验、传染病监测、卫生监督、卫生处理为主要工作内容的有我国特色的法律法规、标准、业务、技术、应急管理和基础保障体系,对控制疫情及其他危害人体健康的有害因素跨境传播,保障国内人民身体健康,促进我国对外经济贸易和社会主义建设事业发挥了重要作用。自《国际卫生条例(2005)》(以下简称《IHR2005》)实施以来,国家质量监督检验检疫总局(以下简称国家质检总局)加强了与世界卫生组织(WHO)、相关国际组织及国家与地区的合作与交流,吸收了先进的知识和方法,开展了口岸卫生检疫核心能力建设、传染病跨境输入风险分析、建设国际卫生港口、国际旅行健康等研究与实践,使我国国境卫生检疫工作取得了斐然成绩。

《IHR2005》附件1对每个国家对外开放的指定机场、港口和陆路口岸国境卫生检疫的核心能力提出了原则性要求。国家质检总局组织开展"《IHR2005》对国际通航口岸能力要求"课题研究，系统研究了口岸公共卫生风险、预防、抵御和控制疾病国际间传播的公共卫生应对措施，制定了《2009—2012年全国口岸卫生检疫核心能力建设方案》，并从口岸检疫查验能力要求、国际旅行卫生保健能力要求、口岸卫生监督能力要求、口岸卫生处理能力要求、口岸突发公共卫生事件处置能力要求等五个方面制定了《口岸卫生检疫核心能力建设基本标准》，要求各检验检疫机构联合地方政府与口岸建设单位，推进开放口岸的卫生检疫能力建设，至2012年即WHO规定的期限，通过WHO的认证。

控制传染病的跨境传播，实施科学有效的口岸卫生检疫查验是重要环节。2009年国家质检总局按照"高度重视、积极应对、联防联控、依法科学处置"的原则，加强领导、健全网络、完善措施，利用与相关科研院校联合研制的红外线体温检测仪，实现了口岸出入境人员体温检测全覆盖，提高了发热病人筛查的有效性，为延缓甲型H1N1流感疫情在我国的输入与扩散赢得了时间，受到党和国家领导人的肯定。

近20年间，新出现的传染病不断被发现，原已得到控制的一些老的传染病"复活"，许多传染病超越国界在国际间形成蔓延趋势，传染病的输入输出引起了国际社会的广泛关注，WHO在《IHR2005》将管辖的传染病从原有的三种检疫传染病扩展至所有可能引发国际传播的并可能引起公共卫生风险的疾病。

为了履行《IHR2005》的义务，国家质检总局开展了"国境卫生检疫监测传染病制定原则和病种确定及其管理办法的研究"，将100多种传染病从国际关注程度、地理因素、病原体的可能输入方式、发病人数、严重程度、传播方式、卫生决策、预防能力、其他参与领域、危险认知程度等10个方面进行风险评估与排序，筛选出30多种在我国国境口岸出入境检疫时要求重点关注的传染病。开展了"口岸卫生检疫风险分析框架及评估体系研究"，建立了传染病输入我国的风险分析程序与方法。同时围绕上海世博、深圳大运会等国际重大活动开展了"重大活动口岸卫生检疫风险因子和控制措施的研究"、"大型国际活动输入性卫生检疫风险因子总体解决方案及S. A. M.关键技术研究"，建立了我国开展大型国际活动口岸卫生检疫保障体系。

为加强口岸食品生产经营单位实施分级管理制度，提高了口岸食品安全执法的科学性和有效性，国家质检总局制定并发布了《出入境口岸食品卫生监督管理规定》(质检总局令第88号)，进一步加强了口岸媒介本底调查和所携带病原体检测工作。部署开展了全国系统口岸8种医学媒介生物本底调查，摸清了全国口岸本底媒介种类、种群分布、种群密度、季节消长。同时开展了"国境口岸鼠类DNA条形码鉴别技术及数字化图形识别"、"口岸输入性媒介家蝇抗药性监测及生物防控措施的研究"、"卫生处理药剂雾化粒谱与消毒、杀虫效果的研究"、"出入境交通工具高效鼠迹探测器的研制"、"出入境卫生检疫现场空气样品在线收集及快速检测设备的研究"、"国境口岸重要蚊媒新型环保监测仪研制"等课题研究。制订了《国境口岸医学媒介生物监测办法》及《国境口岸食品风险管理分级评定规程》、《国境口岸储存场地卫生监督量化分类管理规程》、《出入境交通工具饮食、服务单位卫生监督规程》、《国境口岸外来医学媒介生物风险分析规则》、《出入境交通工具携带医学媒介生物采集方法》等行业标准。

据《IHR2005》的规定，国家质检总局在新的“三定方案”中增加了口岸核生化有害因子监测的职能。为此，检验检疫机构开展了“突发公共卫生事件危险因子采样设备的研制”，研制了生物因子、化学因子和核与辐射因子采样设备箱。制定了《出入境口岸突发公共卫生事件应急处理规程总则》、《国境口岸核和辐射恐怖事件监测操作规程》、《国境口岸生物因子恐怖事件监测规程》等行业标准。近两年来，质检总局共购置 678 套核和辐射监测设备、400 多套生物恐怖因子快速检测箱配置到口岸一线现场。初步形成了对出入境人员、行李、交通工具、集装箱、货物等进行放射性监测和生物恐怖因子快速检测的能力。仅 2010 年，各口岸发现核有害因子阳性案例 861 起，其中接受放射性诊疗人员 623 起，人员携带物 47 起，集装箱放射性超标 191 起，其中 38 批次退运，87 批次转交环保部门处理，有效维护了国家安全。

WHO 加强全球公共卫生安全的战略之一就是加强国际旅行卫生，保障旅行者健康。指导并给予各国卫生当局和卫生专业人员专业性的指导。进入 21 世纪，现代化的交通工具更加快捷和经济，同时伴随着我国经济的快速增长和人民生活水平的提高，越来越多的中国人到国外进行商务活动或境外旅游。国际旅行过程中因所处环境的改变，容易受到当地流行的传染病、不洁饮食、意外伤害等因素的侵袭，不但可对旅行者本人造成损害，而且在回国后还有可能把境外的传染病带入国内，从而对健康人群构成公共卫生风险。国际旅行医学就是研究旅行者的健康风险因素，通过提供干预措施来保护旅行者健康、防止传染病跨境传播的重要手段；它把口岸卫生检疫工作从“入境时”被动执法模式，提前到“出境前”主动干预和服务，未雨绸缪，把传染病风险控制在“未病”时期，真正体现预防医学的要求。从这个意义上说，国际旅行卫生保健是卫生检疫工作在新形势下的延伸和扩展，是未来国际间传染病控制的一个重要发展方向。

（十）扩大免疫规划与疫苗

2004 年，新颁布的《中华人民共和国传染病防治法》规定“国家实行有计划的预防接种制度”和“预防接种证制度”。2005 年国务院颁布实施《疫苗流通和预防接种管理条例》，从法律层面全面规范预防接种和疫苗管理工作。为了规范预防接种管理，2005 年卫生部下发了《预防接种工作规范》，会同教育部下发了《关于做好入托、入学儿童预防接种证查验工作的通知》，2006 年会同国家食品药品监督管理局下发了《疫苗储存和运输管理规范》。2008 年，卫生部、发展改革委、财政部、教育部和食品药品监管局等 5 部门联合发出《关于实施扩大国家免疫规划的通知》。一系列法律法规的建立与完善，保障了免疫规划工作科学、规范、有序和可持续发展。

2007 年国务院决定实施扩大国家免疫规划，在现行的国家免疫规划疫苗基础上，将甲肝疫苗、流脑疫苗、乙脑疫苗、麻风腮联合疫苗纳入国家免疫规划，对儿童实行免费常规免疫，预防甲型肝炎、流行性脑脊髓膜炎、流行性乙型脑炎、风疹、流行性腮腺炎等 5 种疾病；用无细胞百白破疫苗替代全细胞百白破疫苗。根据传染病流行趋势，在流行地区对特定人群进行流行性出血热、炭疽和钩端螺旋体疫苗免费接种。实施扩大国家免疫规划后，国家免疫规划疫苗增加到 14 种，预防 15 种传染病，免疫规划也从儿童扩展到成人。

2010 年卫生部和国家药监局联合发布了《全国疑似预防接种异常反应监测方案》，建立并完善了全国AEFI监测、处理有关技术要求。我国AEFI监测系统从2005年开始与世界卫生组织在广东和河北试点建立，2008年实现了全国AEFI个案的网络报告，2010年建立了疾病控制与药品不良反应监测机构共享的AEFI监测信息。2005年以来全国AEFI监测质量不断提高。实施AEFI监测个案报告的省份从2005年10个监测试点省份提高到2010年除西藏自治区以外的所有省份；有AEFI报告的县覆盖率从2005年的12.74%上升到2010年的81.84%；全国AEFI的报告例数从2005年的1932例上升到2010年的54663例。AEFI监测的及时性和完整性也有很大提高。特别是在2009—2010年度全国甲型H1N1流感疫苗预防接种和2010年麻疹疫苗强化免疫活动中，AEFI监测信息管理系统发挥了重要作用，通过监测证实了甲型H1N1流感疫苗和麻疹疫苗的安全性。

2005年以来全国AEFI特别是重大AEFI的处置能力不断加强，妥善处理了一系列重大的AEFI事件，如2005年安徽省泗县甲肝疫苗接种后群体性心因性反应事件，2009—2010年甲流疫苗接种后偶合死亡事件、2010年山西疫苗事件、2010年麻疹强化免疫接种后偶合死亡事件等，为免疫规划工作的顺利开展，维持公众对预防接种工作的信心以及社会稳定提供了保障。

(十一)口腔公共卫生

自20世纪80年代起，我国先后制定了不同阶段的口腔卫生保健目标和规划。1985年由中国科协主编了《2000年的中国研究资料》第37集《中国现代医学的发展及与国外先进水平的差距》(内部资料)，由卞金有执笔的“2000年中国的口腔医学与口腔保健”初步分析了我国口腔医学的发展与保健水平、存在问题与差距，并提出了我国2000年口腔保健的目标。1987年卫生部卫生防疫司提出制订我国2000年预防保健战略目标的建议(1991)，共分15个专题，其中第6个专题为口腔卫生与预防口腔疾病，由卞金有等7位专家组成的专家组完成。重点是龋病、牙周疾病、牙列完整率与无牙颌方面。1991年卫生部组织有关专家开始制订2000年国家口腔卫生保健规划目标，1992年卫生部与国家教育委员会联合下发《2000年我国口腔卫生保健规划目标(试行)》的通知。指出口腔卫生保健是“2000年人人享有卫生保健”的重要组成部分。2004—2010年卫生部组织制订我国口腔卫生保健工作规划。目标以卫生部门为主导，多部门合作和社会团体共同参与的协调机制；建立与完善全国网络；建立口腔健康数据库；加强口腔健康促进与教育工作，增强全民口腔保健意识与自我口腔保健能力。2011年口腔卫生处组织专家制订《中国口腔卫生规划(2011—2020年)》，确定指导原则为“政府主导，部门配合，社会参与。预防为主，防治结合，自我管理。突出重点，分类指导，公平可及”。总目标为基本建立覆盖城乡的口腔卫生服务体系。控制影响口腔健康的危险因素。实施口腔疾病综合预防干预措施，降低人群龋病和牙周疾病的患病水平，着力提高儿童和中老年人的口腔健康水平。

(十二)肿瘤预防与控制

2008年以来，通过卫生部中央转移地方财政支付项目、卫生行业专项基金、国家医疗卫生改革重大专项等项目支持，肿瘤预防学科在肿瘤登记、肿瘤的早诊早治、重点区域癌症早诊早治以及女性乳腺癌和宫颈癌筛查工作等方面取得显著进展。

卫生部把推动全国肿瘤登记工作发展列入我国癌症防控规划纲要的重要任务，确定了 2010—2015 年全国肿瘤登记建设总目标，即建立健全符合我国社会经济水平的国家一级肿瘤登记系统，反映我国整体癌症流行情况，以及不同地区、不同人群的肿瘤发病、死亡和生存状态及其发展趋势，提供满足我国肿瘤防治需求的基础信息。同时，还明确提出系统化建设(覆盖全国 10%以上人口)、规范化管理(工作流程制度化)和可持续发展(数据具有全国和区域代表性)的阶段建设目标。至 2010 年，进入全国肿瘤登记中心建设项目的肿瘤登记点达到 193 个，覆盖人口总数占全国人口 13%。《2010 我国肿瘤登记年报》共纳入全国 38 个肿瘤登记处的数据，覆盖 5980 万人口(城市 4460 万，农村 1520 万)，约占全国人口 4.53%。据 2010 年我国肿瘤登记年报资料显示，2007 年我国肿瘤登记地区癌症标化发病率为 145.39/10 万(城市 143.18/10 万，农村 155.57/10 万)，2003—2007 年各年度男女性癌症标化发病率呈上升趋势，男性由 154.74/10 万上升至 164.39/10 万，女性由 117.41/10 万上升至 128.67/10 万。肿瘤登记数据反映了我国城市与农村人口癌症的分布特点、发病水平和死亡率的差异及变化特征，为我国肿瘤发病与死亡率估计和预测提供了科学依据。

为贯彻落实《我国癌症预防与控制规划纲要(2004—2010 年)》，2005—2009 年期间，我国癌症早诊早治专家委员会陆续制定了各种癌症的筛查与早诊早治技术方案，先后包括宫颈癌、食管癌、大肠癌、乳腺癌、胃癌、肝癌、鼻咽癌和肺癌等 8 种重点癌症。2011 年，卫生部疾病预防控制、癌症早诊早治项目专家委员会出版了《癌症早诊早治项目技术方案(2011 年版)》，新的技术方案包括：筛查人群、知情同意书、筛查程序、筛查流程图、筛查技术说明、病理诊断、治疗原则、随访原则、并发症及处理、质量控制及工作用表，加强了工作的规范性和可操作性，又对各项目点工作具有约束性，有助于癌症早诊早治规范化和程序化管理与发展。

2010 年，全国癌症早诊早治项目规模由 2006 年的 10 个省份 10 个点进一步扩大到 29 个省份 97 个点，针对宫颈癌、肺癌、肝癌、胃癌、大肠癌、食管癌、乳腺癌和鼻咽癌等重点癌症，在基层医疗卫生机构中开展早诊早治防治工作。该项目的目标人群确定为具有高风险的癌症高发地区的高危人群，引进了基层医务人员适宜掌握的先进的流行病学调查、电子内镜、影像学、病理学和生化学检测等诊断和治疗技术用于高危人群癌症防治，体现了将我国癌症防治工作重心下沉和关口前移的战略思想。据项目的最新报告，癌症早诊早治筛查项目总体检出率、早诊率和治疗率分别为 0.72%、83.13%和 80.38%。其中，宫颈癌筛查的早诊率和早治率为 93.8%和 90.1%，成本最低，绩效显著，专家组认为宜于在全国范围开展；食管癌/贲门癌筛查的早诊率和早治率分别为 75.5%和 69.3%；结直肠癌筛查的早诊率和治疗率分别为 91.6%和 97.4%，成本较低，绩效显著，宜于在高发地区推广；肝癌、胃癌及鼻咽癌的早诊率为 59.1%～91.6%，早治率为 70.1%～89.0%，也适用于高发区的筛查。

(十三)病毒性肝炎预防与控制

随着社会、经济和卫生水平的发展,在某些国家和地区,甲肝流行病学模式发生了改变,由高度流行转为中度流行,甲肝临床型病例随之增多,使甲肝逐渐成为一个严重的公共卫生问题。甲肝正在向中度或低度流行区转变,人群血清抗 HAV 流行率正在下降。目前几乎所有经济快速发展的国家均出现这一趋势。为有效控制甲肝,我国甲肝防治策略主要有:①建立高质量流行病学和实验室检测,提高流行病学检测灵敏度及实验室诊断率,精确描述我国甲肝流行水平和流行模式,尽早发现甲肝疑似病例,早隔离、早治疗;②继续甲肝疫苗预防接种工作,提高适龄儿童接种率;③积极开展健康教育和健康促进,增强自身防病意识;④加强饮食卫生、水源的检测与监督,确保群众饮食及水源符合卫生标准;⑤加强人员培训,提高队伍应急能力,积极应对甲肝突发公共卫生事件。

HBV 感染呈全球性分布,其中东南亚、太平洋群岛及非洲地区是乙肝高度地方性流行区,人群 HBsAg 携带率超过 8%,其中 25%~40%的感染者将发展为肝硬化或 HCC。在乙肝治疗方面,目前国际公认的抗 HBV 药物包括拉米夫定、阿德福韦酯、替比夫定、恩替卡韦、普通干扰素 α 及聚乙二醇干扰素 α,均已在我国批准上市。替诺福韦酯也将在我国进行临床试验。但这些药物均为国外制药公司的专利产品,我国企业生产的多是其仿制品。但具有我国自主知识产权的乙肝治疗性疫苗等已开始临床试验。我国已建立了针对慢性乙肝的医疗保障体系,在消除乙肝歧视方面迈出了重要一步。2009 年 11 月 20 日,我国人力资源和社会保障部公布了新版《国家基本医疗保险、工伤保险和生育保险药品目录(2009 年版)》。新版目录中,将目前我国市场销售的所有抗乙肝病毒药物包括拉米夫定、阿德福韦酯、替比夫定、恩替卡韦、普通干扰素 α 和聚乙二醇干扰素 α 等均纳入医保报销范围,这将大大提高我国乙肝抗病毒治疗的覆盖率。2010 年 2 月 10 日国务院三部委正式发文,要求各级各类教育机构、用人单位在公民入学、就业体检中,不得要求开展乙肝项目检测,不得要求提供乙肝项目检测报告,也不得询问是否为乙肝表面抗原携带者。这充分体现了我国在消除乙肝歧视方面迈出了重要一步,受到国内外肝病学界的高度好评。但由于人们对乙肝了解仍不充分,加之虚假广告的影响,要真正消除乙肝歧视,还需要肝病工作者在科学普及上做更多工作。

丙肝是由 HCV 引起的一种主要经血液传播的传染病,呈世界性流行。在丙肝抗病毒治疗方面,普通干扰素 α 以及聚乙二醇干扰素 α 均已在我国批准上市,国产的具有自主知识产权的新型聚乙二醇干扰素 α 已开始Ⅲ期临床试验。国外研发的丙肝病毒蛋白酶抑制剂 Telaprevir 和 Boceprevir 已获批准,不久将在我国进行Ⅲ期临床试验。但我国尚缺乏类似的后备药物。根据循证医学证据制订的《慢性乙型肝炎诊疗指南》和《丙型肝炎诊疗指南》在美国和欧洲已及时更新。我国也适时推出了《慢性乙型肝炎防治指南》和《丙型肝炎防治指南》,但与欧美相比,更新速度相对较慢,引用我国自己的研究数据虽有增加,但较欧美数据明显为少。

我国属戊肝高度地方性流行地区,曾发生多次戊肝流行。戊肝疫苗的研制主要以 HEV 开放读码框架 2 结构蛋白的高度保守区为基础。目前全球仅有两个戊肝疫苗开展过临床试验,分别由葛兰素史克公司和我国厦门大学研制。2001 年 7 月至 2004 年 1 月间，葛兰素史克公司在尼泊尔完成了戊肝疫苗II期临床试验。本次临床试验共 1794 名现役军人（疫苗组 896 人，安慰剂组 898 人）参加，按 0、1、6 月程序接种，未发现疫苗相关安全性问题。自第 3 针后 14d 起，安慰剂组共确诊 66 例急性戊肝病例，而疫苗组仅确诊 3 例，疫苗保护率为 95.5%（95%CI：85.6%～98.6%）。但至今葛兰素史克公司尚未启动该疫苗的Ⅲ期临床试验。我国厦门大学于 1998 年开始重组戊肝疫苗的临床前研究，于 2005 年完成Ⅰ、Ⅱ期临床试验，初步证实疫苗安全有效。2007 年 8 月启动Ⅲ期临床试验，在江苏 11 个镇 178 个村顺利完成了对 11.3 万名健康成人志愿者的全部 3 针次的戊肝疫苗接种工作，是目前国内外唯一完成Ⅲ期临床试验的戊肝疫苗，临床试验的结果表明，该疫苗安全性好，预防戊肝的保护率达到 100%（95%CI：72.1%～100.0%）。

三、公共卫生与预防医学学科国内外研究进展比较

近几十年来，随着世界范围的社会经济情况的激烈变动以及由此引起的人们生活方式的改变、气候的温暖化和环境污染的加剧、人口的老龄化，在公共卫生领域，出现了许多新的问题和挑战。为了应对和解决这些问题，各国的公共卫生与预防医学的专业人员和研究者，都在很大程度上调整了研究方向，在继续深入研究传统的公共卫生问题的同时，也将注意力转向探索那些新问题、新领域；在研究内容上，不仅重视测定和统计分析而且注重影响政策、改变行为；这些大大丰富了公共卫生与预防医学的内涵，促进了学科的发展。

随着改革开放和社会经济的发展，我国疾病模式逐渐从传染病为主的模式转变为与慢性非传染性疾病共存模式。这客观上要求预防医学和公共卫生的发展能够适应疾病模式转变，在更宽、更广的范围内运用最少的卫生资源，采取最佳的组织模式，最大化地预防疾病，促进居民健康。公共卫生的定义由美国耶鲁大学公共卫生学院 Winslow 教授在 1923 年提出，世界卫生组织于 1952 年采纳。公共卫生是一门通过有组织的社会活动来改善环境、预防疾病、延长生命及促进心理和躯体健康，并能发挥个人更大潜能的科学和艺术。从这个定义可见，公共卫生的目的不仅是预防疾病，而且还要进一步促进人类的健康，并且维护与促进健康的活动是有组织的。因此，为了实现这一目的的所有活动都属于公共卫生范畴。

（一）国内外公共卫生管理与政策的比较

2009 年 3 月《中共中央国务院关于深化医药卫生体制改革的意见》中指出：深化医药卫生体制改革的基本原则是必须立足国情，一切从实际出发，坚持正确的改革原则。建立健全覆盖城乡居民的基本医疗卫生制度，为群众提供安全、有效、方便、价廉的医疗卫生服务。到 2011 年，基本医疗保障制度全面覆盖城乡居民，基本药物制度初步建立，城乡基层医疗卫生服务体系进一步健全，基本公共卫生服务得到普及，公立医院改革试点取得突破，明显提高基本医疗卫生服务可及性，有效减轻居民就医费用负担，切实缓解“看病难、看病贵”问题。

2008 年，在卫生部的领导下，集中了全国 20 余家单位 200 多位公共卫生领域专家，

撰写《健康中国 2020》。《健康中国 2020》是一个促进我国人群全面发展，确保人群健康的中长期规划，规划以循证医学为基础，认真地分析了我国人口、经济、社会发展大背景系统地梳理了我国居民的主要健康问题和主要影响因素。根据面临的主要健康问题，结合国际推荐的防控策略，认真地分析了我国在改善人群健康、传染病防控、慢性病防控等领域的策略执行现状，提出针对各领域的建议策略。这些策略的执行将极大地改善和提高我国居民的健康水平，改善公共卫生的不公平性，缩小健康问题的地区和人群间的差异。

公共卫生是整个社会全体成员预防疾病、促进身体健康的事业，强调公共卫生建设是一项社会系统工程。公共卫生政策的制定是针对不同人群，从胎儿发育一直到临终阶段的整个人生过程，针对心理、行为、社会和物质环境，制定和实施促进健康和预防疾病的策略，减少人群疾病的发生和提供生活质量，在贯彻"预防为主，防治疾病"的基础上，着力于预防的重点前移，工作重心下移。进一步落实加强疾病防治和预防保健，加强妇女保健，改善儿童成长环境，促进儿童身心健康发展，保护和促进工作人群的身心健康和增强健康生产力。进一步建立和健全突发公共卫生事件应急机制，提高疾病预防控制能力。《健康中国 2020》规划分四个部分：分析了人口、经济社会发展与健康的关系；提出我国居民主要的健康问题和主要危险因素；针对这些健康问题和影响因素的防控策略分析，提出下一步工作目标、指标和行动计划；针对主要健康问题和影响因素提出防控策略和政策建议。

美国《Healthy People 2010》(健康国民 2010)是一个综合的、全民健康促进和疾病预防规划。该规划确定了 2010 年美国全民健康的方向、目标及具体要求，是一个具有重大意义的健康促进的纲领性文献。《健康国民 2010》是在美国最近 20 年的有关健康计划的基础之上建立的。1979 年，美国颁布了《健康公民：卫生总署关于健康促进和疾病预防的报告》，为全国在减少早逝和老年孤独方面指明了方向；1980 年，颁布了《国民目标：提高健康/预防疾病》，提出了在今后 10 年内要达到的 226 项具体的健康与疾病预防的目标；《健康国民 2000》于 1990 年颁布，它指明了到 2000 年应该达到的目标。《健康国民 2010》正是继承这一做法，由美国卫生与公众服务部(U. S. Department of Health and Human Service) 颁布，作为 21 世纪的第一个十年的美国国民健康规划。《健康国民 2010》规划是一个旨在改善美国国民健康状况的系统工程，由美国卫生与公众服务部牵头，它的设计、制订与实施、监测涉及美国的方方面面，《健康国民 2010》规划建立在 1990 年，2000 年规划的基础上，吸取了先前规划的经验，不断完善与发展，体现了美国在健康促进方面的最具代表性的观点，对我国的健康促进研究与实施具有重大的参考价值。

美国《健康国民 2010》是一场全国范围内的全面的健康促进和疾病预防议事日程，旨在为所有美国人在 21 世纪的前 10 年中提供改善健康的规划图。与之前的由一项远大但能够实现的 10 年战略发起、为了在 20 世纪末改善国民健康的《健康国民 2000》倡议一样，《国民健康 2010》的首要目标是：改善健康和预防疾病、残疾或过早死亡。1990 年公布的《健康国民 2000：国家健康促进和疾病预防目标》确定了在 2000 年之前要实现的健康促进目标。《健康国民 2010》倡议主动采用了这一传统方式作为一种工具在 21 世纪第一个十年中为人们改善健康。

美国《健康国民 2010》的目标：①提高健康生活的质量，延长健康生活的年数；②消除健康状况差异。这两个目标由 28 个重点领域的具体目标支持。每个目标制定了 2010 年之前所要达到的目标。

美国《健康国民 2010》的第一个目的是帮助所有年龄层的人们延长预期寿命并提高其生活质量。《健康国民 2010》旨在通过帮助人们获得做出合理明智决定所需的知识、激励和机会，在未来 10 年中增加预期寿命，提高生活质量。《健康国民 2010》的第二个目的是消除各人口阶层之间的健康差异，包括由性别、人种或种族、教育或收入、残疾、地理位置或性取向所引起的差异。《健康国民 2010》坚定不移地致力于这项原则，无论年龄、性别、人种或种族、收入、教育、地理位置、残疾和性取向如何，全国范围内各社区中的每个人都应享有平等机会获得全面、有充足知识的以社区为基础的旨在满足个人需求、改善社区健康的卫生保健系统服务。

美国《健康国民 2010》包含改善健康的 467 个目标，分布在 28 个重点领域。许多目标侧重于干涉，从而为个人和社区减少或消灭疾病、残疾和过早死亡。其他目标则侧重于更广泛的问题，如加强高质量卫生保健的提供、加强公共卫生服务和提高健康相关资料的可用性和传播。这些目标共同反映了科学知识的深度以及国家社区的多样性。更重要的是，它们旨在实现健康国民 2010 的两大首要目的以及健康社区中的健康国民这一愿景。主要健康指标反映了美国主要的公共健康状况。主要健康指标的选择取决于其激励人们改善健康的能力，取决于其测量人们健康改善数据的可用性，还取决于其与公共健康的相关性。主要健康指标说明了个人行为、自然和社会的环境因素，以及极大地影响个人和社区健康卫生的重大健康系统问题。

美国《健康公民 2010》计划的愿景是“健康社区、健康公民”，旨在提高个人、社区以及整个国家的健康水平。

2000 年 3 月 31 日，日本厚生省给各都道府县政府下发了有关《健康日本 21 世纪》国民健康运动的文件，标志着日本从 2000 年到 2010 年为期 10 年的第三次国民健康运动的正式开始。《健康日本 21 世纪》计划是针对日本社会发展出现的新情况，从预防保健入手提出的一个全民健康计划，共包括营养与饮食、身体活动与运动、休息与心理健康、控制吸烟、控制饮酒、牙齿保健、糖尿病预防、循环系统疾病预防、癌症预防等九大类目标值体系。其中起始值是项目开始时的调查数据，中间值是 2005 年中期抽样调查时的数据，目标值是希望在 2010 年达到的具体目标。

（二）国内外公共卫生与预防医学相关学科的比较

由于各国经济、社会发展的阶段，人口与资源状况的不同，国内外公共卫生与预防医学各学科，即使像流行病学、环境卫生学等学科，国外与我们关注和研究的重点也有较大区别。

流行病学是公共卫生与预防医学领域最具代表性的学科，它既是各预防医学分支学科的基础方法，又是公共卫生事业中控制传染病和慢性病的主要手段，因此，它的研究领域日益广泛，从传染病到慢性非传染病，从基因和分子到大的队列人群，从预防医学到以临床流行病和循证医学为特点的临床医学；同时在广泛的实践中，其研究方法也不断成熟、完善。在国外，由于慢性非传染病的多基因影响特点，分子流行病学、遗传流行病研究学的研究，由过去的个别基因变异或多态性研究深入为基因芯片、全基因扫描、家系研究、双生子分析、表观遗传研究、基因与环境、行为的研究。同时，近年来出现了不仅研究遗传、心理、行为与生活习惯等所谓慢性病近端危险因素并把目光转向更深层的社会经济文化对健康的影响(即慢性病的所谓远端危险因素)，形成了一门新的分支领域，即社会流行病学。我国的流行病学，近几十年也有显著的进步，对各种疾病的现况调查，积累了丰富的基线资料；分子流行病学领域，一些条件较好的实验室也开始采用全基因扫描等先进的方法，但不如发达国家深入，普遍水平有一定差距。

在环境卫生学领域，国外的专业范围非常广泛，既包括空气、水、土壤和室内环境，也包括金属、农药等环境污染物对食品的影响，还涉及污水、污泥和垃圾的处理。由于欧、美、日等已过了工业快速增长时期的严重环境污染和公害的阶段，因此，他们更注重低浓度环境污染物对生态及人的长期影响，如持久性有机污染物(persistent organic pollutants，POPs)对生态及人体健康影响；此外，近年来由于温室气体的排放导致全球变化加剧，不少环境卫生研究者把目光转向对气候变暖引起的降雨减少，昆虫、细菌等生物媒介、病原体的变化，进而引起的各地疾病谱的变化的研究，以及对环境政策的研究，以限制、减少温室气体的排放。在我国，由于工业和经济的快速增长，以煤烟和汽车尾气为主的传统空气污染和工业废水排放引起的水污染仍然是我们面临的重要问题，因此，对环境污染的监测和环境污染对健康的影响依然是我国的主要任务。在广大农村地区，饮水安全、改水改厕还是今后一段时间的工作重点，工业与生活废水、污水、垃圾的处理的研究以及相关的政策研究还需进一步加强。

在感染微生态学领域，经过近5年的努力，我国已经建立起微生态学研究的科学技术体系，并在国际上提出来感染微生态学的理论体系。在微生态学基础研究领域，我们已经建立起了一系列国际先进的研究方法，如454高通量测序技术；制作寡核苷酸芯片，以这些基因芯片为主，结合生物信息学和纳米技术对探针设计、核酸标记等关键技术进行优化，建立了功能基因组学平台；UPLC-MS的代谢组学手段；无菌—息生大小鼠动物模型，筛选了系列的益生菌并研制了系列微生态制剂，在中医药微生态制剂研究方面已有了可喜的结果，同时将微生态制剂应用于各种肝病(包括慢性肝炎、肝硬化、重型肝炎、肝移植等)的基础及临床研究，取得了良好的效果。欧洲于2005年在法国巴黎召开人类肠道基因组研究会议，开展了人类肠道元基因研究行动计划(Human Intestinal Metagenome Initiative，HIMI)，主要研究人体健康及疾病状态下肠道微生态变化及相关性研究。2009年美国NIH发起了人类微生物基因组研究的5年期项目(The Human Microbiome Project，HMP)，资助金额达1.5亿美元。欧美等国在肠道微生态与过敏性疾病，代谢系统疾病如肥胖、糖尿病等，消化系统疾病、危重病人、手术后细菌感染及脓毒血症甚至MODF等方面做了深入的研究。2009年，*Science*杂志专门报道了我国“973”项目“肠道微生态与感染基础研究”，表示出对我国的微生态学研究的高度重视。

在国境卫生检疫领域，越南、日本、菲律宾、朝鲜、韩国及加拿大、澳大利亚等国及我国港、澳、台地区有独立的卫生检疫法律法规体系，为全面开展卫生检疫工作提供了强有力的政策依据。有一些国家没有独立的卫生检疫法律法规体系，但在其传染病法等类似法律中涵盖了卫生检疫工作的相关要求，例如俄罗斯、乌克兰等。而美国涉及卫生检疫工作的法律条款则众多。多数国家的卫生检疫机构多以港口卫生当局、检疫所等不同名称，归属于卫生部或其他国家部委，执行 IHR2005 所赋予的职责，总体来说海港检疫机构远多于空港卫生检疫机构。多数国家和地区的卫生检疫机构在简化入境检疫查验手续、大力加强卫生监督及传染病监测力度、广泛采用电讯检疫模式的前提下，对出入境交通工具及其所载的货物、人员等进行必要的检疫查验、监督和执行黄热病预防接种工作、签发检疫证书及其他文件，并在发生疫情或疑似疫情时采取禁止入境、人员隔离、消毒除虫等卫生检疫措施。

在免疫规划领域，根据世界卫生组织（WHO）和联合国儿童基金会（UNICEF）关于纳入扩大免疫规划（EPI）疫苗资料的统计分析（截止于 2006 年 12 月），192 个国家共有 53 种疫苗纳入了各国的 EPI，其中中国具备生产能力的有 28 种。19 个国家使用了 DTaP，将联合疫苗纳入的有 59 个国家，联合疫苗主要有 DTaP - HepB、DTaP - HepB - IVP、DTaP - Hib、TaP - Hib - HepB、DTaP - Hib - HepB - IPV、DTaP - Hib - IPV、DTaP - IPV7 种。由于联合疫苗的价格比较昂贵，采用联合疫苗的国家主要在欧美发达国家。随着全球消除麻疹的进展，控制风疹逐渐为各国共识，MMR 联合疫苗为越来越多的国家采用，目前已有 109 个国家将 MMR 联合疫苗纳入了 EPI。各国根据流脑流行情况采用不同血清群的疫苗。使用 C 群流脑疫苗的有 20 个国家，A＋C 群疫苗的有 8 个国家，A＋C＋Y＋W135 群疫苗的有 19 个国家纳入了 EPI，共有 47 个国家将流脑疫苗纳入了 EPI。目前将 JE 纳入 EPI 的主要集中在亚洲乙脑流行地区，为日本、韩国、马来西来、越南、斯里兰卡、泰国、以色列 7 个国家。另外，将 HepA 纳入 EPI 的有 18 个国家。

传染病仍是威胁人类健康的重要原因。当今世界，传染性疾病仍然是发病率高、病死率高的疾病，不仅威胁我国和广大发展中国家，也威胁一些发达国家。世界卫生组织发表的危害人群健康最严重的 48 种疾病中，传染病和寄生虫病占 40 种，发病人数占病人总数的 85％。目前肆虐人类的传染病主要表现在两方面：①一些被认为早已得到控制的传染病又卷土重来，一部分已被控制的传染病，由于种种原因可能又重新抬头，发病率又明显上升；②新发现的数十种传染病危害严重。世界卫生组织的报告指出，“我们正处在一场传染病全球危机的边缘，没有一个国家可以逃避这场危机”。

四、公共卫生与预防医学学科发展趋势及展望

（一）预防医学发展趋势与策略

预防医学的基本目的是：①预防疾病（包括各种新老疾病）；②改善环境（包括生产和生活环境）；③增进健康。要实现这些目的，需要预防医学工作者和经济学、社会学、工程学、政策学等其他学科专家的密切合作。我国虽然在预防医学的教育上进行改革，如学科设置、人才培养模式等方面，但依然存在着挑战。我们的教育也需要培养复合型的公共卫生人才，因而教育模式、内容都会有较大的调整和改变。

（1）预防医学向社会预防为主的方向发展。随着医学模式从生物医学模式向生物—心理—社会医学模式转变，人们认识到预防疾病、促进健康在更大程度上依赖于社会。要实现“人人享有卫生保健”的目标，必须是医学更加社会化。深入地进行健康教育，引导群

众合理消费,接受健康的生活方式是预防医学社会化的一项重要任务。许多疾病,如高血压、糖尿病、肿瘤等慢性病,只有通过广泛深入的健康教育和个人合理的生活方式,以及公平合理的社会医疗保险制度,才能达到减少发病和早期发现、早期治疗,确保人人健康的目的。

(2)预防医学朝着防治结合,向促进健康、提高生活质量和人口素质的方向发展。随着国民经济和文化水平的提高,群众不仅要求有病能及时得到治疗,而且要求懂得防病和保健的知识,以提高自我保健能力。预防医学和临床医学的结合是医学发展的必然趋势。

(3)环境与健康问题将成为预防医学的热点,也是预防医学发展的一个新趋势。21世纪人类面临四大问题:人口爆炸、环境污染、能源匮乏、疾病控制。环境污染问题已引起全球的关注,预防医学应积极参与解决环境与健康问题,特别是对环境中有害因素的允许量和消除方法以及环境中微量有害因素长期危害性的研究尤为迫切。

(4)重视心理、精神和行为因素对健康的影响可能成为预防医学发展的一个新趋势。现代工业化社会带来的一系列心理、精神问题,需要心理卫生教育、社会的关心和政府的政策支持。21世纪心理学有可能继分子生物学之后,成为医学中的带头学科。

(5)预防医学的研究范围将更加广泛,学科渗透将更加密切,研究手段将更加丰富,理论与实践结合将更加紧密,与现代科学技术的结合将更加紧密。

(二)公共卫生发展趋势与策略

1. 深化医药卫生体制改革,坚持预防为主的方针

随着改革开放的顺利进行,我国的经济体制、社会保障体制、科学和教育体制等都发生了深度的变革,但卫生领域的改革明显滞后。在SARS爆发前,我国一直将卫生改革的焦点集中在医疗体制改革、医药流通体制改革和医疗保障体制改革等领域,对公共卫生的改革工作没有给予足够的重视。SARS爆发,人们对如何在常态下保持有序管理、出现公共卫生突发事件时从容应对、公共卫生高效地保障人民的健康等问题有了深入思考,国家对建立、健全我国公共卫生体系的重视也提到了前所未有的高度,所有这些转变,给公共卫生与预防医学注入新的动力,带动公共卫生与预防医学朝着一个新的方向发展。

随着经济的快速发展,人口老龄化和城市化,我国发生了巨大的人口和流行病学变迁。我国面临的主要健康威胁是慢性非传染性疾病,目前,已占死亡人数的四分之三[10]。伤害模式也在发生变化[11]。虽然我国在控制传染性疾病和母婴疾病方面成果显著,但尚未根除风险,传染性疾病不断爆发[12]。生殖健康问题仍然存在[13],血吸虫病持续流行等都是明显例证[14]。由于人口基数巨大,我国的公共卫生无论出现问题还是解决问题,未来面临的挑战都十分艰巨。3亿多人的吸烟群体,1.77亿的高血压患者和约1.44亿的城市流动人口,使得新型公共卫生服务的需求难以满足[15]。其次,我国健康转型的速度十分迅猛,短短几十年发生的变化就相当于西方发达国家几乎一个世纪的变化[10,14]。除了与其他国家共有相似的健康问题和对策外,我国的健康状况也表现出很大的差异。由于公共卫生覆盖率明显不足,公共卫生的可及性不稳定,服务质量参差不齐,费用攀升,巨额公共卫生支出的风险增大,实现健康公平也成为我国公共卫生面临的主要挑战[1]。因此,深化医药卫生体制改革,坚持预防为主方针,是必要和必需的。预防为主是最为经济有效

的措施和手段，也是符合我国国情和有中国特色的医疗卫生改革之路。坚持预防为主是我国医药卫生体制改革的核心理念，是实现人人享有卫生保健的最佳途径。

2. 完善卫生法律法规体系建设

公共卫生政策是公共卫生与预防医学理论研究的重要分支，也是其实践的有效保障，公共卫生政策广义范畴是"国民健康政策"，狭义范畴指"基本公共卫生服务政策"。我国公共卫生政策面临的问题和挑战是：为适应社会发展需要，亟待加快制定公共卫生政策；为发展公共卫生事业，必须有效执行公共卫生政策；为保障人民群众健康利益，需要客观评估公共卫生政策。公共卫生法律体系建设面临两方面任务：一方面卫生立法还有空白，需要不断制定新的法律；另一方面要对已经不适应发展需要的法律法规进行修订或废除。

3. 弥合临床医学与预防医学的裂痕

社会经济的发展和科学技术的进步促进了医学的迅速发展，医学学科不断细分，次级学科体系不断健全，在教育体系上，临床医学教育与预防医学教育开始脱节并不断扩大；同时，在社会转轨和经济转型的过程中，由于受体制、机制等影响，临床实践与公共卫生活动逐渐分离，临床医学更加注重个体的治疗和预后，公共卫生与预防医学会更加注重群体健康。

进入 21 世纪以来，我国人群疾病模式发生了巨大转变，原已被控制的传染病死灰复燃、新发传染病不断出现、突发公共卫生事件有增无减，慢性非传染性疾病威胁日益凸显，环境变化对健康的影响持续加大，此外，恐怖袭击、自然灾害等突发灾难所造成的各类人身伤害、心理创伤等时有发生，致使我国的卫生事业面临着前所未有的挑战。在应对卫生事件的过程中，疾病的分析、诊断、救治、康复、预防控制等一系列工作，需要预防医学与临床医学工作者的密切配合，加强预防医学与临床医学的整合研究，指导临床实践和公共卫生活动，以保障人民群众生命健康安全。

因此，加快步伐弥合临床医学与公共卫生和预防医学之间的裂痕，应当：①从医学教育的源头入手，构建公共卫生与预防医学和临床医学整合的教育模式；②加强公共卫生与预防医学和临床医学的整合研究，推广适应卫生工作需求的适宜技术服务；③提倡公共卫生工作者与临床医学人员的联系与信息交流，倡导多学科联合攻关及多学科、跨专业、跨行业的国内外学术交流活动；④明确医疗机构的公共卫生责任，鼓励医务工作者开展公共卫生工作，大力开展全科医学教育；⑤以社区为基础，加强预防医学与临床医学整合实践。

4. 关注重点人群、重点地区的公共卫生问题，促进公共卫生服务均等化

公共卫生是一项公共事业，属于国家和全体国民所有，做好公共卫生工作需要国家和社会的共同努力。因为公共卫生是公共事业，所以无论是从宪法中的规定，理论上的阐述，还是从实际操作的角度来看，各级政府都负有保障和促进公众健康不可推卸的责任。政府不但领导着公共卫生专业队伍，决定着公共卫生对策的制定和国家资源的分配和使用；也影响着社会对健康价值和公共卫生伦理的取向，以及国家对公共卫生法规的制定。由于公共资源是有限的，公共卫生仅仅是政府许多重点工作之一。而且，现代民主社会的政府并没有能力对国民健康承担无限的责任，只能从做最关键的事开始，循序渐进。另外，许多影响公众健康的因素来自卫生系统以外的社会各阶层、各行业，也取决于社会发

展以及各方面的法律和政策，例如就业和收入等都会影响到公众的健康。因此，政府既要主导公共卫生，更要组织动员全社会参与公共卫生。全体国民都是公共卫生事业的主人翁，公共卫生事业的兴衰直接关系着国民的健康水平，全体民众和社会各界对公共卫生都有义不容辞的责任。

既然公共卫生是一项公共事业，因此必然具有公共事业的各种特点。中国发展公共卫生的经验和教训说明，如果在操作中，有意或无意地全部或部分忽视了公共卫生的公共属性，那么公共卫生事业就会相应地失去其固有的价值。

2009 年 4 月，国务院审议通过了《2009—2011 年深化医药卫生体制改革实施方案》。2009—2011 年重点抓好五项改革：一是加快推进基本医疗保障制度建设，二是初步建立国家基本药物制度，三是健全基层医疗卫生服务体系，四是促进基本公共卫生服务逐步均等化，五是推进公立医院改革试点。

推进五项重点改革，旨在着力解决群众反映较多的“看病难、看病贵”问题。推进基本医疗保障制度建设，将全体城乡居民纳入基本医疗保障制度，切实减轻群众个人支付的医药费用负担。建立国家基本药物制度，完善基层医疗卫生服务体系，方便群众就医，充分发挥中医药作用，降低医疗服务和药品价格。促进基本公共卫生服务逐步均等化，使全体城乡居民都能享受基本公共卫生服务，最大限度地预防疾病。推进公立医院改革试点，提高公立医疗机构服务水平，努力解决群众“看好病”问题。推进五项重点改革，旨在落实医疗卫生事业的公益性质，具有改革阶段性的鲜明特征。把基本医疗卫生制度作为公共产品向全民提供，实现人人享有基本医疗卫生服务，这是我国医疗卫生事业发展从理念到体制的重大变革，是贯彻落实科学发展观的本质要求。医药卫生体制改革是艰巨而长期的任务，需要分阶段有重点地推进。要处理好公平与效率的关系，在改革初期首先着力解决公平问题，保障广大群众看病就医的基本需求，并随着经济社会发展逐步提高保障水平。逐步解决城镇职工基本医疗保险、城镇居民基本医疗保险、新型农村合作医疗制度之间的衔接问题。鼓励社会资本投入，发展多层次、多样化的医疗卫生服务，统筹利用全社会的医疗卫生资源，提高服务效率和质量，满足人民群众多样化的医疗卫生需求。推进五项重点改革，旨在增强改革的可操作性，突出重点，带动医药卫生体制全面改革。建立基本医疗卫生制度是一项重大制度创新，是医药卫生体制全面改革的关键环节。五项重点改革涉及医疗保障制度建设、药品供应保障、医药价格形成机制、基层医疗卫生机构建设、公立医疗机构改革、医疗卫生投入机制、医务人员队伍建设、医药卫生管理体制等关键环节和重要领域。抓好这五项改革，目的是从根本上改变部分城乡居民没有医疗保障和公共医疗卫生服务长期薄弱的状况，扭转公立医疗机构趋利行为，使其真正回归公益性，有效解决当前医药卫生领域的突出问题，为全面实现医药卫生体制改革的长远目标奠定坚实基础。以上所有措施的实施，将极大促进公共卫生均等化。

五、结束语

展望未来，公共卫生与预防医学需要统一认识，整合并充分利用各类资源，按照社会需求和我国的客观条件，科学部署，总体规划，拟定我国公共卫生与预防医学和疾病控制策略，特别是进入 21 世纪后，我国公共卫生事业迎来了更多的发展机遇，但同时也面临着许多新的挑战。深入研究并制订与之相适应的政策，对推动我国公共卫生事业的发展具有十分重要的意义。首先必须在政府层面上加大工作力度，通过制定规划，明确完成规划目标的相关政策及保障措施，加大监督检查力度，使“预防为主”方针得以落实。卫生系统调整投入比例，确保“三级预防”的策略在全系统贯彻落实；在制定政策、措施时，特别要加强基层医疗、注重公平。树立“大卫生”观念，相关部门密切协调、配合，共同完成重点疾病防控目标以及政府的疾病控制政策。重点突出、浅显易懂、广泛深入地宣传卫生和相关法律知识，充分发动群众，让群众自觉与不健康、不卫生的生活习惯和行为作斗争，并监督政府的方针政策落实情况。加强公共卫生管理的基础性工作，完善传染病监测网络，开展重点突出、覆盖面广的技术人员培训工作，及时经常的信息分析利用，迅速规范的反应机制，安全快捷的实验室支持系统。改革公共卫生管理体制，弥合预防与临床医学之间的裂痕。各级政府要更加重视公共卫生，更加重视提高应对突发事件的能力，建立健全国家统一的处置突发事件指挥系统和应急机制。构建公共卫生服务中政府、消费者和提供者三方的新构架。加大教育和培训，提高全民的公共卫生管理意识。加强基层公共卫生管理网络建设，建设一支高素质的预防医学人才队伍。

医疗机构是疾控体系的重要组成部分，也是开展“三级预防”的重要场所。必须把医疗机构纳入疾病控制体系，作为其中必不可少的重要一员。当前艾滋病、结核病等传染病的防控工作中，医疗机构在艾滋病机会性感染的治疗、抗病毒治疗的质量控制，结核病人的转诊、提高发现率、减少耐药病人的发生等方面发挥了重要作用。在慢性病控制方面，特别是二级、三级预防措施的落实，医疗机构有着更大的优势。因此，必须有机整合预防与临床医学，充分发挥各自的长处，提高疾病控制工作整体效能。发挥 NGO 的作用，公共卫生工作涉及每个人的健康与利益，涉及日常生活的方方面面，公共卫生工作的这种特性，决定了搞好公共卫生工作，必须实现广泛的社会参与。不健康的生活习惯或行为是当今许多需要重点控制疾病的主要影响因素，如艾滋病、血吸虫病等传染病、Ⅱ型糖尿病、高脂血症等慢性病。改变人们的生活习惯与行为，需要民众自身参与。开展公共卫生工作必须依靠科学，科学技术是第一生产力，科学技术的发展促进了公共卫生事业的发展，也是公共卫生和疾病预防控制的要素之一。目前，公共卫生和疾病控制中的许多关键性问题，需要开展深入的科学研究，对可能在未来出现的问题，如病毒对抗生素的抗药性、生态系统的破坏、食品安全、公共卫生的国际合作等应该进行前瞻性、多学科的研究，并提供有关的预案。

我国公共卫生与预防医学的发展，不仅对我国人民至关重要，对全球公共卫生也具有举足轻重的作用。我国的全球影响是由其人口众多、地域辽阔、善于创新所决定的。未来，我国在全球健康方面的作用无疑会得到进一步加强，为我国人民和国际社会提供可大规模实施、有效应对健康挑战的新举措。

新的医学模式即生物—心理—社会医学模式对预防医学理论的发展产生了深远的影响，使预防医学对影响健康因素的研究扩展到社会心理因素，预防医学的研究进入一个新的阶段。WHO 提出健康新定义，促进预防医学向更新的层次发展。病因预防、临床前期预防和临床预防二级预防的原则已成为预防医学的核心策略。危险因素和高危人群的研究对预防医学探索病因和制定预防策略具有重要的理论和实践意义。预防医学的研究已不局限于疾病的预防，而是更加重视促进健康、提高生命质量和延长寿命，为此，营养学、食品卫生学和运动医学的研究在预防医学中占有重要地位。英国300年来的卫生统计资料表明，人群健康状况改善的主要因素是营养、环境和行为的改善。由于工业迅速发展，环境污染日益严重。城市综合性污染可导致居民平均寿命下降，总死亡率、恶性肿瘤和心血管疾病死亡率提高，先天性畸形发生率上升。研究环境变化对人群健康的影响及其预防策略，使生态流行病学成为预防医学中的一门新兴重要学科。医学社会化就是全社会都把健康看作是社会目标和人的基本权利，把健康投资作为重要的人力投资，要维护人类赖以生存的环境和健康的生活方式，必须政府重视，全社会参与，大力发展社区医学。现代预防医学借助当代自然科学和社会科学的最新成就，多种学科相互交叉、渗透、融合，使之发展大大加快，主要表现在以下几个方面：①在生态学理论指导下研究人与环境的关系，研究环境中各种要素对人体的综合影响，研究环境因素在整个生态系统中的转归规律，寻求解决环境对人体影响的途径和应对策略；②应用现代社会学的观察方法，扩大了人们的视野，导致了对健康认识的观念转变，认识到健康与疾病问题，不仅仅是一个医学问题，它涉及整个社会，如疾病的预防、健康的促进所采取的任何策略和措施的实际运行，都必须得到广大居民的共识和全社会的参与；③采用分子生物学技术研制出多种高效疫苗，为控制和消灭一些传染病提供了强有力的武器，在分子生物学技术日新月异的发展下，将会有更多的传染病从控制走向消灭，一些危害人类健康的慢性病也会得到全面的控制；④高精度分析技术的不断引入，大大提高了预防医学对疾病的监测水平、工作效率，使得更多的危害可以被揭示和确认。

展望未来，预防医学将会越来越得到人们的重视，发展也会越来越迅速，社会的健康发展，人类的健康生存都离不开预防医学的进步。

参考文献

[1] 构建安全未来. 世界卫生组织2007卫生报告. WHO，2007.

[2] Tang S，Meng Q，Chen LC，et al. Health equity in China：Tacking the “perfect storm”. Lancet，2008.

[3] UN Department of Economic and Social Affairs. World population prospects：the 2006 Revision. New York，NY，USA：Population Division，UN Secretariat，2006.

[4] 卫生部履行《烟草控制框架公约》领导小组办公室. 2007年我国控制吸烟报告. 北京：2007.

[5] 王陇德. 我国居民营养与健康状况调查2002综合报告. 北京：人民卫生出版社，2005.

[6] 国家体育总局群体司. 2007年我国城乡居民参加体育锻炼现状调查公报. http://www.sport.gov.cn/n16/n33193/n33208/n33418/n33598/1010427.html.

[7] He J，Gu DF，Wu XG，et al. Major Causes of Death among Men and Women in China. N Engl J Med，2005，353(11)：1124－1134.

[8] 卫生部，世界银行，世卫组织. 健康与发展高层论坛——慢性病预防与控制.

[9] 2009中国统计年鉴.

[10] Yang G, Kong L, Zhao W, et al. Emergence of chronic non - communicable diseases in China. Lancet, 2008. DOI:10.1016/S0140 - 6763(08) 61366 - 5.

[11] Wang SY, Li YH, Chi GB, et al. Injury - related fatalities in China. An under - recognised public - health problem. Lancet, 2008. DOI:10.1016/S0140 - 6763(08) 61367 - 7.

[12] Wang L, Wang Y, Jin S, et al. Emergence and control of infectious diseases in China. Lancet, 2008. DOI:10.1016/S0140 - 6763(08) 61366 - 3.

[13] Wang L, Utzinger J, Zhou X - N, et al. Schistosomiasis control: experience and lessons from China. Lancet, 2008. DOI:10.1016/S0140 - 6763(08) 61358 - 6.

[14] Hu X, Cook S, Salazar MA. Internal migration and health in China. Lancet, 2008. DOI:10.1016/S0140 - 6763(08) 61360 - 4.

[15] Wang R, Henderson GE. Medical ethics in China. Lancet, 2008. DOI:10.1016/S0140 - 6763(08) 61353 - 7.

撰稿人:黄　辉　董小平

专题报告

公共卫生管理研究

一、引　言

公共卫生管理是推动我国卫生事业发展的重要学科，我国的卫生事业正处于从经验管理向科学管理的转变之中，卫生管理实践在不断产生新问题、寻求解决方案的循环中得到发展和提高。2009 年《中共中央国务院关于深化医药卫生体制改革的意见》出台后，公共卫生管理相关领域的研究、实践更加活跃，充分体现了该学科理论性、实践应用性和交叉学科的特点。公共卫生管理涵盖的范围很广，本文所述主要包括公共卫生政策、卫生监督、卫生应急和卫生标准等几大方面。近年来，我国社会经济发展经历了特殊的历史时期，也经历了多次重大突发卫生事件、重大专项整治行动及重大活动卫生保障，公共卫生管理为社会进步做出巨大贡献，但离国民经济发展与和谐社会建设的现实要求还存在较大差距，这些已经成为制约公共卫生管理发展的瓶颈。因此，借助于科学研究的力量，切实解决上述问题，实现公共卫生管理的和谐发展，它的作用才能得到充分发挥，才能最大限度地为保障人民生命财产安全和社会和谐稳定做出更大的贡献。

二、研究进展

(一)公共卫生政策

公共卫生政策是公共卫生实践的方针和指引，2010 年以来针对医药卫生体制改革、基本公共卫生服务、传染病防治、慢性病综合管理、卫生应急等方面的法规和技术规范文件不断得以修订和完善。

2010 年 4 月，国务院办公厅印发了《医药卫生体制五项重点改革 2010 年度主要工作安排》。《工作安排》围绕五项重点改革三年目标，提出了 2010 年度的 16 项主要工作任务，明确了牵头部门。2011 年，人均基本公共卫生服务经费补助标准由每年 15 元提高至 25 元。为进一步规范国家基本公共卫生服务项目管理，卫生部在《国家基本公共卫生服务规范(2009 年版)》基础上，组织专家对服务规范内容进行了修订和完善，形成了《国家基本公共卫生服务规范(2011 年版)》。针对肝炎、结核病、麻风、急性呼吸道感染等各类传染病，慢性病综合防治，伤害干预技术指南、精神卫生、农村环境卫生治理、地方病防治等工作，卫生部和全国爱国卫生运动委员会办公室均有相应政策、法律法规文件出台。2011 年 4 月，卫生部印发了《医药卫生中长期人才发展规划(2011—2020 年)》，对发展规划的指导思想、基本原则、发展目标、主要任务、制度与机制创新、重大工程和组织实施进行了详述。2011 年 7 月，国务院下发了《关于建立全科医生制度的指导意见》，意见提出了总体目标，即到 2020 年，在我国初步建立起充满生机和活力的全科医生制度，基本形成统一规范的全科医生培养模式和“首诊在基层”的服务模式，全科医生与城乡居民基本建立比较稳定的服务关系，基本实现城乡每万名居民有 2～3 名合格的全科医生，全科医生服务水平全面提高，基本适应人民群众基本医疗卫生服务需求。对全科医生的培养制度和保障措施进行了详述。妇幼卫生方面，卫生部印发了《2010 年农村孕产妇住院分娩补助项目管理方案》《2010 年增补叶酸预防神经管缺陷项目管理方案》《新生儿疾病筛查技术规范(2010 年版)》等一系列规范性文件。卫生监督方面，卫生部印发了有关食品安全的多项质量技术规范和食品监管方面的通知。

(二)卫生监督

1. 农村和基层卫生监督体系建设

通过梳理立足县乡两级农村卫生监督体系发展的现状，分析了我国农村卫生监督体系存在的主要问题，如在国家卫生监督宏观政策层面、卫生监督体系建设与投入方面均有待完善与提高。目前基层卫生监督机构大致有三个模式：①垂直管理模式，即增加编制，在乡镇按照一定的人口标准设置卫生监督分所，作为县卫生监督所的分支机构，其人员、经费、业务由县卫生监督所统一管理；②多机构合一模式，即通过乡镇卫生院或社区卫生服务中心加挂卫生监督分所牌子，人、财、物由区卫生局统一协调解决，相关工作人员负责所辖区域内包括卫生监督在内的公共卫生工作，业务上接受县级卫生监督所指导；③设置农村卫生监督科模式，即在县级卫生监督所专门设置农村卫生监督科。第一种模式比较理想，便于进行人、财、物统一管理和进行统筹规划、考评考核，但需要增加编制和经费，现阶段大部分地区难以实现；第二、第三种模式阻力较小，比较容易操作。从基层卫生监督人员性质上看可以分为三种情况：一是卫生监督专职人员，一般垂直管理模式下均为专职人员，部分多机构合一模式下也会派驻专职人员；二是卫生监督协管员，由县卫生局聘请乡镇卫生院或社区卫生服务中心工作人员、乡村医生或其他人员成为卫生监督协管员，并给予一定的经费支持，县级卫生监督所对其进行业务监督和考核，多机构合一模式下大部分人员均为卫生监督协管员；三是卫生监督信息联络员，主要分布在村一级，是卫生监督管理网络的“网底”。下列问题亟待解决：卫生监督协管员的合法地位亟待法律法规明确，不能依法行使行政处罚权，对管理过程中发现的卫生违法行为只能报县卫生监督所查处，其查处效率会受到影响；缺少法律法规的明确支持和授权；还需进一步完善财政支持政策。

2. 卫生监督管理模式研究

卫生监督必须建立起“政府监管、行业管理、单位自律、社会监督”的管理框架，它以目标管理、法规标准、监管实施、评估预警、信息、应急防范等六大系统为基础，在政府、行业中介、单位三个层面形成卫生监督管理模式。基于卫生监督管理框架，又进一步提出了卫生监督“可控可量”管理模式，通过回答卫生监督工作“做什么、怎么做、如何控制、如何监测、如何评估、如何反馈改进”六大问题，理顺基础支撑体系、管理控制体系、效果评估体系三个体系，以达到“管理上可控、成效上可量”的核心目标。

在推进依法行政、建设服务型政府的形势下，如何在卫生监督工作管理中处理好监督和服务的关系，已成为当前面临的一大课题。有研究认为通过在职责范围内实施的指导、劝告、建议、提醒等柔性管理模式，与刚性监管相辅相成，符合行政民主与行政法制的发展潮流。

3. 卫生监督人力资源建设

卫生监督人力资源的现状仍是总量不足，整体素质有待提高；人力资源结构还不够合理，地区分布不均衡；人才引进机制、绩效考核制度、激励机制有待进一步完善。

卫生监督绩效评估是近几年的研究热点，既有理论层面的探讨，又有实践操作的经验。绩效评估体系研制的 SMART 原则（Specific、Measurable、Attainable、ReMistic、Time-based）已经得到大部分研究者的认同。另外，平衡记分卡（BSC）已被引入到卫生监督机构绩效评估领域，通过借鉴平衡记分卡的逻辑框架设计关键绩效指标（KPI），采用模糊评价法对平衡记分卡进行量化和直观评价，结果表明可以全面衡量卫生监督所的组织绩效。

4. 卫生监督信息化建设

卫生部建设了国家级卫生监督信息系统，完善了配套的硬件设施。但在我国大部分地区的卫生监督信息化仍处于初始阶段，由于卫生监督队伍中信息化人才的匮乏，制约了我国卫生监督信息化的发展。为加快卫生监督信息化建设，不少学者开展了一些很有价值的研究，如通过分析信息质量评价经典体系，结合卫生监督工作内容，创建了“卫生监督执法信息质量评价指标体系”；再如，应用 Zachman 的企业架构理论采用工程建模方法，顺应国家《卫生监督基本数据集标准》不断优化和完善的过程。

5. 危机管理研究

卫生监督执法机构在一定程度上体现了政府的公信力及执政能力，近几年发生的一些公共卫生和医疗安全事件，使卫生监督执法机构引起了政府和公众的关注，有的甚至引发了信任危机。有学者从危机的起因及周期的角度出发，分析了危机管理在卫生监督工作中的应用并提出管理对策，认为及时、科学地处理危机在卫生监督事业的发展进程中具有十分重要的意义。

（三）卫生应急

1. 应急预案

2010 年，卫生部组织修订了《国家突发公共卫生事件应急预案》《国家突发公共事件医疗卫生救援应急预案》《国家流感大流行防控应急预案》《突发中毒事件卫生应急预案》。组织起草了地震灾害、泥石流灾害、矿难事故、飞机失事事故、交通安全事故、社会安全事件、高原地区突发事件等突发事件专项应急工作指南。修改与新制订的预案在总则、卫生应急组织及其职责、应急准备、应急响应等方面均更明确，更具有可操作性。

2. 应急管理

及时科学的卫生应急决策是卫生应急管理的核心。有学者通过分析卫生应急管理的内在特征以及理性决策的特点，描述了理性决策在卫生应急管理中的普遍适用性，论证了卫生应急管理决策的动态系统和决策内涵的层级变化以及动态理性决策在卫生应急管理中的适用性，构造了卫生应急动态决策系统，提出了强化决策主体专业化倾向和完善决策支持系统是实现动态理性决策的关键环节，对目前公共卫生应急管理决策机制的完善具有重要的参考价值和理论指导意义。

还有学者以 4R[缩减(reduction)、预备(readiness)、反应(response)、恢复(recovery)]应急管理模式为基础，结合应急管理周期相关理论，将快速评估(rapid assessment)纳入管理模型中，并将连续评估工作贯穿于整个应急管理过程，形成了突发公共卫生事件5R 动态闭环应急管理理论模式。

基层和社区公共卫生体系在突发公共卫生事件应急处置中发挥着重要作用，学者普遍认为应该继续加大对基层和社区公共卫生体系建设的投入，建立专门的卫生应急机构和服务设施，发挥基层和社区卫生服务中心在突发公共卫生事件中的“关口前移”和“决策参谋”的作用，积极开展社区卫生服务中心与相关部门的沟通协调，针对性地开展健康教育和政策引导。

3. 卫生应急信息化建设

随着近年来信息技术的快速发展，地理信息系统(GIS)作为空间信息技术核心之一，与公共卫生管理决策的结合越来越紧密，在公共卫生领域的应用也越来越广泛，它能为突发公共卫生事件的预防、控制和应急指挥工作提供动态、直观、高效、便捷的方法和途径。有研究分析了 GIS 在突发公共卫生应急指挥工作中应用的技术基础和优势，结合实际工作阐述了 GIS 在突发公共卫生事件应急指挥系统中的构建模式。

还有学者提出突发公共卫生事件应急指挥决策系统的建设目标是确保应急反应时“视频看得见、声音听得清、数据调得出”。硬件设施到位后，实施以下两大平台三大体系：突发公共卫生事件应急处理指挥系统平台、突发公共卫生事件信息通报、公共卫生宣教平台、突发公共卫生事件信息捕获—预警—跟踪—评估体系、市级公共卫生信息资源管理体系、突发公共卫生事件协作体系。

通过对 3G 技术在突发公共卫生事件应急处置中的实践研究，探索了如何将 3G 无线移动通讯技术应用于突发公共卫生事件应急处置中，从而体现 3G 无线传输技术在其中的应用价值，为突发公共卫生事件应急处置的救治、处理、监控、决策提供技术支持，实现应急处置信息化的全覆盖。此外，还有多主题仿真技术等在传染病预防控制政策分析和应急管理中的应用研究。

4. 医学救援

通过总结玉树地震的实践经验，分析了整个医疗救援中存在的问题和困难，并提出高原医疗救援的建议：①国家应建立应对特殊环境下重大灾害的区域性医疗应急救援中心和应急物资储备库。在全国各大区选择医疗资源较强的城市，合理布局，国家投入，逐步建成能够承担大批重症患者医疗急救的区域性医疗应急救援中心；参照部队野战医院装备标准建设几支国家医疗救援队和几所移动医院；在西部建立高原应急物资储备库，储备制氧机、高原急救药械等高原应急物资。②国家应进一步加强省级和市州级卫生行政部门突发公共卫生事件指挥决策平台建设，提高信息报送质量；装备高性能卫生应急指挥车，配置铱星电话、短波通讯、卫星视频等多种通讯设施，保障应急信息渠道畅通；加强西部省级卫生应急队伍个人装备、高原御寒和炊事设施设备、交通等后勤保障设备建设，提高保障和生存应对能力。③由国家和相关省联合投入，组建几支能适应高原环境，懂得藏语等民族语言，后勤保障有力的高原卫生应急救援队伍，通过每年定期高原培训演练，强化体能，提高在高原地区长时间野外生存和应急救援的能力；同此，组建海洋专业队、沙漠专业队；等等。

5. 卫生应急人才队伍建设

为掌握全国卫生应急机构建设和人员现状、卫生应急经费、装备和储备等情况，为编制全国卫生应急体系建设“十二五”发展规划提供依据，卫生部于2010年8月在全国开展卫生应急基本情况调查。该调查在全国31个省（区、市）开展，调查对象为省、市、县级卫生行政部门、疾病预防控制中心、卫生监督所和承担应急任务的二级及以上医疗机构。

中国卫生应急人力，无论从数量还是能力方面，均不能满足现实需求，且地区发展不平衡，应急型人力资源管理和激励不足，因此，很多学者均提出了卫生应急人力建设方面的建议，如借鉴国外、港澳地区的先进经验，着重加强一线工作人员的培训和各类突发事件的模拟演练，加强对公共卫生应急人员人格特质方面的遴选和心理应对技巧的培训，设立专项经费用于突发事件应急处置人员的个人防护及补贴。加强卫生应急的学科建设，进行“一体两环三结合”的培养模式，即以培养应急型公共卫生人才为主体，紧扣应急型公共卫生人才知识构建和能力培养两个环节，实现理论教学与现场实践相结合、课堂教学与创新教育相结合、单项实训与综合演习相结合，打造应急型公共卫生人才的知识体系，提高学生的学习能力、实践能力、创新能力和应急能力，培养“宽知识、强能力、善应急”的高素质应急型公共卫生人才。

6. 风险沟通

我国对风险沟通的研究开始于1996年。尤其SARS以来，我国对风险沟通研究的关注度极大提升，国内心理学、新闻学、传播学、公共关系学等学者分别开展了相关研究，风险沟通理念在我国卫生行政机构经历了一个渐进的形成、实践与推行过程，风险沟通在公共卫生应急中也得到了高度重视和应用。各学者分别从公共卫生应急风险沟通的需求评估、风险沟通的应用、沟通渠道和效果评价研究等方面进行了详细的分析。

7. 应急工作评价

通过对玉树地震卫生应急指挥的绩效评价，玉树地震卫生应急指挥具有以下特点：①迅速启动一级响应；②建立和完善了军、警、地一体化工作机制；③实现准确信息指导下的精确指挥。玉树地震医疗救援补充和丰富了汶川地震医疗救援经验，可供今后国内外灾害医学应急救援借鉴。通过对甘肃舟曲特大泥石流灾害紧急医学救援工作的评估，认为该救援工作取得了巨大成功，有很多救援经验值得分享和借鉴，但同时也暴露出我国卫生应急工作中存在的一些问题，需要深入研究加以解决、完善和提高。此外，还有学者进行了公共卫生应急能力评价体系的研究。

（四）卫生标准

2010—2011年，卫生部、全国爱国卫生运动委员会办公室印发了多项操作指南和规范，作为行业标准在全国范围内开展实施，如《鼠疫诊疗方案（试行）》《2011 年全国农村环境卫生监测项目技术方案》《全国慢性病预防控制工作规范（试行）》《防治骨质疏松知识要点》《漂白粉、漂粉精类消毒剂卫生质量技术规范（试行）》《餐饮具集中消毒单位卫生监督规范（试行）》等。在卫生部卫生标准的网站上进行统计，2010—2011 年，卫生部共发布了 184 项国家标准或卫生标准，其中强制执行的国家标准（GB 标准）有 63 个，占 34.2%；国家推荐标准（GB/T）有 5 项，占 2.7%；国家强制执行的职业卫生标准（GBZ）22 项，占 12.0%，推荐的职业卫生标准（GBZ/T）13 项，占 7.1%；强制执行的卫生标准（WS）71 项，占 38.6%；推荐的卫生标准（WS/T）10 项，占 5.4%。

三、国内外研究比较

通过比较和分析我国和美、日、德三国地震医疗应急管理体系、运行机制和成果，以寻求更为有序、快速、高效的医疗应急方式，研究者提出增强我国地震医疗救援成效的建议，即各级政府在建立应急管理对策的原则下，应该结合医疗应急管理特殊性，提高应急反应能力及医学救援效率；应该注重应急医疗救援各级医院救治体系的建立；更应该加强医疗应急管理的制度保障，以此能更好地进行我国的医疗卫生应急管理建设。

2011 年 3 月 11 日，日本发生 9.0 级强烈地震并引发海啸、核电站泄漏、火灾等次生灾害，给受灾地区造成重大人员伤亡和财产损失，并产生地区性和世界性的影响。日本的突发事件卫生应急管理体系是“中央、都（道、府、县）、市（町、村）”三级模式，以主管卫生和福利的厚生劳动省建立并为中心，同时纳入整个国家危机管理体系。其机构由厚生劳动省、8 个派驻地区分局、13 家检疫所、47 所国立大学医学系和附属医院、62 家国立医院、125 家国立疗养所、5 家国立研究所构成。地方卫生应急管理系统由都道府县卫生健康局、卫生试验所、保健所、县立医院、市村町及保健中心组成，在此次地震灾害后的卫生应急工作中发挥了重要作用。虽然日本与我国经济社会发展程度不同，行政指挥决策体系各异，但在此次地震灾害应对中仍有许多值得我国学习借鉴的地方，并对我国今后防震减灾卫生应急工作产生了许多重要启示：①加大政府投入，启动紧急医学救援基地建设；②加强经费保障，强化紧急医学救援队伍装备；③科学进行评估，准确界定灾区范围和灾民身份；④尽快加固医院，提高医疗机构抗震设防标准；⑤梳理预案体系，丰富完善专项卫生应急指南；⑥重视心理干预，尽快出台应急心理援助预案；⑦预先进行评估，提早测算医疗卫生资源需求；⑧虚心学习借鉴，开展中日灾害救援对比研究；⑨加强科研攻关，提高灾害医学救援技术水平；⑩重视健康教育，提升国民自我卫生防护意识。

四、发展趋势及展望

（一）公共卫生政策

2011 年 6 月，第 65 届联大艾滋病问题高级别会议通过了一份题为《关于艾滋病毒/艾滋病问题的政治宣言：加大行动力度，消灭艾滋病毒/艾滋病》的成果文件。这是在

2001 年联大特别会议通过《关于艾滋病毒/艾滋病问题的承诺宣言》和 2006 年联大《关于艾滋病毒/艾滋病问题的政治宣言》的基础上，旨在进一步加强消除艾滋病努力的新的政治宣言，在与艾滋病问题相关的预防、治疗、关爱与支持等诸多方面提出了一系列目标和承诺。《宣言》提出了多项具有明确时间限制、可衡量的目标。其中包括：到 2015 年，将艾滋病通过性传播的病例数减少一半；将艾滋病通过毒品注射传播的病例数减少一半；确保没有婴儿出生时携带艾滋病毒；使 1500 万人能够获得抗逆转录病毒治疗；将死于结核病的艾滋病毒感染者人数减少一半。《宣言》呼吁各国加大艾滋病防控的资金投入，吁请医药公司采取措施，确保及时生产和交付价格适中、质量好、有效的抗逆转录病毒药物。《宣言》还鼓励各国为落实承诺而加强合作，分享信息、研究成果和经验。

2011 年 9 月，第 66 届联大预防与控制非传染性疾病问题高级别会议在纽约联合国总部召开。本次会议旨在分析全球非传染性疾病防控形势及其对社会经济的影响，探讨如何加强国家能力建设和促进国际合作，为未来国际社会共同应对非传染性疾病威胁确定战略方向。本次高级别会议将成为一个转折点，为国家元首和政府首脑向前迈进、承诺制定国家目标来减少由非传染性疾病导致的早逝提供机会。

近些年来，我国的公共卫生政策制定的指导理念发生根本转变，由原来的重市场和经济的发展，转变为以人为本、以生命为本的建立和谐社会的指导理念；同时，公共卫生政策的价值取向也更加重视公平性。在上述的国际形势下，我国的公共卫生政策从制定到执行，将不断结合本国国情，并不断加强与国际社会的合作，积极分享经验和成果，进入“十二五”建设时期，相信我国的公共卫生政策一定能够顺势发展，最大程度的保障广大人民群众的生命健康和财产安全，促进健康事业顺利平稳的向前发展。

(二)卫生监督

卫生监督机构的管理体制和运行机制将直接影响到卫生监督事业的发展。完善卫生监督体系建设，建立科学的管理体制和顺畅的工作运行机制是新形势下必须重点思考的问题。

1. 完善卫生监督体系建设

卫生监督基础建设规划和标准研究：卫生监督体系的资源配置状况直接影响能力建设和职能落实。资源配置越好，能力建设就越好，职能落实也就越高。做好这方面的研究工作，将为政府部门出台卫生监督执法机构基础设施建设的规划和建设标准提供理论依据和技术支持。

2. 卫生监督派出机构建设

实现“卫生监督服务均等化”是“公共卫生服务均等化”的重要组成部分。当前，实现城乡卫生监督服务均等化是卫生监督工作的重要战略目标，也是科学发展观的内在要求。为了实现这一重大目标，全国不少省份重点开展了县级卫生监督派出机构的建设工作，派出机构建设的模式探讨和效果评价是研究重点。

3. 卫生监督体制研究

卫生监督体制改革之路从 1997 年的《中共中央、国务院关于卫生改革与发展的规定》

算起，历时十余载。卫生监督经历了从无到有，从职能模糊到定位清晰，但是在卫生监督的性质和体制上始终存在着众多的困惑。开展此类研究，将有助于卫生监督机构的体制改革，有利于实现“行政管理上下一致，执法队伍对外一致”，符合民生要求，符合大部制改革的精神，符合地方政府机构“转变职能、优化结构、强化责任、严控编制”的总体要求，有利于整合原有部门的资源优势，有利于药品、食品等健康相关产品监管力量的加强，也有利食品药品安全监管体系的可持续发展。

4. 卫生监督工作运行机制研究

卫生监督机构的主要职责是承担具体的卫生监督执法任务。但如何建立符合卫生监督内在特性和工作规律的运行机制，即内部机构如何设置、分工、运行、合理配置工作权限等问题，各地做法不尽相同。因此，有必要开展卫生监督工作运行机制方面的研究，帮助政府部门建立顺畅的工作运行机制，节约资源，减少管理层次，提高工作效能。

（三）卫生应急

1. 卫生应急的能力建设

卫生应急在国内发展只有六七年的时间，卫生应急相关理论研究较薄弱，学科建设有待发展。专业应急管理人才培养，应急专业化队伍的建设，卫生应急的组织管理能力、现场处置能力、机动能力和自我保障能力都有待提高。

2. 风险沟通研究

我国的风险沟通研究尚处于起步阶段，今后研究方向主要集中在以下方面：①从“常态视角”审视风险沟通，加强日常健康教育与风险沟通信息库建设，对风险沟通的各个阶段、各种人群分别制定信息图谱，开发与制作公共卫生应急风险沟通材料，以便在第一时间提供专业准确的健康信息；②研究适合我国的公共卫生应急风险沟通的效果评价指标；③开展公众公共卫生风险认知机制及影响因素研究，了解并研究各种风险沟通模型，从政治、经济、心理等影响因素角度全面考虑风险沟通。

（四）卫生标准

1. 卫生监督快速检测应用性研究

当前，随着各学科知识的相互渗透，各种技术的联用将会越来越成熟，新技术的应用更加广泛，小型化、智能化、多功能化、通用化现场快速检测技术将成为卫生监督发展趋势。卫生监督机构将根据监督工作需要及新问题的出现，逐步引进欧美等发达国家的先进快速检测技术，加强与国家科研院所、大专院校合作，联合开展快速检测领域的研究，建立能达到国外先进水平的快速检测方法。

在配备检测仪器的情况下，建立标准检验方法是首要任务。现场快速检测操作技术标准将以仪器供应商提供的操作方法为基础，大力组织开展现场检测工作，累积各项检测数据和经验，并在此基础上逐步建立标准检验方法，形成一套针对现场快速检测工作的卫生标准体系，为工作开展提供法律保障。

2. 机构内部的卫生应急工作规范和考核评价标准研究

卫生行政部门、疾病预防控制中心、卫生监督部门、综合医院在卫生应急工作中均发挥着重要作用，是卫生应急体系的重要组成部分，然而在多起突发事件的处置中暴露出机构间缺乏有效的联系和沟通、职能不清、管理低效等问题，因此，开展各类机构卫生应急工作规范和考核评价标准的研究，将有助于充分发挥各机构职能，在应急处置中实现密切合作，进一步推动各机构卫生应急管理工作的规范化。

参考文献

[1] 赵红，王小合，高建民. 基本公共卫生服务均等化研究综述[J]. 中国卫生事业管理，2010，11：780-783.

[2] 谢洪彬，贝文，张帆. 卫生监督管理研究进展[J]. 中国卫生资源，2010，13(2)：55-57.

[3] 刘力铖. 关于基层卫生监督体系建设的思考[J]. 西南国防医药，2010，20(12)：1362-1363.

[4] 周艳琴，徐天强，贝文. 卫生监督管理框架的构建与思考[J]. 中国卫生资源，2009，12(2)：62-63，66.

[5] 姜伟林，杨瑞婷，陈迎春. 我国农村卫生监督体系存在的问题及对策[J]. 医学与社会，2010，23(11)：59-61.

[6] 屈晓晖，艾伟. GIS在突发公共卫生事件应急指挥系统的构建模式[J]. 系统研发与应用，2011，6(4)：36-47.

[7] 汤志伟. 地震灾害中医疗卫生应急管理问题及对策研究[D]. 成都；电子科技大学.

[8] 李磊. 公共卫生突发事件应急指挥系统的设计与实现[D]. 北京：北京邮电大学.

[9] 万成松，李华，王冬，等. 高素质应急型公共卫生人才培养的研究与实践[J]. 中国高等医学教育，2010，1：16-17.

[10] 顾清. 国内外公共卫生应急风险沟通研究进展[J]. 中华劳动卫生职业病杂志，2011，29(6)：468-470.

[11] 李文毅. 基层疾控机构突发公共卫生事件应急管理初探[J]. 江苏卫生保健，2011，13(3)：34-35.

[12] 漆莉，贾庆良，孙军，等. 疾病控制系统应对突发公共卫生事件应急能力评价指标体系研究[J]. 检验医学与临床，2010，7(22)：2443-2445.

[13] 樊丽平，赵庆华. 美国、日本突发公共卫生事件应急管理体系现状及其启示[J]. 护理研究，2011，25(3)：569-571.

[14] 陈雷. 日本地震对我国防震减灾卫生应急工作的启示[J]. 中国急救复苏与灾害医学杂志，2011，6(6)：540-541.

[15] 邓瑛，宁芳，松凯，等. 试论卫生应急物资包装[J]. 首都公共卫生，2010，4(3)：133-136.

[16] 田文华，麻若鹏，金春林，等. 突发公共卫生事件应急经费保障及相关机制研究[J]. 海军医学杂志，2010，31(4)：346-348.

[17] 姜洁，李幼平，李正懋，等. 玉树地震卫生应急指挥绩效分析[J]. 中国循证医学杂志，2011，11(4)：377-382.

撰稿人：胡永华　秦雪英

流行病学研究

一、引　言

流行病学的历史最早可以追溯到 19 世纪 50 年代，学科的发展先后经历了学科形成前期、学科形成期和学科发展期。20 世纪 90 年代以后，现代流行病学得到了长足发展，不仅更新了人类的健康理念和模式，而且逐渐与其他学科交叉融合，不断地形成新的分支学科。流行病学在探索疾病病因、预防和控制疾病、制订和评价公共卫生措施，以及改善人群健康等方面起到了非常重要的作用。本文概述了近些年我国流行病学的研究热点，归纳总结了国际上流行病学的发展趋势，探讨了当前学科发展面临的挑战与困惑。

二、我国最新研究进展

20 世纪 70 年代后期开始，我国流行病学工作者加强与国际同行的学术交流和合作，引进和学习了先进的流行病学知识和方法，流行病学科得到了前所未有的发展，不仅开展了针对肿瘤、高血压、糖尿病、结核病、精神和神经系统等慢性病的大规模人群调查，取得了客观宝贵的基线数据资料，而且在此基础上建立了一批慢性病队列，开展了我国常见肿瘤（如胃癌、食管癌、肝癌、宫颈癌）和高血压等疾病的病因和防治的研究，得到了国际上的认可和好评。以下对近些年我国流行病学研究的热点进行概述。

（一）慢性非传染性疾病日益引起关注

随着人们生活方式的改变，城市化进程加快，人口结构的老化以及大规模的流动性，慢性非传染性疾病已经成为影响我国人群的主要健康问题，我国每年 80％的死亡和 70％的疾病负担直接或间接由慢性非传染性疾病引起[1]。近年我国慢性非传染性疾病的研究主要集中在以下方面。

（1）前瞻性队列研究[2]。2004 年启动了中国慢性病前瞻性研究项目，该项目旨在探索主要慢性非传染性疾病的环境和遗传因素，目前已经完成了中国 10 个省市约 51 万人口队列的基线调查。2011 年起，项目进入第二阶段，计划开展长期随访监测。该项目的生物标本库和人群数据库的建立，关于发病和死亡的监测将填补我国重大慢性病人群队列的空白，进而为政府科学制定疾病防治策略提供重要的科学依据。

（2）中国双生子登记系统。在中华医学基金（CMB）资助下我国建立的以人群为基础的双生子登记系统，已经完成了 8000 余对的登记和调查，并对其中部分双生子进行深入调查和追踪随访，探索慢性病危险因素中遗传和环境因素的比例[3,4]，为制定人群防治策略提供了重要依据。该项目于 2010 年获得卫生部行业科研专项资助，将继续建立以多中心、大样本成年双生子人群为基础的特殊人群队列，将登记点扩大到遍布全国的 9 个省或直辖市。

(3)老年流行病学研究。人群中老年人口的急剧增加是流行病学和公共卫生领域最明显的成就之一。然而,随着人口结构的老龄化,老年人的健康问题也日益受到关注,其中最为关键是伤残和痴呆[5]。目前,国内这方面的研究也开始增加,集中在老年人健康预期寿命[6]、睡眠障碍[7]等问题上。

(4)社会和环境层面的行为学干预:吸烟是目前已经明确的慢性病主要危险因素之一,2003 年世界卫生大会通过了第一个限制烟草的全球性公约《烟草控制框架公约》,我国 2003 年签署该公约,2006 年 1 月生效,同时出台了相关政策[8],随后开展了针对控烟的干预性研究[9];也开展了利用系统综述的方法,对中国的控烟措施的有效性评价方面的研究[10]。此外,也有学者将对个体体力活动习惯的研究从单一的个体水平拓展到的宏观危险因素水平,探讨整合环境数据和个体数据的多水平分析,研究环境对个体行为的可能影响以及环境因素和个体因素的交互作用[11]。

2011 年 10 月 16—17 日召开了我国香山科学会议第 410 次会议,本次会议的主题就是“中国慢性病防治中的科学问题”,会上各界学者就国际慢性病防治的现状与策略,中国慢性病的流行趋势与现状、防治现状和面临的科学问题及其对策为议题展开了讨论,并提出,坚持立足中国国情,充分认识慢性病对我国居民健康的影响和对社会经济发展的负担作用,引起政府的高度关注;在转型期社会,坚持把健康状况改善作为社会经济发展的重要指标,纳入各级政府的议事日程;加强政府对慢性病防治的主导作用和出台相关政策的导向作用;动员社会力量,形成多部门合作的格局,推动我国慢性病的防治;坚持综合和整合的慢性病防治策略及支持环境建设与个体行为干预的慢性病防治措施;积极开展慢性病科学研究,不断提供本土的慢性病病因及其影响因素的科学证据;开展健康教育,提高国民健康素养等。

(二)传染性疾病的研究进展

从 2009 年 3 月开始,甲型流感从墨西哥向各个大洲蔓延,同年 6 月世界卫生组织(WHO)将流感大流行警戒级别升为 6 级。2010 年 8 月,世界卫生组织总干事陈冯富珍指出甲流正处于大流行后期,预计今后若干年内,H1N1 病毒可能会以季节性流感方式出现并传播,也可能自生自灭。在疾病流行期间内,传染病学防控研究工作主要集中在暴发疫情监测和疫情分析,以及疫苗接种率、接种效果和不良反应的流行病学调查等方面。

乙型肝炎病毒(HBV)感染是威胁人群健康的重要公共卫生问题。为掌握我国现阶段不同地区、不同人群乙肝表面抗原携带率和 HBV 感染率,卫生部在 2006 年开展了全国人群乙肝等相关疾病血清流行病学调查[12],同时开展了针对新生儿和成人不同免疫策略的卫生经济学评价研究。此外,也有学者利用系统综述的方法对既往国内发表的乙肝疫苗接种策略的研究进行了评价[13],指出国内关于乙肝疫苗接种策略的经济学评价研究尚不规范,亟待改进。

性病、艾滋病研究仍旧是我国传染性疾病的研究热点之一。近年来,性病、艾滋病的防治越来越多地引入了循证医学的理念,评估各种干预措施的效果;针对高危人群的干预研究中,男男同性恋人群中较高的 HIV 感染率引起了广泛关注[14];艾滋病不仅是病毒感染，也是行为病和社会病，为有效预防和控制艾滋病，需要关注艾滋病传播风险和脆弱性的社会因素，解决歧视和不公平等社会问题。因此，艾滋病的有效防控需要多科学或跨学科的广泛合作，这已在学者中达成了共识[15]。

(三)食品安全对健康的影响引发关注

随着人们健康意识的增强，近些年食品安全问题日益引起关注。由于现有研究证据显示反式脂肪酸可能增加个体心血管疾病的发生风险。丹麦、美国、加拿大、韩国、日本和欧洲大多数国家都纷纷出台各种措施，积极控制食物中反式脂肪酸含量。在此背景下，中国 2003 年开始对食品中反式脂肪酸的监测工作，2008 年出台了关于动植物油脂、植物油中反式脂肪酸检测的国家标准，2010 年出台了婴幼儿食品和乳品中反式脂肪酸的检测国家标准。2010 年我国卫生部已经组织开展反式脂肪酸风险监测评估工作，在风险评估的基础上，将按照食品安全国家标准程序组织开展吸纳公关标准的制定和修订工作[16]。

三、国外研究趋势

随着全球慢性病的患病死亡人数增加，给世界各国带来沉重的疾病负担，WHO 呼吁慢性病防治工作应成为全球和各国政府的优先工作领域。围绕着慢性病的防治，近年来国外研究的趋势综述如下。

(一)慢病的控制策略的研究进展

世界银行在最近一份《创建健康和谐生活遏制中国慢病流行》的报告[17]中指出，2010 年至 2030 年，中国慢病流行将不断加剧，其中患有至少一种慢病的人数将剧增，迅速城市化、人们行为和生物学因素的改变是中国慢病的主要社会经济决定因素，高患病率带来沉重的经济负担。约 50%的慢病负担发生在 65 岁以下人口，预计到 2030 年，人口迅速老龄化可能使中国慢病负担增加 40%，但 50%以上的慢病负担可通过改变生活方式和控制行为风险预防。因此，慢病防控，政府责无旁贷。政府应采取行动应对慢病的经济学原理，启动多部门参与的慢病防控战略，实施综合、有效的慢病防控战略，切实采取行动，从政府政策落实到项目实施。

2011 年 4 月，首届健康生活方式和非传染性疾病控制问题全球部长级会议在莫斯科召开[18]，会议由俄罗斯联邦和世卫组织联合主办，目的是支持会员国制定和加强促进健康生活方式和预防非传染性疾病的政策及规划，是在遏制癌症、心血管疾病、糖尿病和慢性肺病影响的国际运动中一项具有里程碑意义的重要会议。会议提出三个方面的目标：①突出强调非传染性疾病的严重程度及其社会经济影响；②回顾和总结非传染性疾病预防和控制方面的国际经验；③提供证据，证实加强全球和国家预防非传染性疾病倡议作为国家卫生计划和可持续发展框架部分内容的紧迫需要。9 月，联合国在此基础上召开关于预防和控制非传染性疾病问题的高级别会议[19]，会议决定为国际社会采取行动抵御疾病流行，拯救数百万生命和加强发展行动提供了良机。

(二)全球健康和公共卫生事件监测的全球化视角[20]

监测是公共卫生领域非常重要且有效的工具,它既可以用于估计人群疾病负担,确定人群健康的主要公共卫生问题,也可以用于估计影响人群健康的危险因素的水平及其随时间变动的趋势。近些年,整合的全球监测系统进一步完善了全球疾病监测框架,引入循证方法的调查、评价和发布“国际关注的公共卫生事件”(Public Health Emergency of International Concern, PHEIC)[21]。目前,全球健康的监测系统一方面正密切加强不同国家间、不同国家与世界卫生组织间的合作,以便成功应对各类公共卫生事件[21];另一方面,由于行为学监测日益得到重视,探讨针对不同人群更加低廉、有效、可持续使用的行为学监测工具,以及评价其在行为学监测的应用效果也是目前研究的热点[22]。

(三)针对危险因素研究的最新进展

随着大样本研究的开展,慢性非传染性疾病的一些关联强度较弱的危险因素也逐步被发现,Srikanthan 等利用美国第三次营养调查的 13644 名研究对象开展横断面研究发现[23],调整年龄、性别、种族等因素后,骨骼肌指数(身体骨骼肌质量/体重)与胰岛素指数和糖尿病患病率之间存在负相关,提示其可能是发生糖尿病的保护因素。同时,慢性非传染性疾病的危险因素关注策略已逐步扩展到整个生命历程中,最近一项研究证据显示[24],孕妇妊娠期的营养状况可能影响到胎儿宫内的生长和分娩的结局,由此建议孕妇妊娠期营养干预可以作为一个可调节的促进人群健康的公共卫生干预措施,整合到公共卫生项目内。但该干预研究是针对单一营养素成分,在孕期的某一时间段实施的,干预的效果尚待进一步的评估。

近年来恶性肿瘤的病因学研究中,乳制品的摄入与恶性肿瘤之间的关联成为一个新热点。有研究文献显示乳制品的摄入量可能增大男性前列腺癌和睾丸癌的发病风险[25],这可能是由于乳制品摄入量的增加能够增大血液中 IGF-1 的水平,IGF-1 可以刺激肿瘤细胞的增长;同时,乳制品的摄入能增加体内钙的负荷,从而降低人体中活化维生素 D 的水平,而活化维生素 D 是机体的一种保护性机制。此外,Meta 分析的结果显示,乳制品摄入量的增加(主要是半乳糖),可能增加女性卵巢癌的发病风险[26],但与乳腺癌的关联目前尚无较为一致的结论,2001 年的一项研究发现牛奶的摄入量能够降低绝经前妇女乳腺癌的发病风险,而 2011 年发表的一项 Meta 分析却显示,乳制品的摄入量可能会降低乳腺癌的发病风险[27]。

(四)针对慢性病的筛查研究进展

传统的针对慢性病的筛检研究主要包括两个方面,一方面是针对危险因素的评价,确定高危人群;另一方面是利用疾病早期检测技术发现处于疾病早期的病人。前者属于一级预防的范畴,而后者则归属于二级预防。近年来,随着筛检技术的发展,疾病病原体和前体的发现以及新的治疗策略的提出,筛检的技术被越来越多地应用于更多的疾病,筛检的目标人群日益扩大,取得了非常好的收益和卫生经济学效果。特别是针对慢性病的高危人群筛查,是目前早发现、早治疗病人的重要手段。

但与此同时，筛检引起的问题也日益凸显[28]：疾病临床前期的问题、疾病的过度诊断、如何评估筛检的项目及其收益等。目前“疾病”或“临床前疾病”被用来作为筛检目标，反映个体或人群的健康问题。但由健康到疾病是一个连续的过程，这种简化的外来模式可能会引起过度诊断和治疗等相应的问题。鉴于此，最近有学者建议使用 PPH（predictor of poor health）指标反映健康问题，即 PPH 反映的是未来筛检所预防的负面健康事件发生的概率，它是一个连续的变量，高 PPH 预示着在一定的研究期限内，发生负面健康事件的概率较高[29]。为减少疾病的过度诊断，有学者提出当筛检作为一项针对慢性病的预防性干预措施时，应该分两个步骤实施[30]：首先利用容易获得的信息对危险因素进行评价，随后对于危险因素评价中的阳性人群，再利用血液标本或其他损伤性的方法检测，进而确定干预的目标人群。因此，有必要深入开展发展和完善危险因素评价的相关工具[30]。最近，筛检项目有效性的评估也是研究的热点之一，由于存在死亡的竞争风险，筛检导致的过度诊断，疾病对不同年龄段人群的致命性不同等因素，加上筛检项目的收益不是立竿见影的，而是需要通过长期随访观察到的。因此，传统上使用“死亡率下降”评估筛检项目的方法就存在问题，有学者利用循证的思路提出了评估筛检项目的新标准[29]。

（五）慢性病的防治策略离不开公共政策的支撑[31]

尽管现有证据已经显示通过降低危险因素的暴露可以有效减少慢性病的发生（例如控烟限酒、改善不合理的膳食和增加体力活动等），从而减轻慢性病带来的经济负担，但在各个国家（尤其是发展中国家），针对这些危险因素的干预措施的覆盖率仍旧很低，慢性病防控策略的有效实施主要依靠公共政策。另外，慢性非传染性疾病预警和监测能力不足、人力和财力等资源有限也是目前实施有效的预防干预项目的主要障碍。因此，最近有学者提出在慢性病预防控制中，需要重新确定慢性病的社会决定因素，深入探讨慢性病与贫穷和发展的关系；通过合作和包容的策略求发展，避免以死亡为基础的平等分配资源的方式动员全社会的资源；建立和出台新型的战略和政策[20]。

在中低收入的发展中国家，有许多经济有效的干预措施来减轻慢性病日益增加的疾病负担，但卫生体系过于薄弱，通常无法传播它们并公平有效地持续实施。因此，越来越多的慢性病政策研究呼吁全面改进这些国家的卫生系统的体系，提高其对慢性病的反应能力，同时建立和加强不同卫生机构间的长期合作关系和信息的互通反馈机制[32]。

四、发展趋势与展望

（一）挑战与困惑

1. 流行病学学科发展方向[33]

在过去的 20 年里，关于流行病学学科的价值和将来的发展有许多激烈的讨论。最近的一些观点（通常是以公司资助的研究人员为代表）认为，观察性研究容易产生假阳性的结果，并且大部分发表的研究结果是错误的，还存在过度解释研究数据和不恰当的强调了一些新的研究发现的情况[34,35]。无可厚非，流行病学研究结果不可能完全精确，还可能同时存在假阳性或假阴性结果。但流行病学在确定疾病病因和评价干预措施中有独特的价值，这是流行病学工作者乃至医学工作者公认的结论。在过去的一个半世纪里，流行病学作为公共卫生的基础学科，在保护和促进人群健康方面发挥了重要的作用。通过与其他学科的专家紧密合作，例如临床医学、生物统计学、环境科学、遗传学、微生物学和社会科学等，取得了许多令人瞩目的公共卫生成就，如传染病的预防与控制、天花的消灭、慢性病病因的探索、环境暴露的危险性评价等。当今大部分流行病学研究的新发现(至少是在许多复杂疾病中)主要是一些较小的关联效应，但如果研究暴露(例如，空气污染)或者某一遗传突变较为常见，即使是较小的关联效应也具有重要的公共卫生学意义，因此我们应该鼓励开展这样的研究。同时，随着人类的疾病谱和健康状况的时间变化，流行病学学科也需要经常发展和进化。人们越来越察觉到，流行病学应该从只关注个体水平危险因素扩展到不同水平(例如从分子、个体到人群)、不同时空维度(例如从过去到现在，从远端到近端)。例如，研究疾病的遗传因素和环境因素的独立效应，以及因素之间的交互作用，乃至整个生命过程和跨不同世代的危险因素，这些都给多学科交叉和跨部门的合作提供了良好的机会。因此，一种描述大部分人类疾病的复杂特征"全生命过程的系统思考"的理论框架正在形成，目前我们正站在这个新时代的边缘。在这个理论框架下，我们可以将流行病学研究从不同水平和不同时空维度给予定义，从而发现人类疾病和人群健康的主要决定因素。

2. 高危人群策略和全人群策略[36]

慢性非传染性疾病的人群防治中，高危人群和全人群是两种主要的一级预防策略，二者具有各自的优势和局限性。前者旨在预测疾病发生的风险，发现高危个体，通过生活方式、行为学甚至药物治疗预防疾病的发生；后者是针对人群中危险暴露的决定因素(即远端病因、根本原因)采取措施，降低整个人群危险因素的暴露水平，使大多数人受益，即使每个人因预防而获得的收益微不足道，但给整个人群带来的累积收益非常可观。

一直以来，关于高危人群策略和全人群策略孰优孰劣展开了不少争论，有些学者认为随着多危险因素综合预测未来疾病风险的准确性大大改善，高危策略比全人群策略更有效、更符合成本效益原则。但事实上，这两种策略需相辅相成。高危策略关注的主要是病因链近端的环节，针对性强，效果明确，易被理解和接受，可操作性强；而全人群策略主要关注的是病因链远端的环节，涉及的因素通常是很多疾病共同的根本原因，覆盖的人群面广，预防措施更具根本性且往往成本低廉，是实现持久的全人群健康的必经之路。两种策略应该并举，而不是如当前错误地认为高危策略更经济有效，忽略全人群策略。

3. 关于遗传流行病学对公众健康贡献的争议[37]

毫无疑问，遗传流行病学是目前国内外公共卫生领域开展项目最多、投入资金和人力最多的方向，也是慢性病流行病学研究中的热点。但是，遗传流行病学研究结果对疾病控制乃至公共卫生有何贡献，能给人类健康带来怎样的好处，这些是许多流行病学者一直讨论的问题。迄今为止，遗传流行病研究结果为一些单基因疾病进行分子遗传筛查提供了重要的科学基础，但对于常见复杂性疾病尚未体现其实用价值，在个体或人群健康的应用仍不明了。即使已经开展了一些基于分子遗传标志物检测进行常见疾病的个体化用药的实践，但这距离在人群中推广应用仍存在较大的差距。但不可否认的是，对那些受环境影响的潜在危险因素进行病因推断时，遗传流行病学发挥着重要作用，从而进一步帮助制定合适的疾病预防策略。

4. 慢性病的筛检项目面临的挑战

自20世纪50年代筛检项目实施开始，关于筛检的争论就一直持续着——筛检对个体和群体健康改善的贡献是多少呢？对于许多健康问题，筛检究竟是提供了一个解决问题的方案还是提供了用来维持生命的措施，直到找到更好的治疗方法？目前关于慢性非传染性疾病的筛检项目面临着挑战[28]：①目前关于筛检项目的评价显示筛检的收益低于预期，而筛检的损害高于预期；②筛检的收益和损失（和成本）的平衡仍旧不清楚；③筛检项目目标人群的覆盖率难以界定，过高地估计了人群的收益，而低估了干预措施中为提高人群覆盖率而付出的成本；④筛检阳性人群包括高危人群（或处于临床阶段的病人）和中、低危人群（或处于疾病前期的病人），这可能导致过度诊断和过度治疗，进而耗费了大量的卫生资源；⑤筛检的工具可能存在假阳性，导致筛检预测结果无法预测疾病的发生。因此，越来越多的学者不主张所有慢性非传染性疾病、全部人群都采用筛检作为最主要预防策略，而建议针对特定疾病（例如糖尿病等）的筛检项目在具有更高潜在收益和更低损害的亚人群（例如高危人群）中开展和实施。

（二）发展趋势与展望

1. 观察性研究和试验研究结合[38]

不同的流行病学研究设计有各自的局限性，观察性研究作为流行病学最基本、应用最广泛的研究方法，容易受各种偏倚的影响；而大规模的试验研究的实施需要大量的人力、物力和财力的支持，还涉及伦理学的一些问题，因此人群中实施的难度较大，甚至缺乏可行性。但对于某个暴露因素的观察性研究和临床试验，如果其研究人群具有可比性，通过两者联合分析能直接评价研究设计中的残余混杂，为大规模观察性研究的设计和分析提供参考。因此，这将是接下来几十年的流行病学研究设计和分析方法的新趋势。但值得注意的是，这类研究的报告不仅应该强调其优点，也应该阐明他们的缺陷。这种情况下，对结果的敏感性分析通常比统计学分析更为重要[33]。

2. 传染病和慢性病防治的结合[38]

流行病学在概念上笼统地分成传染病流行病学和慢性病流行病学两大类，但是两者并不是完全对立关系：传染病也可以潜伏多年才发病（如 HIV 感染）；慢性病的危险因素或病因也存在传染性病原体（如 HPV 导致宫颈癌）。慢性病的某些行为危险因素在人群中也非常容易“传染”；而某些传染性疾病也与人群的行为生活习惯密切相关。无论是慢性病还是传染病，针对危险行为和疾病的监测都可以对人群健康状况起到预警和评价作用，为传染病和慢性病防治的结合提供了平台。

3. 流行病学与其他学科的融合

目前越来越多的学者意识到，宏观社会因素、环境因素、行为学因素、心理因素、政策因素等都对人群的健康产生一定的影响。因此，人类疾病和健康相关问题的防治，不仅仅是公共卫生问题，更是一个社会问题，有效防控措施的制定和实施离不开多学科的合作和融合。另外，非专业人员往往不能理解和接受某些流行病学的研究结果，多学科融合有助于公共卫生工作者更好地向大众解释健康风险，帮助公众理解和执行健康建议，从而促进全民健康。

4. 流行病学研究结果的转化

为了更好地发挥流行病学在公共卫生和临床医学中的作用，为疾病防控提供重要的信息和证据，需要将研究结果进行转化。在研究方向上，应该提倡对重要的健康问题给予更多关注，加强流行病学研究结果（特别是那些具有重要应用价值或提供政策证据）的公共卫生学应用；而那些研究常见遗传多态性与疾病之间关联的流行病学研究可能在疾病病因和危险因素方面提供重要信息，但目前转化成大规模的公共卫生行动的潜力还非常有限[33]。这些研究的发现必须与其他个体行为（膳食、生活方式）或暴露状况（微生物的、化学的和物理的暴露）结合起来，研究它们之间的相互作用，这才是公共卫生在后基因组时代的主要角色[39]。

总之，流行病学是一门不断发展、方法可靠的学科，在公共卫生和临床医学的防控疾病中提供了许多有价值的信息。目前面临的人群健康问题不断演变，例如老龄化、新发传染病、肥胖以及环境恶化等。在循证思想的指导下，流行病学工作者必须充分利用时代发展的机遇，获得翔实的数据，争取公众支持，结合其他相关学科的理念和技术，大力加强人才培养，全面应对当前公共卫生面临的种种挑战。

参考文献

[1] China's major health challenge: control of chronic diseases. Lancet, 2011,378(9790):457.

[2] 中国慢性病前瞻性研究项目. Available at http://kscdc.net/. Accessible at Nov. 2011.

[3] 高文静，李立明，曹卫华，等. 共同抚养和分开抚养的双生子血压、肥胖及吸烟、饮酒行为的比较分析. 北京大学学报(医学版)，2011,43(3):329-332.

[4] 高文静，李立明，曹卫华，等. 遗传和环境对于男性开始吸烟影响的双生子研究. 北京大学学报(医学版),2010,42(3):284-287.

[5] Ness RB, Andrews EB, Gaudino JA, et al. The future of Epidemiology. Acad Med,2009,84:1631-1637.

[6] 张仲迎，汤哲，冯明. 北京市城乡老年人预期寿命和健康预期寿命比较. 中华流行病学杂志，2011,32(9):864-868.

[7] 赵路清，胡凤云. 太原地区 3173 名老年人睡眠障碍现况调查. 中华流行病学杂志，2011，32(3)：260-263.

[8] 苏萌，洪志恒，张婷，等. 中国烟草控制政策扫描. 中华疾病控制杂志，2011,15 (1)：62-65.

[9] Wan X, Ma S, Hoek J, et al. Conflict of interest and FCTC implementation in China. Tobacco Control, 2011.

[10] 刘淼，黄雪梅，吕筠，等. 中国控烟措施有效性评价研究的系统综述. 中华流行病学杂志，2011,32(1):77-80.

[11] 苏萌，杜宇坤，吕筠，等. 城市体力活动相关建成环境的评价工具进展. 中华流行病学杂志，2011，32(6)：632 - 635.

[12] 卫生部在全国开展人群乙肝等有关疾病血清学调查. Available at http://www.chinacdc.cn/jgxx/zgjkzxb/200611/t20061115_27549.htm. Accessible at Nov. 2011.

[13] 李顺平，马东平，王健. 我国乙肝疫苗接种策略的经济学评价系统综述. 中国卫生经济，2011，30(3)：84 - 86.

[14] 许艳，惠珊，孟晓军，等. 中国六省(区)性病门诊男性就诊者艾滋病相关行为特征及 HIV 感染状况影响因素分析. 中华流行病学杂志，2011，32(10)：987 - 990.

[15] 李俊杰，周洪梅，闵向东，等. 艾滋病研究中的社会流行病学视角. 中华流行病学杂志 2010；31(3)：344 - 346.

[16] 卫生部采取措施开展"反式脂肪酸"风险监测评估. Available at http://www.gov.cn/jrzg/2010-11/09/content_1741638.htm. Accessible at Nov. 2011.

[17] Toward a Healthy and Harmonious Life in China: Stemming the Rising Tide of Non - Communicable Diseases. Available at http://www.worldbank.org/en/news/2011/07/26/toward - health - harmonious - life - china - stemming - rising - tide - of - non - communicable - diseases Accessible at Dec. 2011.

[18] First global ministerial conference on healthy lifestyles and noncommunicable disease control. Available at http://www.who.int/nmh/events/moscow_ncds_2011/en/. Accessible at Dec. 2011.

[19] United Nations high - level meeting on noncommunicable disease prevention and control. Available at http://www.who.int/nmh/events/un_ncd_summit2011/en/ Accessible at Dec. 2011.

[20] Geneau R, Stuckler D, Stachenko S, et al. Raising the priority of preventing chronic diseases: a political process. Lancet, 2010, 376(9753): 1689 - 1698.

[21] Castillo - Salgado C. Trends and Directions of Global Public Health Surveillance. Epidemiologic Reviews, 2010, 32(1): 93 - 109.

[22] Cole - Lewis H, Kershaw T. Text Messaging as a Tool for Behavior Change in Disease Prevention and Management. Epidemiologic Reviews, 2010, 32(1): 56 - 69.

[23] Srikanthan P, Karlamangla AS. Relative Muscle Mass Is Inversely Associated with Insulin Resistance and Prediabetes. Findings from The Third National Health and Nutrition Examination Survey. Endocrine Research, 2011, 96(9): 2989 - 903.

[24] Gao X, LaValley MP, Tucker KL. Prospective studies of dairy product and calcium intakes and prostate cancer risk: a meta - analysis. J Natl Cancer Inst, 2005, 97(23): 1768 - 1777.

[25] Larsson SC, Orsini N, Wolk A. Milk, milk products and lactose intake and ovarian cancer risk: a meta - analysis of epidemiological studies. Int J Cancer, 2006, 118(2): 431 - 441.

[26] Dong JY, Zhang L, He K, et al. Dairy consumption and risk of breast cancer: a meta - analysis of prospective cohort studies. Breast Cancer Res Treat, 2011, 127(1): 23 - 31.

[27] Abu - Saad K, Fraser D. Maternal Nutrition and Birth Outcomes. Epidemiologic Reviews, 2010, 32(1): 5 - 25.

[28] Harris R. Overview of Screening: Where We Are and Where We May Be Headed. Epidemiologic Reviews, 2011, 33(1): 1 - 6.

[29] Harris R, Sawaya GF, Moyer VA, et al. Reconsidering the Criteria for Evaluating Proposed Screening Programs: Reflections From 4 Current and Former Members of the U. S. Preventive Services Task Force. Epidemiologic Reviews, 2011, 33(1): 20 - 35.

[30] Buijsse B, Simmons RK, Griffin SJ, et al. Risk Assessment Tools for Identifying Individuals at

Risk of Developing Type 2 Diabetes. Epidemiologic Reviews,2011,33(1):46 - 62.

[31] Alwan A, Maclean DR, Riley LM, et al. Monitoring and surveillance of chronic non - communicable diseases: progress and capacity in high - burden countries. Lancet,2010,376(9755): 1861 - 1868.

[32] Samb B, Desai N, Nishtar S, et al. Prevention and management of chronic disease: a litmus test for health - systems strengthening in low - income and middle - income countries. Lancet, 2010, 376 (9754):1785 - 1797.

[33] Tong S, Neale RE, Shen X, et al. Challenges for epidemiologic research on the verge of new era. Eur J Epidemiol,2011,26(9):689 - 694.

[34] Boffetta P, McLaughlin JK, La Vecchia C,et al. A further plea for adherence to the principles underlying science in general and the epidemiologic enterprise in particular. Int J Epidemiol, 2009, 38(3):678 - 679.

[35] Ioannidis JPA. Why most published research findings are false. PLoS Med, 2005,2(8):e124.

[36] 吕筠，李立明. 高危人群策略与全人群策略解读. 中华流行病学杂志,2010,21(2):231 - 232.

[37] Davey Smith G, Ebrahim S, Lewis S, et al. Genetic epidemiology and public health : hope, hype, and future prospects. Lancet, 2005, 366 (9495):1484 - 1498.

[38] 李立明，余灿清，吕筠. 现代流行病学得发展与展望. 中华疾病控制杂志,2010,14(1):1 - 4.

[39] Omenn GS. The crucial role of the public health sciences in the postgenomic era. Genetics in Medicine, 2002,4(6):21S - 26S.

撰稿人:余灿清　李立明

环境卫生学研究

一、引　言

环境卫生学是具有完整理论体系和广泛研究内容的不断发展的交叉学科，通过环境与人群健康关系的研究，达到控制环境污染、预防疾病、提高人群健康水平的目的。近年来，分子流行病学、细胞生物学、基因芯片、核酸测序、数学模型等领域的新技术、新方法逐步引入到环境卫生学研究中，不仅提高了环境卫生的工作质量和研究水平，也对深刻揭示环境与健康关系的内在本质起着重要的作用[1,2]。近年来，环境重金属污染、公共场所复合污染、饮用水卫生、气候变化等问题对人群的健康影响仍是我国环境卫生学研究的重点，在将应用性研究与基础性研究有效结合的同时，侧重环境污染与人群健康的风险预警、控制技术、作用机制、分子标志物等方面的研究，同时层出不穷的环境污染突发事件，为环境卫生学的研究方法提出了新的挑战。我国的环境卫生学研究与国外相比仍存在着一定差距，更加需要根据我国环境卫生的现况和特征，从多层次、多角度、多方法、多水平上深入开展环境卫生学研究。

二、国内最新研究进展

（一）环境重金属污染健康危害的控制技术及作用机制

近年来，我国重金属污染事件呈高发态势，已造成人群健康的严重危害。2011 年 4 月我国首个“十二五”专项规划——《重金属污染综合防治“十二五”规划》获得国务院正式批复，防治规划力求控制汞、铬、镉、铅、砷等 5 种重金属污染。目前，我国环境重金属污染的研究集中在检测技术、人体负荷、暴露效应关系等方面。研究内容集中在水、空气、土壤等环境介质和集中空调风管积尘中重金属污染水平的检测，重金属人体内暴露水平，环境重金属污染致癌风险分析和风险预警技术建立等[3-7]。

申丽君等人对 3212 例儿童血铅水平进行调查，结果显示儿童的血铅平均含量为 66.015μg/L，血铅含量最高 457μg/L，血铅高于 100μg/L 者的比例为 9.37%（415/3212）[3]。李祥平等人对广州市主要饮用水源水中重金属浓度的调查显示，镉、砷、铬、铅、汞、铜、锌和钛的浓度范围分别为 0.21～3.91μg/L、1.16～13.75μg/L、0.96～13.16μg/L、1.33～67.79μg/L、0.05～0.69μg/L、3.24～31.22μg/L、8.51～619.33μg/L，在此基础上采用 US EPA 推荐的健康风险评价模型对饮用水中重金属的风险做了初步评价，镉和铬在北江断面所引起的致癌风险最大，分别为 $1.08\times10^{-5}a^{-1}$ 和 $2.32\times10^{-4}a^{-1}$，砷在东江断面的致癌风险最大为 $9.13\times10^{-5}a^{-1}$，部分指标已高于国际辐射防护委员会和美国 EPA 推荐的通过饮用水途径最大可接受风险水平[4]。金银龙等选择职业铬接触工人 146 人为职业暴露组、铬盐厂周围农村居民103人为环境暴露组、无环境铬污染地区农村居民140人为对照组，通过流行病学调查，采集随机尿样和空腹静脉血样，采用石墨炉原子吸收法测定尿铬和红细胞铬，结果显示，职业暴露组的红细胞铬含量明显高于对照组，尿铬明显高于环境暴露组和对照组，差异均有统计学意义[5]。李敏等人采用石墨炉原子吸收光谱法检测集中空调通风系统风管内积尘中重金属的含量，其中铅、镉、铜、锰和铬浓度分别是0.05～3.58mg/kg，0.01～0.80mg/kg，0.18～16.11mg/kg，0.07～7.98mg/kg和0.48～8.03mg/kg，不同监测点积尘中重金属的浓度相差几乎达到100倍，并指出在评价集中空调通风系统风管污染对人体健康的影响时，也应考虑积尘中重金属的种类和含量的差异[6]。

2010—2011年，国家自然科学基金资助一系列关于环境重金属暴露与人体健康效应的分子机制研究，包括“重金属联合暴露对S100B表达的影响及其与新生儿神经行为发育的关系”、“六价铬诱发DNA甲基化异常的体外实验研究及在人群调查中的应用”、“基于细胞生物活性测定的环境重金属联合暴露的效应研究”、“镉毒作用过程中特异基因甲基化改变的体内外动态分析与人群调查”、“Beclin1介导的自噬在慢性砷暴露所诱导的学习记忆损伤中的作用研究”、“Nrf2在慢性砷暴露致皮肤过度角化和恶性转化过程中的作用”、“低剂量镉暴露对破骨细胞分化的影响及机制”等科研项目，进一步推动并深化了环境重金属污染与人体健康影响的机制机理。

（二）空气污染对人群健康的暴露反应关系研究

中国疾病预防控制中心环境与健康相关产品安全所在八个城市建立的我国第一套环境与健康数据平台系统——空气污染与健康监测网逐步运转成熟，该网络的运转不仅储备了部分气象和空气质量数据，也收集了大量的人群死亡数据和病例资料。在空气PM10、PM2.5、PM1、多环芳烃、总挥发性有机物及过敏原等污染物的内暴露水平评价、颗粒物暴露与人群死亡率和心血管发病率等的关系、颗粒物的毒性机理研究、多环芳烃宫内暴露对胎儿生长发育的影响、过敏原与哮喘发病的关系等方面的研究取得了一定的进展[8-12]。

贾玉巧和郭新彪等人采集冬季采暖期的颗粒物PM10和PM2.5对人肺成纤维细胞染毒24小时，四甲基偶氮唑盐微量酶反应比色法测定细胞毒性，放射免疫法测定炎性因子，实验结果显示大气颗粒物PM10和PM2.5对人肺成纤维细胞有一定毒性作用并诱导人肺成纤维细胞分泌炎性因子TNF－α、IL－6和IL－8[9]。刘国红等人采用病例对照研究评价某市交警多环芳烃（PAHs）暴露的肺癌发生风险，通过尿中1－OHP浓度预估多环芳烃暴露人群肺癌的死亡增加风险，结果显示，交警与对照人群苯并(a)芘暴露的肺癌死亡率分别为157/10万与82/10万，14种PAHs暴露的肺癌死亡率分别为248/10万与132/10万，多环芳烃可能增加肺癌的发生风险[10]。李永红等人对某市母婴多环芳烃的负荷水平及毒性贡献率评价的研究中显示，母血和脐带血中芘（Pyr）的检出率最高，为97.62%和96.77%，其他PAHs的检出率均在70%以上，母血和脐带血中苯并(a)芘（BaP）、苯并(b)荧蒽（BbF）、二苯并(a,h)蒽（DBahA）的致癌毒性贡献率较大，分别为36.6%和38.6%、28.0%和19.0%、21.1%和25.9%[11]。

2010—2011 年，包括“煤矿地区城市大气 PM10 毒性预测模型研究”、“PM2.5 暴露上调 HIF 介导的 LIGHT 信号激活影响 AS 斑块稳定性的机制研究”、“大气细颗粒物对冠状动脉粥样硬化的免疫损伤机制研究”、“大气细颗粒物致胎儿心血管畸形：流行病学调查和实验研究”、“多环芳烃暴露在新疆乳腺癌发病中的作用研究”、“Ca^{2+} - CaN/IRAK - 1—NFAT 信号通过在机动车尾气 PM2.5 介导免疫毒性中的作用”、“大气细颗粒物污染多城市居民心血管风险的生物学效应研究”、“多环芳烃 DNA 加合物与 ACSL3 甲基化对肺癌发病的交互影响”等多项国家自然科学基金项目均在空气污染物对疾病发生的影响及致病机理和早期效应指标等方面开展了基础性研究。

（三）公共场所空气微生物污染的检测技术和暴露评价

随着《公共场所集中空调通风系统卫生管理办法》的实施，公共场所卫生问题已成为研究热点，特别是公共场所空气微生物可以通过集中空调系统快速传播，而检测、预警和控制手段的缺乏，极易造成人群健康的严重危害。近年，在公共场所室内化学污染物与人群健康关系研究的基础上，逐步开展室内空气病原微生物采样检测技术、暴露评价、传播模式等方向的研究。首次在我国室内空气中分离出嗜肺军团菌，在公共场所集中空调风管积尘和室内空气中检测到结核分枝杆菌、流感病毒等病原微生物，采用核酸序列系统发育分析初步探讨了公共场所集中空调系统嗜肺军团菌扩散传播模式[13-16]。

金银龙等人采用巢式 PCR 方法检测公共场所集中空调系统嗜肺军团菌污染情况，结果显示冷却塔底泥、冷却水上清液、塔旁气溶胶、风管内壁积尘、室内送风气溶胶中嗜肺军团菌阳性率分别为 100.0%、78.6%、25.4%、16.7%和 17.3%，沿着集中空调系统空气流动方向嗜肺军团菌阳性率有降低的趋势，通过对嗜肺军团菌 mip 基因序列的系统发育分线显示，气溶胶与冷却水中嗜肺军团菌核酸序列的相似性大于 92%[13]。随后，对嗜肺军团菌 FlaA 和 CrsA 两种毒力基因在不同环境中的表达水平研究显示，不同环境中 FlaA 和 CrsA 基因的表达水平有变化，淋浴水中 FlaA 基因的相对表达量上调 6.7984 倍[14]。刘凡等人对综合医院候诊室内空气中病原微生物污染现况的调查显示，甲型流感病毒、乙型流感病毒、结核分枝杆菌复合群、分枝杆菌的阳性率分别是 36.9%、44.6%、10.2%和 26.5%，说明我国综合医院候诊室内空气中存在严重的微生物污染[15,16]。

国家自然科学基金“公共场所病原微生物气溶胶人群感染风险定量评价方法研究”和卫生行业科研专项“环境重点污染物健康危害的监测评价与控制”等课题将继续开展公共场所空气微生物污染风险评价方法和预警技术的研究。

（四）气候变化与人群健康关系的深入探讨

气候变化可直接或间接影响人群健康，导致多种公共卫生问题。国内有关气候变化与健康的研究集中在以下几个方面：气候变化与人群死亡率关系的研究，气候变化对传染性疾病（包括虫媒疾病）发生频率和传播模式的影响，气候变化对慢性非传染性疾病（如脑卒中等脑血管疾病、哮喘等）的诱发作用[17-19]。我国气候变化与人群健康的研究刚刚起步，尚未形成系统的研究体系，亦未建立成熟的研究方法。万晓丹等人采用病例对照研究探讨极端气候变化对哮喘患者全身及气道局部细胞、体液免疫的影响，结果显示，与对照组相比，观察组气候骤降点血浆 CD^{3+}、CD^{8+} 升高，CD^{4+}、CD^{4+}/CD^{8+} 降低，诱导血清及痰中 IgG、IgA、IgM 升高[19]。

2010—2011 年，气候变化与人群健康领域的热点研究集中在健康风险评价技术等方法学方面，主要包括“气候变化背景下西藏极端天气气候事件研究”、“中国地区气候变化的复杂网络研究”、“中国典型城市大气可吸入颗粒物的气候变化对人群短期死亡率影响的交互作用和定量评价”、“应用整合模型定量评估及预测气候变化背景下人群健康风险”、“高分辨率区域气候模式对人类活动引起的温室效应对中国未来气候变化影响的模拟”、“城市化影响北京地区极端天气气候变化的分析和模拟研究”。2011 年国家重大科学研究计划“气候变化对人类健康的影响与适应机制研究”已经启动，进一步推进气候变化对人群健康影响研究的深入。

（五）饮用水污染现况及健康危害

饮用水卫生问题一直是公共卫生领域的研究热点，特别在 2007 年 7 月 1 日《生活饮用水卫生标准》(GB 5749 - 2006)的颁布实施再次推进了相关研究，在饮用水中有机物污染、重金属污染、微生物污染等现况调查，饮用水卫生安全性评价技术，饮用水有机提取物的致突变机制研究以及饮用水氯化消毒副产物的生殖毒性等研究方向取得了一定的成果，特别是“我国城市饮用水中氯化消毒副产物分布及健康风险”研究获 2011 年中华预防医学会科学技术奖[20-22]。近两年，饮用水卫生问题的研究领域逐步扩大和深入，研究涉及“典型城市饮用水体系中轮状病毒的分布与健康风险”、“饮用水系统中抗生素抗性基因的共选择和水平转移研究”、“饮用水消毒副产物的环境暴露与男性生殖健康损害关系的研究”等。

（六）环境卫生标准体系的发展和完善

近年来，我国环境卫生标准体系逐步充实，包括生活饮用水、公共场所、环境污染健康影响和健康损害判定、环境空气、村镇卫生、卫生防护距离、抗菌纺织品等，在标准的制、修订过程中，以保护人民健康为出发点，同时充分考虑与国家法律法规及现行标准的协调并确保标准适合我国国情，目前我国环境卫生标准已发展为近 160 个标准。

三、国外最新研究动态

（一）空气污染物对易感人群的健康效应毒理学研究

空气污染是环境卫生研究的一个重要方向，重点关注空气物理化学性污染物的健康危害。基于现有研究结果，继续探讨空气颗粒物特别是细颗粒物对人群健康效应的影响、化学污染暴露水平及作用机制、空气污染与哮喘发病的关系等。在此基础上，研究方向逐渐倾向于研究空气污染对易感人群特别是孕产妇、胎儿和儿童健康的影响，包括空气污染与不良出生结局和低出生体重儿的关系、空气污染对儿童行为心理发育的影响等[23-25]。

对墨西哥城市 1997—2005 年 PM10 浓度、臭氧水平与婴儿全死因死亡率的病例交叉研究显示,在中低社会经济地位的儿童中,与 PM10 相关的全死因死亡率和呼吸道疾病死亡率有显著增高,而臭氧水平仅与低社会经济地位儿童的呼吸道疾病死亡率相关[24]。美国也有研究显示,孕期 PM10 暴露可以增加低出生体重儿的风险[25]。

Sarnat 等人对来自美国两个城市四所学校的 58 名哮喘儿童的气道炎症标志物(呼出一氧化氮,exhaled nitric oxide eNO)、呼吸道症状以及哮喘儿童生活环境中 48 小时颗粒物粒径分布、黑炭和 96 小时二氧化氮的水平的调查结果显示,呼吸道炎症标志物与多种空气污染相关,空气污染物浓度每增加四分位差呼出一氧化氮增加 1%～3%[26]。Pope 等在 120 万成年人前瞻性队列研究基础上,研究空气污染物和吸烟与肺癌和心血管疾病关系的暴露—反应关系,因 PM2.5 引起的肺癌死亡超额风险呈线性上升,在长期重度吸烟者中相对风险大于 40,当 PM2.5 低暴露水平时长期重度吸烟者患心血管疾病的超额风险急剧增长,而在 PM2.5 高暴露水平时趋于平缓[28]。

另外,在关注易感人群的同时,积极开展空气污染对人体健康的生物学效应标志物的分析及毒理学研究,如空气颗粒物污染对心血管疾病发生机制的研究,在基因水平上分析空气混合污染对人体健康效应的毒理学机制等研究[28]。

(二)环境铅污染与儿童铅中毒

国外在环境重金属污染方面的研究,更多关注于铅污染的健康危害,这不仅是因为国外环境重金属污染以铅污染为主,也是因为铅污染对人群特别是儿童的健康影响极大,美国在 2011 年国家铅中毒预防周中再次强调关注铅污染对儿童健康的危害[29]。近年,在环境铅污染的人体内暴露水平、致病机制和生物标志物研究的基础上,同时进行铅中毒控制方法的评价和研究,为铅中毒的预防和控制提供技术支持。在儿童铅中毒的研究方面,涉及低浓度环境铅暴露对儿童及智力的随访研究、儿童铅中毒的风险因素分析和评价、急性和亚急性铅中毒的健康效应研究、铅中毒的风险评价方法学研究等[30-32]。

Mielke 等人评价飓风来临前美国新奥尔良市区和郊区的商品住房和公租房小区土壤中铅和儿童血铅水平,市区和郊区的铅尘浓度分别是 438mg/kg 和 117mg/kg,市区和郊区儿童血铅水平≥10μg/dL 的百分率分别是 22.9%和 9.1%,分析结果显示汽油铅添加剂可能是该地区儿童铅中毒的重要来源之一[30]。Vahedian 等人研究显示铅暴露可以通过一氧化氮旁路影响胃动力[31]。随后,Counter 等人采用传入和传出神经肌肉的听觉功能的非侵入性声蹬骨肌反射测量方法,研究慢性铅暴露儿童听觉脑干束和细胞核的神经完整性和生理状态,117 名铅暴露儿童的血铅浓度在 4.0～83.7μg/dL,77.8%的儿童血铅水平超过美国 CDC 规定的标准,但血铅水平与非侵入性声蹬骨肌反射测量结果的相关性没有统计学意义[32]。上述研究显示,儿童铅中毒的来源及对健康效应的研究仍处在探讨阶段,对于儿童铅中毒的致病机制研究仍不清楚,以致难以制定合理系统的控制措施。

(三)气候变化与人群健康的关系研究

气候变化已成为 21 世纪人类面临的严重环境问题之一,严重影响人群健康。在气候变化与人群健康领域,研究热点集中在气候变化与全球和区域范围内人群死亡率、住院率、发病率等健康指标的关系及方法学研究，气候变化对人群健康风险评价的方法学研究，天气和气候变化对疟疾传播机制影响的模型研究，因气候变化引起的疾病负担的相对风险评价方法研究，气候变化背景下人群的脆弱性和公共卫生干预适应性的评价研究等，也有部分学者探讨气候变化对虫媒传播性疾病传播的影响[33-35]。

Huang 和 Barnett 等人对 2010 年 8 月以前有关预测气候变化背景下热相关死亡率预测研究的文献进行系统评价，纳入符合条件的 14 篇文献均显示气候变化可引起热相关死亡率的持续上升，热相关死亡率预测需考虑历史温度与死亡率的关系、未来气候变化的趋势、人口特征和气候适应，并指出今后需加强理论框架的研究，包括社会经济发展、适应性、土地利用策略、空气污染和死亡率位移等因素[36]。西澳大利亚开展的一项采用健康影响评价体系研究气候变化影响健康的适应策略研究，探讨适应策略在解决气候变化的潜在健康影响方面所起的作用以及健康风险评价体系的适用性[37]。Berry 等人综述了气候变化和精神疾病的因果关系研究，气候变化可以通过直接或间接方式影响人群精神卫生状况，引起严重精神卫生问题甚至增加自杀率[38]。

从上述研究可以看到，在气候变化与人群健康的研究更多的集中在方法学研究，特别是健康影响评价方法的研究。

（四）基于环境健康风险的出生队列研究

欧盟于 2009 年启动基于环境健康风险的出生队列研究项目，开展欧洲环境污染暴露下的出生队列建立工作。首先通过多部门协作的方式收集与出生队列相关的可获得的所有资料和信息，包括环境污染物暴露和健康终点的数据。目前已在欧洲 19 个国家收集了 37 个出生队列，纳入约 350000 对母子[39]。出生队列收集的环境暴露信息包括吸烟、母亲职业暴露、室外空气污染、过敏原和微生物等，而水污染、辐射源暴露、噪音、重金属、有机污染物的暴露资料较少；健康终点信息包括出生结局、哮喘、过敏、生长情况、肥胖和神经发育等信息。该队列为环境污染与人群健康的研究提供了宝贵的资料。基于欧洲出生队列资料，分析了霉菌和潮湿暴露对儿童哮喘和过敏性疾病发生的影响[40]。

（五）饮用水污染与人群健康

全球范围的饮用水安全问题是世界卫生组织重点关注的公共卫生问题之一，自 2006 年饮用水水质准则颁布以来，推进了饮用水卫生问题的研究。国外关于饮用水污染的研究主要集中在饮用水中有机物暴露水平致病机理研究、饮用水砷暴露的健康危害研究、水源性疾病的预防控制措施研究、饮用水微生物风险评价方法以及水污染突发事件应急措施等[41-44]。

Khan 等人对 201 名小学生的课堂行为及其饮水中锰的关系研究，探讨儿童饮水中锰暴露对儿童神经、认知和心理上的影响，结果显示，锰的对数浓度与课堂行为（来自于教师报告格式的标准化儿童行为问卷数据，TRF）的相关性有统计学意义（$\beta=0.82$，$P=0.03$），锰浓度与 TRF 评分存在剂量—反应关系[41]。在有关饮用水中砷污染的研究中，Bhattacharya 等人研究孟加拉国东南部地区饮用水井中砷的时空分布特征，在 2002 年 6 月至 2005 年 11 月期间，管井中砷平均浓度从 153μg/L 下降到了 123μg/L，由于当地地质和地下水特征，MatLab 图中北部砷平均浓度远高于南部，浅井（<40m）和深井（>40m）中砷的平均浓度也存在很大差异[43]。饮水污染的健康风险评价也是关注重点之一，荷兰规定饮水供应者必须进行饮水微生物安全性的定量风险评价，包括肠道病毒、弯曲杆菌、隐孢子虫和贾第鞭毛虫，这项政策进一步促进了饮水微生物定量风险评价方法的发展[44]。

（六）环境电磁辐射与人群健康

随着经济的发展和信息时代的来临，城市各种通讯设施急剧增加，各种频段的电磁波充盈整个生活空间，人群暴露于电磁辐射的机会与日俱增，电磁辐射污染已成为继大气污染、水污染、噪声污染之后的第四大污染，越来越引起人们的重视。在电磁辐射环境污染水平、人群健康风险评价、毒理学研究等方面开展了大量的研究。世界卫生组织启动的世界电磁场项目（EMF Project）已经建立了暴露于 0～300GHz 电磁场的人群健康和环境影响评价方法，并开展暴露于不同频率的电磁辐射产生的潜在健康影响研究。2011 年世界卫生组织开展手机所产生的电磁场与人群健康的关系研究[45]。

四、发展趋势及展望

（一）环境与健康研究的深入发展

根据我国环境与健康及疾病预防工作的实际需要，将现场人群研究与实验室研究相结合，开展以人群为基础的研究，在研究中合理选用现代分子生物学与免疫学等新技术，注重学科渗透或多学科交叉的研究，逐步深化环境污染物对人群健康的作用机制、致病机理及防控技术等方面的研究。

（二）深入开展环境重金属健康危害的机制研究

在环境重金属人体负荷水平研究的基础上，开展重金属人体暴露的主要来源和途径及其与人体内暴露水平关系的研究，建立适合我国人群的重金属暴露—反应关系，完善环境重金属人体健康风险预警体系，同时，在我国重金属污染的重点地区，开展敏感人群健康效应的评价研究。另外，加强人体重金属暴露的早期生物学效应指标的探讨、环境重金属对人群健康损害的作用机制研究等。

（三）加强空气污染对人群健康的分子标志物研究

基于“空气污染与健康监测网络”平台，进一步加强空气污染物与人群健康关系的暴露反应关系研究，逐步开展空气污染物人群健康风险预警技术的研究及预警体系的建立。同时，开展颗粒物、多环芳烃、总挥发性有机物及过敏原等污染物对人体健康的早期效应指标研究，重点关注与暴露、效应相关的分子标志物研究，加强空气污染对老年人、儿童、孕期妇女等敏感人群健康的危害研究。

(四)建立公共场所空气微生物污染的风险预警技术体系

空气微生物存在着污染来源广泛、传播途径复杂、暴露人群多样的特征,同时,由于公共场所具有人群密集,流动性大的特点,已成为空气传播性微生物扩散传播并感染人体的高危环境。在现有的公共场所空气中军团菌、分枝杆菌和流感病毒的检测技术、污染现况、传播机制研究的基础上,开展空气传播性微生物的源追踪和源贡献率、人群暴露水平的研究。同时,注重与环境科学、卫生工程等领域的结合,在统计模型应用的基础上,建立公共场所传染性病原微生物风险评价和预警技术的研究,打破目前空气传播性微生物风险评价研究领域的瓶颈。同时,结合分子生物学、生物信息学等方法,探讨环境中微生物毒力特征和毒力蛋白表达水平的研究。

(五)继续开展气候变化与人群健康关系的方法学研究

在全球气候监测站点数据和气候变化预测模型方法发展的基础上,探索气候变化与人群健康关系的方法学研究,包括暴露—反应关系、风险评价和预警技术方法的研究。在气候变化对传染性疾病和慢性非传染性疾病发生发展的影响方面,通过整合传染病监测数据和慢性非传染性疾病资料、气象和空气质量数据等,定量评估气候变化对人群多种疾病等健康效应的影响,逐步开展气候变化风险预警体系的研究。

参考文献

[1] World Health Organization. Environmental health[OL]. http://www.who.int/topics/environmental_health/en/.
[2] U. S. CDC. Environmental health[OL]. http://www.cdc.gov/Environmental/.
[3] 申丽君,李振汉,谢辉. 3212 例儿童血铅结果分析[J]. 微量元素与健康研究,2011,28(1):69.
[4] 李祥平,齐剑英,陈永亨. 广州市主要饮用水源中重金属健康风险的初步评价[J]. 环境科学学报,2011,31(3):547-553.
[5] 张广生,程义斌,康家琦,等. 某铬盐厂职工及周围人群体内铬负荷水平调查[J]. 环境与职业医学,2011,5:301-303.
[6] 李敏,余泳红,江翠华. 石墨炉原子吸收光谱法检测集中空调风管内积尘的重金属含量[J]. 光谱实验室,2011,28(3):1472-1475.
[7] 张建江,贾继民,马永红. 中国重要水系的有毒重金属污染状况[J]. 职业与健康,2011,27(1):89-91.
[8] 杨学礼,黄建凤. 大气颗粒物污染对心血管系统的影响及其机制研究进展[J]. 中华预防医学杂志,2011,8:749-751.
[9] 贾玉巧,赵晓红,郭新彪. 大气颗粒物 PM10 和 PM2.5 对人肺成纤维细胞及其炎性因子分泌的影响[J]. 环境与健康杂志,2011,7:573-575.
[10] 刘国红,刘凤仁,徐新云,等. 某市交警多环芳烃暴露肺癌发生风险评估[J]. 卫生研究,2011(1):88-90.
[11] 李永红,王欣心,程义斌,等. 母婴多环芳烃负荷水平及其毒性贡献率评价[J]. 环境与健康杂志,

2011，4:305 - 308.

[12] 陈敏慧，江伟健. 近 8 年中国儿童哮喘与室内空气污染、呼吸道感染和母乳喂养的病例对照研究Meta 分析[J]. 中国儿童保健杂志，2011，9:837 - 840.

[13] 金银龙，刘凡，陈连生，等. 集中空调系统嗜肺军团菌扩散传播途径研究[J]. 环境与健康杂志，2010,27(3):189 - 192.

[14] 刘凡，张宝莹，陈晓东，等. 不同环境中嗜肺军团菌 FlaA 和 CrsA 基因表达水平初步研究[J]. 环境与健康杂志,2011,28(5):404 - 406.

[15] 刘凡，余淑苑，张宝莹，等. 综合医院分枝杆菌气溶胶采样及巢式 PCR 检测方法研究[J]. 中国卫生检验杂志,2011,21(9):2307 - 2310.

[16] 刘凡，余淑苑，张宝莹，等. 综合性医院流感病毒气溶胶采样及检测方法研究[J]. 环境与健康杂志，2011,28(7):599 - 601.

[17] 林昭静，邱悦，黎瀚. 气候变化对传染病影响的研究进展[J]. 中国当代医药，2011,17:158 - 159.

[18] 侯春香. 脑卒中发病率与气候变化的关系[J]. 中外健康文摘，2011，8.

[19] 万晓丹，陈传辉，徐华，等. 极端气候变化对哮喘患者全身及气道局部细胞、体液免疫的影响[J]. 山东医药，2010，50:12 - 15.

[20] 张雅婕，赵金辉，魏建荣，等. 2009 年北京市居民生活饮用水微生物学指标分析[J]. 中华预防医学，2011，45(5)：476 - 478.

[21] 唐美秀，刘娟，彭喜春，等. 湖南某县中小学校生活饮用水现状及其与肠道传染病的关系[J]. 长沙医学院学报，2010(2).

[22] 张皓，王霞，屈卫东. 饮用水氯化消毒副产物与不良生殖结局关系的研究进展[J]. 中华预防医学杂志，2011，45：77 - 81.

[23] Mark J. Mendell，Anna G. Mirer，Kerry Cheung，et al. Respiratory and Allergic Health Effects of Dampness，Mold，and DampnessRelated Agents：A Review of the Epidemiologic Evidence[J]. Environmental Health Perspectives，2011，119:748 - 756.

[24] Carbajal - Arroyo L，Miranda - Soberanis V，Medina - Ramón M，et al. Effect of PM_{10} and O_3 on infant mortality among residents in the Mexico City Metropolitan Area：a case - crossover analysis，1997—2005[J]. Journal of Epidemiology and Community Health，2011，65:715 - 721.

[25] Xu X，Sharma RK，Talbott EO，et al. PM10 air pollution exposure during pregnancy and term low birth weight in Allegheny County，PA，1994 - 2000[J]. International Archives of Occupational and Environmental Health，2011，84(3)：251 - 257.

[26] Sarnat SE，Raysoni AU，Li WW，et al. Air pollution and Acute Respiratory Response in a Panel of Asthmatic Children along the US - Mexico Border[J/OL]. Environmental Health Perspectives，2011，doi:10.1289/ehp.1003316.

[27] Pope CA，Burnett RT，Turner MC，et al. Lung cancer and cardiovascular disease mortality associated with ambient air pollution and cigarette smoke：shape of the exposure - response relationships[J]. Environmental Health Perspectives，2011，119:1611 - 1621.

[28] Weinhold B. Photochemical Finish：Assessing the Genomic Impact of Secondary Air Pollutants [J]. Environmental Health Perspectives，2011，119：a488.

[29] U. S. CDC. Lead Home/Calendar of Events/National lead poisoning prevention week[OL]. http://www.cdc.gov/nceh/lead/nlppw.htm.

[30] Mielke HW，Gonzales CR，Mielke PW Jr. The continuing impact of lead dust on children's blood lead：Comparison of public and private properties in New Orleans[J]. Environmental Research，

2011, 111:1164 - 1172.

[31] Vahedian M, Nabavizadeh F, Vahedian J, et al. Lead Exposure Changes Gastric Motility in Rats: Role of Nitric Oxide (NO)[J]. Archives of Iranian Medicine, 2011, 14:266 - 269.

[32] Counter SA, Buchanan LH, Ortega F, et al. Assessment of auditory brainstem function in lead - exposed children using stapedius muscle reflexes[J]. Journal of the neurological Sciences, 2011, 306: 29 - 37.

[33] Bush KF, Luber G, Kotha SR, et al. Impacts of climate change on public health in India: future research directions[J]. Environmental Health Perspectives, 2011, 119:765 - 770.

[34] Cooney CM. Climate change & infectious disease: is the future here? [J]. Environmental Health Perspectives, 2011, 119:a394 - a397

[35] McMichael AJ, Lindgren E. Climate change: present and future risks to health, and necessary responses[J]. Journal of Internal Medicine, 2011, 270: 401 - 413.

[36] Huang C, Barnett AG, Wang X, et al. Projecting Future Heat - related Mortality under Climate Change Scenarios: A Systematic Review[J]. Environmental Health Perspectives, 2011, http://dx. doi. org/10. 1289/ehp. 1103456.

[37] Spickett JT, Brown HL, Katscherian D. Adaption strategies for health impacts of climate change in Western Austrialia: application of a health impact assessment framework[J]. Environmental Impact Assessment Review, 2011, 31(3):297 - 300.

[38] Berry HL, Bowen K. Climate change and mental health: a causal pathways framework[J]. International Journal of Public Health, 2011, 55(2):123 - 132.

[39] Vrijheid M, Casas M, Bergström A, et al. European Birth Cohorts for Environmental Health Research [J]. Environmental Health Perspectives, 2011, http://dx. doi. org/10. 1289/ehp. 1103823.

[40] Tischer CG, Hohmann C, Thiering E, et al. Meta - analysis of mould and dampness exposure on asthma and allergy in eight European birth cohorts: an ENRIECO initiative[J]. Allergy, 2011, 66: 1570 - 1579.

[41] Khan K, Factor - Litvak P, Wasserman GA, et al. Manganese exposure from drinking water and children's classroom behavior in Bangladesh[J]. Environmental Health Perspectives, 2011, 119: 1501 - 1506.

[42] Gallagher LG, Webster TF, Aschengrau A, et al. Using residential history and groundwater modeling to examine drinking water exposure and breast cancer [J]. Environmental Health Perspectives, 2011, 118:749 - 755.

[43] Bhattacharya P, Hossain M, Rahman SN, et al. Temporal and seasonal variability of arsenic in drinking water wells in Matlab, southeastern Bangladesh: a preliminary evaluation on the basis of a 4 year study[J]. Journal of Environmental Science and Health, 2011, 46: 1177 - 1184.

[44] Schijven JF, Teunis PF, Rutjes SA, et al. QMRAspot: a tool for Quantitative Microbial Risk Assessment from surface water to potable water[J]. Water Research, 2011, 45: 5564 - 5576.

[45] World Health Organization. Electromagnetic fields and public health: mobile phones [OL]. http://www.who.int/mediacentre/factsheets/fs193/en/index.html.

撰稿人：金银龙　刘　凡

感染微生态学研究

一、引　言

1977 年，德国 Rush 博士提出微生态学一词。1988 年我国学者康白教授等将微生态学定义为“研究正常微生物群与其宿主相互关系的生命科学分支”。微生态学发展经历启蒙时期(1676—1910 年)、停滞时期(1910—1940 年)、发展时期(1945—1970 年)、现代时期。基因组学、蛋白质组学、代谢组学、细胞微生物学等学科的发展，使微生态学的研究有了长足的发展。目前，众多的研究表明微生物群是宿主的一个有生理功能的器官，在宿主免疫、营养、代谢及感染的控制和感染的发生、发展等过程中起重要的的作用。

科学技术发展促进了医疗卫生事业的不断进步，先进的医疗技术，如抗生素、免疫抑制剂、放化疗、器官移植、介入治疗等各种医疗手段得到了广泛应用，使得各种危重病人的生命得以延长，造就了免疫容忍性患者，这是当代医疗领域的一个特点。尽管有大量广谱的抗生素应用，但仍未能有效控制感染，相反，感染的病死率更高了。就美国而言，每年约有 30 万患者死于脓毒血症。引起感染的所谓的病原菌大多是常见的，在正常人并不会引起感染的正常菌群成员。这是当代感染性疾病的一大特点。微生物繁殖快，进化也很快，其一天的变化相当于人类一千年的进化。滥用抗生素(包括畜牧、水产养殖业用抗生素)直接导致了耐药菌株的快速形成并流行。正如世界卫生组织报告所称，药物失去作用的速度与科学家发现新药的速度差不多。这是现代医学面临的一个十分棘手的问题。因此，一味地应用抗生素并不能解决这一问题。感染病的防治已成为 21 世纪的重大课题。为什么正常菌群成员对其宿主发难了，导致其宿主发生感染、脓毒血症、多器官功能不全甚至死亡呢？而抗生素有时又显得作用有限呢？微生态学理论可能会为这一令医学界棘手的难题的解释、解决提供理论及实践指导。在这样的背景下，李兰娟院士提出了感染微生态学的理论，并将其定义为：用微生态学理论和方法研究感染的发生、发展、结局和引导感染向宿主健康方向转移的微生态学分支。其理论核心是“杀菌”的同时需要“促菌”，即维护宿主微生态的平衡，防治由于微生态失衡带来的包括医院感染甚至多器官功能不全等不良后果。

二、本学科最新研究进展

目前，烈性传染病已经得到了有效的控制。感染性疾病多为细菌及真菌引起，感染性疾病又以医院感染为甚。医院感染涉及临床各科室，国内医院感染发生率为 6.7%，医院感染的发生以 ICU、血液科及呼吸科为最多。医院感染危害严重，延长患者住院日，增加患者痛苦并威胁生命，并可以造成巨大的经济损失。美国估计每年因医院感染延长住院时间 600 万日，7.5 万～15 万人直接死于医院感染，消耗医疗费用超过 100 亿美元。我国每年医院感染约500万例，估计每年损失100亿～150亿元人民币。因此医院感染性疾病的控制具有重要的意义。

医院感染的“病原菌”大多是常见的，在正常人并不会引起感染的正常菌群成员，又称条件致病菌，即这些感染的“病原菌”谱绝大多数事先已存在于人体的皮肤及各腔道。正常时这些细菌微生物与人体处于共生状态，不仅不致病，而且可以抵抗外来细菌（过路菌）的侵入与定植，起生物保护作用。如正常菌群的生态构成（种类与数量）发生变化，出现微生态失衡，或人体皮肤、黏膜等屏障结构受到损伤，即可以引起感染。而且经过抗生素的选择，这些细菌多半具有耐药性，甚至是多重耐药。常见的病原体如下。

细菌：医院感染病原体95%以上为细菌，据全国医院感染监控网对79家医院40688例医院感染统计，47%为需氧革兰阴性杆菌，27%为革兰阳性细菌，革兰阴性杆菌主要是肠杆菌科、假单胞菌属、鲍曼不动杆菌等，革兰阳性细菌主要为葡萄球菌属、肠球菌属、微球菌属、链球菌属等。厌氧菌主要是脆弱类杆菌、艰难梭菌、产气荚膜梭菌等。

真菌：占医院感染病原体的24.4%，以念珠菌属最常见，曲菌等也是二重感染的条件致病菌。

近年来，我国的微生态学研究有了长足的发展。2007年科技部资助了我国第一个微生态学研究领域的“973”项目“肠道微生态与感染的基础研究”。该项目由浙江大学牵头，联合了国内从事微生态基础及临床研究的8家科研院所。该项目也是国际上微生物组学/元基因组学最早立项的研究计划，Science杂志专门对我国的“973”项目作了介绍。该项目针对临床肝病、肝移植和内源性感染等与微生态失衡相关的严重感染性疾病，采用元基因组学、感染基因组学、蛋白质组学、代谢组学和分子免疫学等各种现代医学生物学研究技术，结合实验动物模型，研究上述几种疾病中肠道菌群紊乱与感染发生的共同规律和模式，解析菌群失调与感染的关系，微生态失衡对宿主免疫力的影响及机制，进一步完善了感染微生态学理论，同时探索了微生态防治感染的新策略、新途径和新方法。

1. 肠道微生态研究技术平台的建立

建立肠道元基因组结构分析技术，采用现代分子生态学分析方法（包括16S rDNA-PCR、DGGE、T-RFLP和基因标签技术等）对正常人体肠道微生态平衡状态下的菌群结构进行研究，并应用全基因组扩增（Whole Genome Amplification，WGA）技术，结合高通量DNA测序和DNA芯片技术，对人肠道微生态的病原体进行鉴别和诊断。在此基础上，通过对大规模人群样本进行微生态菌群和基因组结构多样性和表型（生理和病理，以及生化与分子标记）的相关性统计分析，鉴定特定肠道微生态条件下的典型菌群及其基因组结构；认识典型微生态菌群与相关生态（包括宿主）的相互关系，探明微生态与感染性疾病的关系。

建立基因及基因簇克隆和表达文库（功能基因库），如fosmid库、BAC文库等；建立蛋白质组研究技术体系，包括蛋白质分离技术、质谱技术，鉴定肠道菌群，建立肠道微生物鉴定标准库；通过对不同微生态失衡机体蛋白、代谢谱分析，建立相应的数据库和数据应用开发软件系统；克隆、筛选和鉴定一批用于疾病诊断和药靶等的特定功能基因，为微生态治疗方案的研究与开发奠定基础。

感染性疾病发生发展中肠道菌群结构动力学变化对宿主免疫和代谢系统的影响通过

分子生物学、元基因组学、感染基因组学等高通量技术平台，研究在感染性疾病发展的不同阶段、不同时间和状态下肠道微生态元基因组和宿主功能基因组转录图谱；通过蛋白质技术检测不同组织细胞来源在不同疾病阶段、时间和状态下的蛋白质组图；通过对不同疾病状态下，代谢物组的分离、鉴定、分析，研究微生态变化与其细菌群体感应系统若干种重要信号分子的合成情况的关系，从细菌—细菌和细菌—宿主细胞角度阐明肝病肠道微生态失衡的机制，寻找可调节、优化肠道微生态结构的重要信号分子。

结合分子形态技术观察肠道菌群紊乱状态下肠道超微结构的变化，进一步研究肠道微生态失衡对肠壁屏障及肠道免疫功能的影响，重点围绕肠黏膜上皮细胞、上皮细胞间淋巴细胞和树突状细胞(DC)，观察上述细胞的数量、结构和功能上的变化，进而明确肠道细菌易位机制及肝脏损伤机制；确立逆转肝功能的肠道微生态菌群模式，为临床重症肝炎的微生态治疗提供理论与实验依据。

研究器官移植后感染与肠道微生态失衡的关系，进行致病菌(包括细菌、真菌和病毒等)病原学分析和细菌易位机制研究，探讨免疫抑制剂、抗菌药物应用、肠道缺血再灌注损伤、胆道并发症、排斥反应等对肠道微生态改变的作用及分子机制；结合 SPF 级大鼠、猪肝移植术后肠道菌群失衡模式，研究肠道屏障功能、巨噬细胞和树突状细胞等对肠道菌群不同类型抗原物质识别、相关受体表达、信号途径激活、细胞因子表达和相关协同刺激分子诱导等免疫应答效应和免疫调节机制的变化特点，进一步探讨上述改变对肝移植术后感染和长期存活的影响。

通过肠道感染性疾病患者主导菌群及相关免疫分子的检测与分析，找出优势菌群变化与免疫分子间的相关性，研究肠道微生态失衡后原因菌引起的局部和全身炎症反应，探明优势菌群调整对免疫功能影响的分子机制。通过研究 TLR、趋化因子及受体，PD-1/PD-L1 信号网络和相关细胞分子表达的变迁及其与细菌纵向转位的关系等，探明单核吞噬细胞系统的功能状态，揭示肠道微生态失衡对肠道局部免疫屏障和全身免疫系统影响的机制。

针对因使用呼吸机而引起的机械通气相关性肺炎(VAP)和滥用抗菌药物后引起的内源性感染，包括内源性真菌和耐药菌感染，拟研究菌群失衡与继发败血症和肺炎的关系，重点研究肠道内源性真菌种群结构、数量及基因表达与肠道微生态的关系，明确医院感染病原菌的同源性问题，揭示内源性细菌和真菌、宿主细胞之间关系以及变化规律，阐明肠道微生态失衡导致内源性感染发生、发展的关键机制，最终达到有效防治肺炎和内源性感染的目标。

2. 肠道微生态宿主感染基因组学研究

从美国国立卫生研究院(NIH)和 J. Craig Venter Institute 引进了十万个人和鼠类的 cDNA 克隆，其中包括两万个全长的 cDNA 克隆，制作了人和鼠类的全基因组 DNA 芯片。还引进了人和小鼠的寡核苷酸探针组，每套含有 38000 个基因，用于制作寡核苷酸芯片。以这些基因芯片为主，结合生物信息学和纳米技术对探针设计、核酸标记等关键技术进行优化，建立了功能基因组学平台。然后利用该平台对不同动物模型(普通大鼠、无菌大鼠、饲喂不同菌株及其复合菌群的悉生大鼠)的各种组织(肝脏、脾脏、肠道组织等)和临床样本(与微生态失衡相关的重型肝病及肝移植术后感染的病人的血液样本)进行宿主基因表达谱研究，建立了基因组数据库并结合生物信息学手段挖掘出肠道微生态与宿主的互作关系。

3. 建立感染微生态动物模型

我国掌握了无菌动物培育中大、小鼠剖腹产，人工喂养、无菌检测等关键技术，成功培育无菌大、小鼠，并通过国家药品生物制品检定所检定，建立了目前国内唯一的无菌大、小鼠种群，开展了无菌动物生物学特性的研究，培育悉生动物和HFA(Human Flora - associated)动物等微生物背景清楚的模型动物并建立人工肠道菌群模型；开展实验动物与人比较微生态学研究，确定其微生态学基本参数、背景和特点，筛选与人具有良好相似性的微生态研究模型动物；模拟人器官移植、肝脏与肠道感染过程，建立标准、科学、易行且适合微生态学研究的动物模型；研究各种动物模型中肠道微生态变化共同规律及特有表型；通过动物模型研究，在宿主和微生态菌群的基因和基因组转录水平上认识两者相互作用及其与疾病发生、发展、治疗及预后相关的作用机理。

4. 肠道细菌与宿主相互作用的细胞学研究

细菌与宿主相互作用是一系列复杂、动态的过程。传统的研究方法主要依赖标记、染色等手段，只能对单个时间点的样品进行检测研究，不能很好反应细菌与宿主相互作用的动态过程。利用基于微电子阻抗技术的细胞实时分析系统(xCELLigence系统)设计了一套无标记、实时监测细菌与宿主相互作用的方法，并将其应用于沙门菌感染肠道上皮细胞体外感染模型。研究结果显示沙门氏菌感染肠道上皮细胞的TCRP(Time/dose dependent cell response)很好地反映了宿主细胞与活细菌之间的相互作用，与细菌表面分子无关。随后，利用该细胞—细菌相互作用模型对6种常见抗生素的胞内抗菌作用进行了评估，并可拓展至针对其他胞内细菌(如李斯特菌、志贺氏菌、耶尔森菌等)的抗生素筛选；建立了肠道上皮屏障损伤和恢复的实时监测模型，可用于药物的高通量筛选研究。

5. 肠道微生态失衡与肝病、肝移植及免疫功能低下者内源性感染发生、发展研究

肠道微生态在人的一生中处于一种演替状态，在成人阶段，处于一种相对平衡状态。同位素放射性物质、严重疾病、抗生素、止酸剂应用等均可对肠道微生态产生严重影响，导致肠道微生态失衡。肝病状态下，尤其在肝硬化及重型肝炎时，病人消化道症状明显，如恶心、呕吐、胃纳明显下降，相对而言，肠道菌群营养底物不足；肝功能不全，肝脏合成功能下降，血浆中的白蛋白急剧下降，因此易产生水肿，如腹水。胆汁分泌不足，肠道内胆盐缺乏，肝脏结构改变，门脉高压形成，导致胃肠道淤血、缺氧，出现门脉高压性胃病及肠病；由于肝脏合成凝血因子减少，加之胃肠道淤血，临床为防止上消化道出血，预防性或治疗性应用止酸剂如洛赛克等。这些因素的存在均可导致肠道微生态失衡。我国对肝病(慢性肝炎、肝硬化及重型肝炎)及肝移植等患者及各种肝病动物模型的肠道微生态进行了系统的研究，通过培养及非培养方法(包括PCR - DGGE，qPCR及454高通量测序技术)，研究表明重型肝炎大鼠胃、空肠、回肠存在结肠型细菌，并有细菌过度生长，肠管扩张，肠壁变薄等肠道微生态失衡表现。在急性肝损伤大鼠模型中，肠道菌群改变可以影响肝损伤的严重程度。口服益生菌以及庆大霉素能够明显减轻肝损伤，减轻脏器的细菌异位以及

血清细胞因子水平(TNF－α，IL－6，IL－10 and IL－12)，另外，内毒素水平也出现轻度降低。口服肠炎沙门菌则能增加机体的炎症反应水平。

肝缺血—再灌注大鼠模型研究表明：急性门静脉高压症大鼠回肠末段肠道菌群发生改变，主要表现在双歧杆菌、乳酸杆菌显著减少，而肠球菌显著增加，肠杆菌亦有增加的趋势。且细菌易位至肠系膜淋巴结、肝、脾等处的发生率亦有增加的趋势，尤其是易位至远离肠道的肾脏的发生率增加更为明显。肝缺血—再灌注—急性门静脉高压症不仅使肠道黏膜机械屏障受损，还由于肠道厌氧菌的减少使肠道的菌膜屏障受损，进而增加了肠道细菌易位及肠源性内毒素血症的发生。

我们在慢性重型肝炎患者粪便菌群定性定量分析中发现，慢性重型肝炎患者肠道总菌量、双歧杆菌(尤其以假小链双歧杆菌及青春型双歧杆菌减少更为明显)、类杆菌等专性厌氧菌显著减少，而肠杆菌科细菌、肠球菌、酵母菌等兼性厌氧菌显著增加，存在肠道微生态失衡。肠道微生态失衡程度与肝病的严重程度相关。肝硬化肠道菌群分析研究发现，在肝硬化患者中，肠道菌群失衡程度与其肝功能分级有一定相关性，在 Child 分级 C 级中，肠道微生态失衡表现得最为明显。此外，在肝硬化患者，其肠道肠内源性革兰阴性细菌毒素基因，*E. coli* 菌毛和非菌毛黏附物毒力因子基因检出率较慢性肝炎及健康人群显著增加，此类情况与肝硬化患者肠道革兰阴性肠杆菌过度生长相关。

对肝硬化患者的肠道菌群结构进行了深入分析，发现肝硬化患者的肠道菌群存在明显的菌群失衡，表现为有益菌减少，潜在致病菌增加，且随着肝硬化病情严重程度加重而更加显著，为通过调整肠道菌群治疗肝病提供了理论基础。对肝硬化和慢性乙肝患者肠道内双歧杆菌及乳酸杆菌的种群结构进行分析，发现患者肠道青春型及假小链型双歧杆菌显著减少，发酵乳杆菌及鼠李糖乳杆菌减少，齿双歧杆菌增加，为慢性肝病的发病机制提供了研究线索。运用基于 UPLC－MS 的代谢组学手段，对肝硬化患者粪便上清代谢产物进行分析，发现了一些特异的代谢标志物，深入研究了肝病与肠道菌群共代谢机制。首次采用益生菌、致病菌及抗生素等不同方式对急性肝损伤大鼠的肠道菌群进行干预，发现益生菌干预能明显调节肠道菌群紊乱，改善肠道及肝脏功能状态，有效预防肠道黏膜屏障损伤，减少肠道黏膜损伤，减少肠道细菌易位，降低内毒素血症，保护肝功能。从 Th17/Treg 细胞平衡的角度出发，采用不同方式干预肠道菌群，发现益生菌能从一定程度上减轻 Th17/Treg 细胞失衡，改善肠道免疫屏障和机体免疫功能，减轻肝脏损伤。研究证实了免疫功能低下宿主(动物和患者)存在肠道连接蛋白受损、通透性增加、菌群变化以及病原体移位；同时也可通过消化道—口咽—下呼吸道，继而出现肺部感染或者其他脏器细菌感染；另一方面免疫功能低下宿主肠道真菌菌群存在显著失调，致病真菌增加，且可以播散，进而出现血源真菌感染。

慢性活动性肝炎病人及肝硬化患者常有腹泻，且腹泻的发生率与肝功能恶化程度相关。重型肝炎病人易便秘、腹胀。这些实际上是肝病患者胃肠道微生态失衡的临床表现。肝病患者除有肠道菌群变化外，肠道内毒素量有否变化，肠黏液中 sIgA 含量有否变化，肠道内环境如 pH 值如何变化，与病情严重程度的关系等尚需进一步研究明确。

肠道定植抗力指肠道内以双歧杆菌为代表的专性厌氧菌，抑制肠道内兼性厌氧菌(包括肠道内的潜在致病菌及经饮食摄入的过路菌)过度生长、繁殖的能力。肠道定植抗力可视为肠道抑制感染的抵抗力。肠道定植抗力的作用机制在于:①通过菌膜屏障的占位性保护机制,抑制潜在致病菌的黏附、繁殖;②通过产生有机酸,使肠道局部生境的pH值下降,氧化还原电(Eh)下降,来抑制潜在致病菌的生长;③通过产生小菌素等种属间的抗菌物质,抑制潜在致病菌的生长;④双歧杆菌、乳酸杆菌可增加肠粘蛋白的合成,抑制潜在致病菌的黏附;⑤通过营养争夺,在厌氧环境下,专性厌氧菌凭借其数量庞大的优势,可争夺更多的营养底物,抑制潜在致病菌的生长。肠道肠杆菌科细菌、肠球菌及酵母菌数量可作为肠道定植抗力的指标,当肠杆菌科细菌及肠球菌数量大于 10^8CFU/g,酵母菌数量 $>10^3$~4CFU/g水平时,认为肠道定植抗力水平下降。最近我们的研究认为双歧杆菌与肠杆菌科细菌数量的比值(B/E值)也可作为肠道定植抗力的指标,且认为B/E值更能全面地反映肠道菌群及肠道定植抗力的全貌。研究发现,重型肝炎、慢性肝炎患者,肠道定植抗力水平显著下降,其下降程度与肝病严重程度,并与其肠道菌群失衡程度相一致。肠道定植抗力下降意味着肠道有革兰阴性杆菌过度生长,结合肝硬化、重型肝炎胆汁分泌不足情况,可以推断,肠道内毒素池已经扩大了。

Deitch认为,构成肠道屏障功能的任何组分发生异常即可导致肠道屏障损伤,甚至肠道屏障功能衰竭。结合慢性肝炎、肝硬化及慢性重型肝炎患者存在肠道菌群失衡、定植抗力下降、胆汁分泌异常及免疫功能低下等情况,慢性肝炎病人尤其是慢性重型肝炎病人肠道屏障功能已经严重受损。肠道菌群的失衡、肠道定植抗力的下降、肠道屏障功能的受损即可导致肠道细菌易位。这在重型肝炎、肝硬化等免疫功能低下的病人可引起严重的后果。

通过前期及近期的肝病微生态研究,提出了肠道微生态失衡在慢性肝炎重型化过程中起重要作用的观点。此观点对微生态防治慢性肝炎重型化,尤其是肝硬化内毒素血症及腹腔感染等并发症的防治具有重要的指导意义。

6. 肠道微生态与消化系统疾病

目前已开展了消化系统疾病如胃炎幽门螺杆菌的微生态制剂治疗清除,炎症性肠炎与肠道微生态关系及干预治疗,结肠癌与微生态关系等研究。其中,抗生素相关性腹泻的微生态制剂治疗已经获得了明确的肯定。

7. 肠道微生态与代谢性疾病

目前研究表明,肠道微生态变化与肥胖及代谢综合征有相关性,在肥胖人群,其肠道微生态有显著变化,通过粪便移植(fecal transplants)证实肠道菌群在代谢综合征的发生中起重要作用。

8. 中医药微生态制剂的筛选研究

我国目前有较多的微生态活菌制剂应用于临床。中医药是人类医药研究的宝库,微生态益生元制剂的研究需要拓展到中医药领域,并筛选出有我国特色的微生态制剂,目前重点筛选对正常菌群有扶植生长作用的中药,明确其有效成分和作用机制,进行相应的功能和临床验证,并观察微生态失衡纠正后,肠道屏障结构和肝脏功能变化特点。

三、国内外研究比较

经过近5年的努力,我国已经建立起微生态学研究的科学技术体系,并在国际上提出感染微生态学的理论体系。在微生态学基础研究领域，我们已经建立起了系列国际先进的研究方法，如 454 高通量测序技术；制作寡核苷酸芯片，以这些基因芯片为主，结合生物信息学和纳米技术对探针设计、核酸标记等关键技术进行优化，建立了功能基因组学平台；UPLC－MS 的代谢组学手段；无菌—息生大、小鼠动物模型，筛选了系列的益生菌并研制了系列微生态制剂，在中医药微生态制剂研究方面已有了可喜的结果，同时将微生态制剂应用于各种肝病（包括慢性肝炎、肝硬化、重型肝炎、肝移植等）的基础及临床研究，取得了良好的效果。相关的研究结果发表在国际顶级杂志［Nat Nanotechnol 2009，4(7)：457－463.（IF 30.3）；Proc Natl Acad Sci U S A 2008，105(6)：2117－2122(IF 9.8)］，研究成果引起国际社会广泛重视，对丰富发展微生态学理论，尤其是感染微生态学理论起到了很大的推动作用，引领了国际肝病微生态学发展。我国学者参编微生态学专著 10 部，包括英文专著 *Metagenomics of the Human Body*、*Infectious Microecology*。

欧洲于 2005 年在法国巴黎召开人类肠道基因组研究会议，开展了人类肠道元基因研究行动计划（Human Intestinal Metagenome Initiative，HIMI），主要研究人体健康及疾病状态下肠道微生态变化及相关性研究。2009 年美国 NIH 发起了人类微生物基因组研究的 5 年期项目（The Human Microbiome Project，HMP），资助金额达 1.5 亿美元。欧美等国在肠道微生态与过敏性疾病，代谢系统疾病如肥胖、糖尿病等，消化系统疾病、危重病人、手术后细菌感染及脓毒血症甚至 MODF 等做了深入的研究。2009 年，Science 杂志专门报道了我国 973 项目"肠道微生态与感染基础研究"，表示出对我国的微生态学研究的高度重视。

四、发展趋势及展望

加强科技创新，人体微生态系统仍有大量的细菌无法培养鉴定，其功能更是难以确定，元基因组学、基因转录组学、蛋白质组学、代谢组学及系统生物信息学可能为此研究提供技术手段。不同微生态区系，微生物不同种群之间，微生物与宿主细胞之间的关系仍需要进一步明确；微生物参与人体免疫系统功能的完善、感染的防御，参与人体营养的代谢与吸收的关系需要借助功能基因组学加以研究；微生态失衡与感染发生、发展的关系还需要进一步深入研究；人体微生态与代谢性疾病，如糖尿病、肥胖症等的关系及防治有待进一步研究；人体肠道微生态与中西医药物药理代谢作用的关系有待深入研究；新型的微生态制剂（包括中药益生元制剂）需要大力研发，微生态制剂的作用原理需要进一步明确，同时微生态制剂的临床作用效果需要前瞻性多中心的对照研究加以明确。以上这些是微生态学研究的难点与挑战，也是微生态学研究的发展趋势。

参考文献

[1] NIH HMP Working Group，Peterson J，Garges S. The NIH Human Microbiome Project[J]. Genome Res.，2009，19(12)：2317－2323.

[2] Li M，Wang B，Zhang M，et al. Symbiotic gut microbes modulate human metabolic phenotypes[J].

Proc Natl Acad Sci U S A. , 2008 ,105(6):2117 - 2122.
[3] Xu M, Wang B, Fu Y, et al . Changes of Fecal Bifidobacterium Species in Adult Patients with Hepatitis B Virus - Induced Chronic Liver Disease[J]. Microb Ecol, 2011.
[4] Chen Y, Yang F, Lu H, et al. Characterization of fecal microbial communities in patients with liver cirrhosis[J]. Hepatology, 2011,54(2):562 - 572.
[5] Wu ZW, Lu HF, Wu J, et al. Assessment of the Fecal Lactobacilli Population in Patients with Hepatitis B Virus - Related Decompensated Cirrhosis and Hepatitis B Cirrhosis Treated with Liver Transplant[J]. Microb Ecol. , 2011.
[6] Lu H, Wu Z, Xu W, et al. Intestinal microbiota was assessed in cirrhotic patients with hepatitis B virus infection. Intestinal microbiota of HBV cirrhotic patients[J]. Microb Ecol. , 2011,61(3):693 -703.
[7] Li YT, Wang L, Chen YJ, et al. Effects of gut microflora on hepatic damage after acute liver injury in rats[J]. Trauma. , 2010,68(1):76 - 83.
[8] Zhu Y, Michelle Luo T, et al. Gut microbiota and probiotics in colon tumorigenesis[J]. Cancer Lett. , 2011,309(2):119 - 27.
[9] Azcárate - Peril MA, Sikes M, Bruno - Bárcena JM, et al. The intestinal microbiota, gastrointestinal environment and colorectal cancer: a putative role for probiotics in prevention of colorectal cancer? [J]Am J Physiol Gastrointest Liver Physiol. , 2011 ,301(3):G401 - 424.
[10] Tilg H, Kaser A. Gut microbiome, obesity, and metabolic dysfunction[J]. J Clin Invest, 2011,121(6):2126 - 2132.
[11] Murphy EF, Cotter PD, Healy S, et al. Composition and energy harvesting capacity of the gut microbiota: relationship to diet, obesity and time in mouse models[J]. Gut, 2010,59(12):1635 -1642.
[12] 张爱军,战淑慧,许琳,等.肝硬化患者小肠细菌过度生长与肝功能及自发性腹膜炎的关系[J].肝脏,2009,14(5):389 - 391.
[13] 雅库,马淑霞,成正祥,等.马齿苋多糖对肠道微生态失调小鼠血内毒素含量及肝脏细菌易位的影响[J].中国微生态杂志,2011,23:13 - 17.
[14] 孙媛.微生态制剂对老年患者腹部危重手术后相关性腹泻的防治作用[J].山西医药杂志,2011,40:23 -24.
[15] 张琳,乔木,梁庆红,等.抗生素所致腹泻大鼠肠道屏障功能损伤及乳酸杆菌保护机制的研究[J].中国微生态杂志,2011,23:38 - 40.
[16] 李振华,王湘英.重症急性胰腺炎肠黏膜屏障功能障碍细菌易位的研究现状[J].中国普通外科杂志,2011,20:286 - 291.
[17] 杨洁,聂青和.肝衰竭与肠道屏障功能障碍[J].实用肝脏杂志,2010,13:66 - 68.
[18] 王坚锱,丁在咸,张雯.益生菌对炎症性肠炎病小鼠肠道菌群紊乱及细菌易位的影响[J].上海交通大学学报,2010,30:186 - 190.
[19] 马炳强,赵允召,赵坤,等. 脓毒症时肠道细菌易位发生部位的研究[J].肠外与肠内营养,2010,17:156 - 160.
[20] 刘平,李宗军,许爱清.胃肠道微生态系统及其功能研究[J].中国微生态学杂志,2010,22:277 - 280.
[21] 李亚丹,任宏伟,吴彦彬,等. 拟杆菌与肠道微生态[J].微生物学通报,2008,35:281 - 285.
[22] 吕震,张友祥.肝硬化肠源性内毒素血症临床研究现状[J].肝脏,2011,16:262 - 263.

撰稿人;李兰娟

初级卫生保健研究

一、引　言

健康，是世间最宝贵的财富，人类最基本的权利，生存最重要的前提，发展最重要的基础。没有健康，我们将一事无成。保护和促进健康，不仅是卫生事业的根本任务，也是国家和世界发展的重要社会目标。如何发展社会卫生事业，使人人得到基本卫生服务，提高人类健康水平，这是摆在各国政府和世界卫生组织面前的严峻任务。第三十届世界卫生大会曾确立"2000 年人人享有卫生保健"(Health for all by the year 2000，简称 HFA)全球卫生战略目标。这一目标的提出，吹响了进行一场伟大的卫生变革的号角，标志着全球卫生工作进入了一个新的发展时期。为实现全球卫生目标而采取的一系列行动，是一项宏大的社会系统工程，这一目标的实现，将对全球社会经济发展和人类文明进步产生积极的影响。

1997 年《中共中央国务院关于卫生改革与发展的决定》指出：人人享有卫生保健，全民族健康素质的不断提高，是现代化建设的重要目标，是人民生活质量改善的重要标志，是精神文明建设的重要内容，是经济和社会可持续发展的重要保障。

党的十六届六中全会提出，坚持以人为本，树立全面、协调、可持续的发展观，促进经济社会和人的全面发展。十七大更是进一步强调了科学发展观，胡锦涛总书记在十七大报告中指出"健康是人全面发展的基础，关系千家万户幸福"。科学发展观的核心是和谐社会、以人为本。建设和谐小康社会，政府必须坚持以人为本，而以人为本的重要基础是以健康为本，因此追求健康公平，保障好、服务好、实施好人民获得公平的生命健康权是中国社会主义制度的根本要求之一，是代表最广大人民群众的根本利益之一，更是科学发展观的重要内涵。

在此要特别指出，30 年前我们把世界卫生组织定义的"Primary Health Care"翻译成"初级卫生保健"引起了很多误解，认为初级卫生保健就是低级卫生保健。事实上准确的翻译应该是"基础卫生保健"，国内文件资料都用"初级卫生保健"，很容易使人认为是"低级"卫生保健，有人说，我们不需要初级卫生保健，我们需要高级卫生保健。本章为了保持多数文献的一致性，仍沿用"初级卫生保健"的翻译。初级卫生保健不仅是构建和谐社会的健康公平底线，也是促进经济社会和人的全面发展的重要基础。要做到人人享有、公平享有、无偿或低廉享有，其内涵要与经济社会发展水平相适应。

阿拉木图会议对初级卫生保健下的定义是：初级卫生保健(Primary Health Care，简称 PHC)是基本的保健工作，它的基础是经过实践的、有科学根据的和社会上能接受的方法和技术，这些方法和技术是通过社区的个人、家庭的充分参与而得到普及，其所需费用应使社区和国家根据自己的实力在每一发展阶段有能力负担得起。初级卫生保健是国家卫生体系的不可分割的组成部分，是国家卫生体系中的核心，也是整个社会发展的组成部分。初级卫生保健是国家卫生体系同个人、家庭和社区发生联系的第一阶段，它使卫生保健最大限度地深入到人们生活和工作的地方，因此是完整的卫生保健过程的首要因素。

基于这一概念，可以深入认识到初级卫生保健是面向全社会的，它对任何人都是平等的，体现了社会的公正，也体现了一种“大卫生”观念。也就是说，初级卫生保健工作的开展，改变了过去卫生保健的方向，它面向全社会、面向基层、为每个人和家庭服务，集中代表了广大人民的切身利益。初级卫生保健与社会经济发展相互促进，它使人民健康水平得到提高，从而促进社会经济的发展，而初级卫生保健要依赖社会经济的发展而发展。初级卫生保健是保证全人类获得较高水平卫生保健的关键。

阿拉木图国际会议 30 周年之际发表的《2008 年世界卫生报告》，其中明确了减少卫生不公平和增进人人享有卫生保健的四个主要政策方向：通过促进普遍覆盖处理卫生不公平现象；以人为本、提供服务；将卫生工作纳入各部门的公共政策；在卫生管理领域发挥领导作用，并兼顾各利益攸关方的利益，此外还涉及健康问题社会决定因素委员会的最后报告等内容。

二、我国初级卫生保健研究进展

新中国成立以后，面对当时经济发展水平低下，卫生资源短缺，传染病、地方病危害严重的现实，中国政府确定了“面向工农兵、预防为主、团结中西医、卫生工作与群众运动相结合”的卫生工作方针，在绝大多数人口居住的农村地区，逐步建立了县、乡、村三级医疗卫生服务网络、农村卫生队伍和合作医疗制度，被誉为中国农村初级卫生保健的“三大支柱”。早在 1975 年，世界卫生组织总干事哈夫丹·马勒博士来到我国考察，看到我国卫生保健工作仅用了 25 年的时间取得很大成绩，特别是广大农民获得了较好的卫生保健服务，健康水平明显提高。马勒博士从中受到很大的启发，提出了“人人享有卫生保健”的设想。这一设想在 1977 年 5 月第三十届世界卫生大会上形成决议，使得“人人享有卫生保健”成为各国政府和世界卫生组织在本世纪内的主要卫生目标。1997 年 1 月 15 日，中共中央、国务院下达《关于卫生改革与发展的决定》明确指出“新时期卫生工作方针是：以农村为重点，预防为主，中西医并重，依靠科技与教育，动员全社会参与，为人民健康服务，为社会主义现代化建设服务”。2002 年，由卫生部、原国家计委、财政部等部委联合颁布《中国农村初级卫生保健发展纲要（2001—2010 年）》，旨在推动新一轮全国农村初级卫生保健工作的开展，不断提高农村居民健康水平，促进农村卫生事业与农村经济社会的协调发展。2006 年《中国农村初级卫生保健发展纲要》中期评估结果显示，全国已有半数以上的参评县达到评估衡量标准。农村孕产妇死亡率由 1990 年的 112.5/10 万下降到 2006 年的 45.5/10 万，同期婴儿死亡率从 58.0‰下降到 19.7‰，全国期望寿命由 1990 年的 68.6 岁提高到 2005 年的 72 岁，对全球卫生事业的发展做出了有目共睹的贡献。

总得来说，改革开放以来，随着我国经济实力的增强，基本医疗卫生服务的供给从质和量上都有很大程度的提高，服务的可及性增强，市场经济的推动，使得医疗机构由单一的所有制变为多种所有制并存，医务人员的积极性和医疗服务的效率都有所提高。但是，这一阶段的基本医疗卫生服务也存在着诸多问题，例如，卫生资源过度向大医院集中、基本医疗服务城乡发展不平衡、现有的医疗服务体系没有明确分工、基本医疗服务公益性减弱、人员素质不能满足基本医疗服务的需求等。于是，国家又围绕促进和改善初级卫生保健制度建设做了大量工作。

2007 年 11 月，为总结在新时期推进农村初级卫生保健所采取的重大措施和成效，借鉴国际有益经验，进一步推动中国农村初级卫生保健工作深入开展，纪念“阿拉木图宣言”发表 30 周年，卫生部与世界卫生组织在北京举办了中国农村初级卫生保健发展国际研讨会，陈竺部长出席会议并致开幕词，陈啸宏副部长代表卫生部作了题为“和谐发展 共享健康”的主旨报告，明确指出人人享有卫生保健是全球卫生的战略目标，初级卫生保健是实现这一战略目标的基本途径和关键。

2009 年 3 月《中共中央国务院关于深化医药卫生体制改革的意见》中指出：深化医药卫生体制改革的基本原则是必须立足国情，一切从实际出发，坚持正确的改革原则。建立健全覆盖城乡居民的基本医疗卫生制度，为群众提供安全、有效、方便、价廉的医疗卫生服务。到 2011 年，基本医疗保障制度全面覆盖城乡居民，基本药物制度初步建立，城乡基层医疗卫生服务体系进一步健全，基本公共卫生服务得到普及，公立医院改革试点取得突破，明显提高了基本医疗卫生服务可及性，有效减轻居民就医费用负担，切实缓解“看病难、看病贵”问题。根据卫生部制定的战略，到 2015 年，使我国医疗卫生服务和保健水平进入发展中国家的前列；到 2020 年，保持我国在发展中国家前列的地位，东部地区的城乡和中西部的部分城乡接近或达到中等发达国家的水平，实现人人享有健康的目标。前 WHO 总干事中岛宏曾说过，“人人健康目标的实现有赖于国家初级卫生保健体系的完善”。而我国的初级卫生保健将在新医改中发挥重要作用。

初级卫生保健代表了全世界人民的利益，体现了社会的公正和应享有的健康权利。初级卫生保健对任何国家都很适用，尤其对发展中国家更是有着极为重要的意义，主要体现在以下几个方面。

1. 充分享有健康权

在初级卫生保健提出之前的年代里，尽管随着科学技术的进步，医学得到了很大的发展。但是，在大部分国家里，它并未用来为绝大多数人的健康服务。卫生资源主要集中在城市中现代化的医疗机构，将复杂、昂贵的技术集中用于一小部分人身上。医学变成了商业，医生变成了商人。世界居民的健康状况、卫生资源分配、卫生服务水平，在发达国家与发展中国家和不发达国家之间存在巨大的差异，在同一国家内部城乡之间也存在严重的不平衡。初级卫生保健正是消除这种不平等现象的有效途径。它改变了过去卫生工作的方向，把卫生保健转为面向社会、面向基层，为每个家庭和个人服务。

2. 促进社会经济发展

初级卫生保健保护了劳动生产力，促进了社会经济的发展，是使人人达到比较满意的健康水平的关键，它有助于人们为社会经济发展做出贡献。一方面，初级卫生保健依赖于社会经济发展；另一方面，初级卫生保健能够开发人力资源，因为人民的健康状态对生产力的发展起着重要作用。因此，初级卫生保健又能够促进整个社会经济的发展。

3.提高人人健康水平

全世界许多国家的卫生状况和有关社会经济状况存在着严重的问题。人们在不断地实践和探索中认识到，只有通过初级卫生保健这条途径，才能真正做到人人享有社会所提供给他的预防疾病和促进健康的各项措施。初级卫生保健立足基层、进入家庭，重视健康教育，从预防保健入手，通过每个人和全社会的共同努力，达到人人健康的目标。

4.提高精神文明水平

社会主义精神文明建设主要有两个方面：一是思想道德建设；二是教育、科学、文化、卫生建设。卫生建设关键是初级卫生保健。初级卫生保健能够改善居民生活及环境质量，提高居民爱护公共卫生的意识，激发群众的积极性和创造性。居民的生活环境质量是由多方面的因素构成的，基本因素包括一个国家的经济、社会、科技和文化状况，国家的卫生工作方针、政策、卫生事业发展，以及自然地理状况、生活方式和当地的风俗习惯等，这些因素都与居民健康息息相关。因此，一个国家初级卫生保健的水平是社会精神文明的重要标志和具体体现。

三、初级卫生保健国内外研究进展比较

(一)国内研究进展

1. 初级卫生保健理论的完善

阿拉木图会议后，世界卫生组织为推动初级卫生保健的实施，提出了一系列政策、策略、目标和指标，并编辑出版，比较重要的有《2000年人人健康进度检查指标的制订》(1978年)、《2000年人人健康全球战略》(1981年)、《国家卫生发展管理程序：指导原则》(1981年)、《卫生规划评价：指导原则》(1981年)。我国近年来也出版了《初级卫生保健》(郭清主编，1989年广东科技出版社出版)、《初级卫生保健在中国》(陶意传等主编，1991年上海科技出版社出版)、《初级卫生保健管理》(陶意传等主编，1992年上海科技出版社出版)等一批专著。这些书籍从理论上进一步丰富与完善了初级卫生保健的内容，对初级卫生保健的实践产生了积极的指导作用。

2. 开发领导层

1984年10月在南斯拉夫的布莱奥尼召开了第一次开发领导层(Leadership Development)的国际学术讨论会。1985年10月在同一地点召开了第二次培养人人享有卫生保健领导人的国际学术讨论会，我国当时卫生部副部长陈敏章、大学专家梁浩材教授等参加了会议。

在此之后，我国领导层开发工作也着手进行。1986年11月10—21日，卫生部委托北京医科大学召开了“实现‘2000年人人享有卫生保健’领导干部研讨会”。有山东、安徽、江苏、黑龙江、湖北、北京等五省一市的各级政府领导、卫生厅(局)领导和医院、防疫站、妇幼保健站(所)及医学院校领导、专家120余人参加了会议。此后各省、市和有关高等院校广泛开展了各种形式的开发领导层的工作。仅中山医科大学卫生管理干部培训中

心在 1990—1995 年间举办各类培训班和研讨会共 22 次，培训各级政府官员和卫生管理干部 1112 人；2008 年，为贯彻宣传中国农村初级卫生保健发展国际研讨会《北京倡议》精神，推动《中国农村初级卫生保健发展纲要（2001—2010 年）》的目标任务的落实，根据 2008 年卫生部农村卫生工作要点，卫生部农卫司举办了全国农村初级卫生保健培训班。这些工作的开展为推动初级卫生保健工作，转变领导层的观念，使之树立现代健康观、健康价值观和社会大卫生观起到了积极作用，真正发挥了领导层在初级卫生保健中的核心作用。

3. 初级卫生保健过去重要，现在更重要

2009 年 8 月中国卫生发展研讨会暨世界卫生组织《2008 年世界卫生报告》发布仪式在北京举行。《2008 年世界卫生报告：初级卫生保健——过去重要，现在更重要》呼吁各国，特别是发展中国家重振初级卫生保健，并围绕初级卫生保健重新改革卫生系统。鼓励各国立即采取行动，通过卫生改革，提高全体人民的健康水平，消除不公平现象。

世界卫生组织呼吁回归初级卫生保健，认为在目前，初级卫生保健的观念、原则和方法比以前任何时候都更为适用。当前的健康结果和卫生保健机会的不公平程度远远超过了 1978 年时的水平。在很多情况下，生活富裕、总体健康状况较好的人最有机会享受最高质量的卫生保健，而穷人则处境困难，不得不挣扎求存。卫生保健的提供模式往往侧重于疾病、高科技和专业医疗，健康被视为生物医学干预的结果，而预防作用在很大程度上遭到忽视。专业医生可能从事的是原本适宜由普通医生、家庭医生或护士从事的工作。这助长了低效现象，限制了卫生保健机会，并且剥夺了病人获得综合卫生保健的机会。卫生保健朝专业医疗保健的方向倾斜，结果往往丧失了采取广泛的防护性和预防性干预措施的机会。有学者认为，我国 70％卫生资源用于最不健康的（1％）和慢性病患者（19％），而 70％的健康人群只用了 10％卫生资源，因此将卫生资源从过度的医疗服务逐步转向提高居民健康素养上来是必要的。

据世卫组织估计，如果能更好地利用现有的预防措施，全球疾病负担可以减轻 70％。在健康被视为一种商品以及卫生保健以盈利为目标的情况下，享受医疗保健的机会和健康结果方面的不公平程度往往最为严重。结果很容易预测：不必要的筛检和程序，经常住院且住院时间较长，总体医疗费用较高，而无力支付的人则被排斥在外。最关键的是，卫生保健未能满足社会对以人为本、公正高效且费用低廉的卫生保健越来越高的期望。

适当实施初级卫生保健可以对付其中许多问题：①它促进全面看待卫生工作，在贯穿整个生命历程的连续不断的卫生保健过程中，将预防工作提高到与治疗同等重要的地位；②初级卫生保健全面处理卫生问题，力求通过在上游对付健康威胁，影响在若干非卫生部门中健康问题的各项基本决定因素；③初级卫生保健有助于恢复卫生保健平衡，将家庭和社区置于卫生系统的核心。它重视当地自主权，弘扬顽强不屈和锐意创新的人类精神，为基础社区设计、拥有和维持的解决办法提供了空间；④初级卫生保健还是对付不健康生活方式的全球化、无计划的迅速城市化以及人口老龄化这些影响 21 世纪生活质量的三大顽疾的最佳方式。

中国 2009 年新医改方案的目标之一是完善基本卫生保健体系。为实现这一目标，采取了如下三项措施：①增加财政投入用于加强城乡基层卫生机构的基础设施和人力资源

建设;②基层卫生机构的运行经费将通过国家财政和服务费进行补偿,改变以药养医的运行模式;③明确基层卫生机构与二、三级医院的功能定位,建立双向转诊机制。但是,中国完善基本卫生保健体系还面临诸多挑战,主要有筹资困难、人员不足和病人习惯到大医院求医的观念已根深蒂固等。

(二)国外研究进展

1. 美国的初级卫生保健

(1)卫生保健体系。社区初级卫生保健机构承担的是面向公众的各种保健咨询服务及轻度疾病或慢性病的诊治保健。美国的初级卫生保健虽然是公共卫生保健服务体系的最低一级机构,但是同样要按照美国联邦政府规定的准入标准进行严格的资质认证。其保健机构的科室设置、人员的配备和资质、培训教育、环境设施、业务项目及服务方式、质量管理和改进措施、与其他医疗保健单位的协作关系等,都必须经过一套严格的标准考核通过,从而保证了医务人员的较高专业水准。

(2)预防保健。初级卫生保健机构除了提供一般的内外科疾病治疗服务,通常还设有皮肤保健、家庭保健、妇女保健、儿童保健、心理保健、饮食保健等健康教育部门,不仅免费提供健康宣传手册,还经常通过电台、报刊、举办健康教育讲座等形式,宣传普及健康常识。

(3)2009 年 3 月 23 日美国总统奥巴马签署了《全民健康保险法案》,使美国贫困人口享有初级卫生保健得到了法律保障,具有重要历史意义。

2. 日本的初级卫生保健

日本的健康保险制度独具特色,由政府管理下的健康保险制度和社团管理的健康保险制度构成。医疗保险费用主要是国家、企业单位和个人三者共同负担,政府实行立法、指导、组织、监督,具体由厚生省有关厅局实施,各行业、企业独立的健康保险组织负责管理具体业务,政府对各健康保险组织,主要在资金上给予补贴,对业务不干涉。

(1)国民健康保险。从 20 世纪 60 年代起日本建立了覆盖全体国民的医疗保险制度,凡年满 20 岁的日本国民都要加入医疗保险体系,这是一种强制性的保险制度,日本的医疗保险体系由雇员健康保险和国民健康保险两大支柱构成,前者的主要对象是打工者,是指拥有 5 人以上的企事业的雇员及其家属;后者的服务对象比较广泛,包括农民、个体经营者、无业者和不能享受雇员健康保险的退休人员以及这些人员的家属。

(2)互助保险组合。20 世纪五六十年代,为解决农民看病难,日本农村成立很多农民互助健康保险组合,对于一些收入低、发病率高的地区的农民来说,国民健康保险也仅仅是有限度地解决一些疾病的 70%的医疗费用,因此,专家们认为,最好的办法就是引导农民组成团体,互帮互助,共同面对医疗问题,日本农民互助保险组合应运而生。

3. 英国的初级卫生保健

英国从 1948 年建立国家卫生局(National Health Service,简称 NHS),国际上普遍认为英国国民健康状况的极大改善得益于 NHS 的实施。

英国的国民卫生服务提供遵循需求导向、广泛覆盖、免费及廉价原则,基本医疗卫生服务建立在患者的健康需要的基础上，无论患者经济能力如何均有权享受基本医疗卫生保健服务，国家保障基本医疗卫生保健服务能无差别、免费或廉价地向每一位公民提供。国家建立三级医疗卫生服务网络，共同为居民提供基本医疗卫生保健服务，其中基本医疗卫生保健处于医疗服务体系的最前沿，也是公民与国家卫生保健制度联系最密切、最频繁的卫生服务层次。全科医生提供基本卫生保健的大部分服务，居民的大部分健康问题在这个层面得以识别、分流，并通过预防手段得以控制。超出全科医生服务能力和范围的服务项目，由二级医疗卫生服务主体提供，患者凭全科医生出具的转诊单到指定的医院就诊。提供三级医疗服务的主要是专科医院，不负责一般诊疗，主要开展临床某专业内用来解决特殊疑难复杂病症的专家服务。

4. 新加坡的初级卫生保健

新加坡的医疗卫生系统被世界卫生组织评为亚洲最有效的医疗卫生体系。新加坡基本医疗卫生保健独具特色，被称为新加坡模式，主要包括四项内容：保健储蓄、健保双全、保健基金以及自雇人士保健储蓄。①保健储蓄，是基本医疗卫生制度中主要的医疗保障计划，具有强制性储蓄的特征，目的在于帮助个人（被保险人及其家属）储备和支付医疗费用；②健保双全计划，是一种社会分担风险的方法，以应对重大疾病给个人带来的经济风险，其目的在于防范个人可能遇到的大病医疗情况；③保健基金，是新加坡政府设立的捐赠基金，目的在于为贫穷的国民提供医疗保障；④自雇人员保健储蓄计划，是专门为自雇人员以及其直系亲属提供健康储蓄保健。

5. 巴西的初级卫生保健

在基本医疗卫生保健制度方面，巴西采用的是统一卫生体系（SUS），在全国范围内实行免费医疗，由政府向居民提供免费的基本医疗卫生保健服务。病人首先应当到所在社区的卫生服务站接受医疗服务，对于社区卫生服务站无法治愈的病人，应当通过转诊程序，转由公立医院治疗。私立医疗服务机构主要通过医疗保险合同向病人提供医疗服务，保险公司作为保险人，为投保人与私立医疗机构提供医疗服务的桥梁，确定服务项目和费用。

巴西“统一卫生体系”采取了“分区分级”治疗原则，实施“家庭健康计划”，推行以全科医生为核心的“内地化计划”等各项措施，致力于解决国民医疗保健问题，尤其是解决偏远地区的农民和城市贫困人群的就医和保健问题。

6. 古巴的初级卫生保健

依古巴宪法，向居民提供免费的医疗卫生服务是古巴政府应履行的责任，政府税收作为卫生资金的来源，承担卫生资源消耗的补偿责任。古巴的医疗服务体系是以公共医疗服务机构为基础建立的三级医疗网络，包括基层初级医疗网、以省市中心医院为主的二级医疗网、以全国性医院为主的第三级医疗网。三级医疗网之间职责明确、分工具体，并通过转诊制度将各级医疗网络有机结合，形成以基层预防为重点，覆盖全民的医疗服务体系。

20 世纪 80 年代初，古巴政府开始实行“家庭医生制”，古巴全民按照所属社区均可以免费享受到家庭医生所提供的直接、全面、方便、快捷的医疗卫生服务。古巴政府加强对第三级医疗网的建设。采取的主要措施包括：①加强医生队伍建设，增强高技术人才的数量；②提供资金用来购置先进的医疗设备；③建立一流的医院和科研机构。

四、初级卫生保健发展趋势及展望

（一）初级卫生保健改革以需求为导向

和《阿拉木图宣言》发表的时代相比，30 年前初级卫生保健运动明确提出的核心价值观如今已在很多环境下获得了大力支持。这些价值观不再以思想先锋者所倡导的道德信念的形式出现，而是越来越成为现代化社会中公众理解和支持的具体社会期望。30 年前，很多人认为初级卫生保健运动倡导的公平、以人为本、社区参与和自主决策的价值观太激进。现在，尽管人们描述这些期望时所用的语言可能和《阿拉木图宣言》时代不同，但这些价值观越来越遍及世界各国，成为各国人民对卫生保健的共同社会期望。这种从古板的伦理原则向普遍社会期望的发展变化，从根本上改变了卫生体系改革的政治动因，为动员社会和政治力量提供了全新的机会，以将卫生体系改革推向人们期望的方向。

这使得对“处理”卫生问题不同方式的相对有效性的争论从单纯的技术层面的讨论转变为兼顾政治因素的考虑，以保证指导卫生体系方向的社会目标的实现。这些初级卫生保健改革措施旨在将社会资源导向公平、消除社会排斥现象；导向围绕公众需求和期望展开的卫生服务；导向保护社区安全的公共政策。必须动员公民和其他利益攸关者参与卫生体系的这些改革，使他们认识到一些既得利益集团倾向于将卫生体系引入不同方向，因此，政府的领导力和视野，以及持续性的知识更新对于取得最佳成效来说尤为重要。

（二）重视初级卫生保健的监测进展与评价

从传统卫生服务向初级卫生保健的转变是一个复杂过程，无法用某一个通用的度量方法来监测。仅在近年来才有可能开始逐渐理顺初级卫生保健定义中各种特征的作用，其部分原因在于对初级卫生保健有别于传统卫生保健的独特特点经历了多年的反复试验才得以确定，而且评价这些特征的工具也未得到统一。这是因为初级卫生保健的所有这些特征从未被全部纳入一揽子改革方案中付诸实施，而只是通过卫生系统渐进式的改革和转变过程而获得的。尽管存在这些复杂问题，但仍可以将其作为监测健康保险全民覆盖进程考虑的一种辅助方法。首要的问题是转变为初级卫生保健所需的组织措施的到位程度。

建立和完善首诊制、确保初级卫生保健的全覆盖、以服务对象为中心、建立具有综合性和可持续性的服务体系等，这些应该为决策者进行的卫生保健服务改革进程提供指导。然而，决策者们并未立即将卫生和社会结果归因于某些具体的改革措施。为达此目的，对改革措施的监测必须以更积极有力的研究日程作为补充。

（三）积极倡导全国公共卫生行动

虽然初级卫生保健工作者在所服务地区提升人群健康的努力十分重要，但是如果国家或者全球政策制定者不能将其在更大的范围内推广，从而影响人群营养模式和健康问题社会的决定因素，那么其价值将大打折扣。仅仅依靠当地的政策力量去推行这些卫生行动几乎是不可能的。大规模公共卫生干预经常起效的传统领域包括：改变人群个体的行为和生活方式，疾病控制与预防，个人卫生及其他健康决定因素；此外还有包括疾病筛查在内的二级预防。干预措施包括向面包添加叶酸、对烟酒课税、保证食品和消费品的安全以及有毒物质的安全监管等。这些国家或国际层面的公共卫生干预可以挽救数以百万计的生命。如果做到成功消除疾病的主要致病风险因素（这在技术上是可行的），那么可以减少约 47%的人口过早死亡，并增加全球健康预期寿命约 9.3 年。因此，设计相应的公共卫生政策，才能巩固初级卫生保健改革成果。设计良好的公共卫生政策能够减少卫生不平等，它们向全体人群提供卫生福利，并明确地将健康不良人群的福祉放在优先考虑的位置。

（四）朝着全民健康保险的目标迈进

卫生公平性是初级卫生保健的核心，一个国家促进卫生保健公平性的基础是向着健康保险的目标迈进，实现人们所需要的个人或非个人卫生保健服务覆盖全民。无论普遍健康保险的结构是否以税收为基础，或通过社会医疗保险的形式构成，或两者兼而有之，其根本原则相同，即根据支付能力预先筹集资金，利用该基金确保有需要的人群可以获得有质量的卫生保健服务，避免灾难性开支的风险。尽管就其本身而言，全民保险还不足以保证人人享有卫生保健和确保卫生保健的平等性，不平等现象在一些普遍覆盖或接近普遍覆盖的国家中仍然持续存在，但全民保险却为之提供了一个必要的基础。

全民保险是建立卫生保健平等性的基础，但它却很少能成为一个简单的社会共识。事实上，在那些已经实现了全民健康保障普遍覆盖或将其作为政策目标的国家中，这种设想开始往往会遇到强大的阻力，例如：阻力来自于专业的医学协会，它们关注于政府执行的医疗保险计划对自己收入和工作条件的影响，或者来自于那些致力于收紧公共开支的经济学家们。正如几乎所有高收入国家中的许多权益一样，全民保险的权益基本上也是通过社会运动争取而来的，而非决策者的主动给予。当前广泛的共识认为，实现全民健康保险是所有合法政府必须满足民众需求的核心职责中基本的组成部分。其本身就是构建现代型社会的政绩之一。

工业化国家，特别是欧洲，早在 19 世纪晚期就开始施行社会健康保障计划，并且在 20 世纪后半叶将其推向全民覆盖。现在，机会留给了中低收入国家去推行具有可比性的全民保险政策。推行健康保险全民覆盖所面临的技术挑战是如何在三个方向上扩大政策的覆盖率。

第一个方向是覆盖的广度，也就是享受社会健康保障人口的比例，必须逐步扩大至未参加保险者，即缺乏卫生服务和/或社会保障的人群，社会保障可以避免由于接受卫生保健服务而造成财务问题。扩大覆盖的广度是逐步扩张与融合覆盖模式的复杂过程。

第二个方向是在考虑到人们的需要、期望以及社会愿意和能够分配给卫生保健的资源的同时，必须逐步增加全民覆盖的深度，扩展能够有效满足人们健康需求的基本服务范围。决定提供配套的“基本医疗服务包”福利政策在这里扮演了重要角色，当然，假如实施的过程恰当适宜的话。

第三个方向是覆盖的高度，即统筹和预付机制所覆盖的卫生保健费用比例必须提高，减少服务点对“共付费用”的依赖性。在20世纪八九十年代，很多国家推广了使用费，力图为举步维艰的服务注入新资源，这通常发生在国家力量抽离卫生领域和逐渐紧缩的公众健康资源的背景下。大多数国家采用了这种策略，却未对即将遭受损害的程度进行评估。卫生服务的使用率随之出现了急剧下降，特别是那些易受伤害的人群，而灾难性开支的发生率增加。一些国家开始重新考虑他们的定位，并且摒弃了使用费，从统筹资金（政府补贴或合同、保险或预付制）中弥补收入方面的损失。继而卫生服务的使用率出现了实质性增加，尤其是贫困人群。例如，乌干达在取消了使用费以后，卫生服务的使用率陡然上升，并且持续不减。预付制和资金统筹使得贫富之间、健康人与病患者之间的团结制度化，清除了提供卫生服务的障碍，降低了患病人群出现灾难性开支的风险。最后，也为卫生服务的可用性、范围和质量提供了再投资的途径。

（五）我国初级卫生保健面临的新挑战、应对策略及发展战略

1. 新挑战

（1）随着社会的发展和居民生活水平的不断提高，人们对卫生保健的要求愈来愈高，不仅要求有医有药，而且追求健康长寿。

（2）我国人口的年龄结构将由“成年型”向“老年型”转化。根据第六次全国人口普查主要数据显示：全国60岁及以上人口占13.26%，比2000年人口普查上升2.93个百分点，其中65岁及以上人口占8.87%，比2000年人口普查上升1.91个百分点。我国人口年龄结构的变化，说明随着我国经济社会快速发展，人民生活水平和医疗卫生保健事业的巨大改善，生育率持续保持较低水平，老龄化进程逐步加快。

（3）近代医学的发展，控制了某些烈性传染病，但由于经济的发展，人民生活方式改变所致慢性疾病、心脑血管病、恶性肿瘤以及意外伤害等相对增加。除环境因素以外，心理因素和社会因素，构成了致病的重要原因。这种由生物医学病因，发展为生物—心理—社会病因的变化，使预防疾病在思想上、技术上、队伍上和管理体制上需要有相应的改变，即称为医学模式的转变。可见，初级卫生保健是一项长期的战略任务。

2. 应对策略

（1）加强政府主导和责任。国际和国内的实践都表明政治因素是推动PHC的直接动力，其中最重要的因素是执政党的执政理念。党中央提出的“以人为本”、“科学发展观”和“构建和谐社会”的执政理念与PHC理念是完全契合的。因此，一定要坚持并强化PHC的理念，明确PHC并无城乡和地域之分，落实党的十七大报告，把“人人享有基本医疗卫生服务”确立为全面建设小康社会的新要求之一。

（2）建立健全城乡卫生管理体制。政府应对城乡卫生资源分布进行科学合理的规划，合理配置卫生人力资源，积极发展城市社区二级卫生服务网络和农村三级卫生服务网络，理顺各级机构之间的关系。加强基层卫生服务机构和综合医院间的网络建设，特别是全面推行“社区（乡镇）首诊制”、城乡医疗服务机构间的“转诊制”，合理分流病人；同时政府

要加大对城乡医疗服务机构间的监管，制定相应的政策，以促进两级医疗卫生组织间的人员流动，加强城乡初级卫生保健服务机构卫生人力资源建设。

(3)将卫生工作重点从医疗服务转移到健康促进与健康保护。健康促进与健康保护有利于打造一个身心更加健康的群体，这样的群体由于支付较少的健康服务费用和社会福利支持，将从根本上防止国家、社会、家庭在未来更大的健康损失和更高的经济代价，更有利于改善卫生公平性。因此，提高健康促进与健康保护的投资，必将给整个社会带来社会和经济效益。

3. 发展战略

(1)立法是人人享有健康的根本保障。作为人民政府，必须确保人民公平地享有基本的健康权利。为了确保健康公平，要强化法律的根本保障作用。实现依法治国必须尽快出台《初级卫生保健法》或《国民健康保障法》等基本法。这些年来，笔者一直将卫生与教育进行比较，1986 年以来《义务教育法》《高等教育法》《民办教育法》等的通过使得中国的教育事业蒸蒸日上。在 2008 年实现了义务教育的绝对免费，让每一个孩子都能走进学堂，免费完成 9 年学业。因此我们相信通过初级卫生保健立法才是保障公民基本医疗卫生服务、改善健康公平、实现人人享有健康的根本保障和必由之路。

(2)明确政府在促进初级卫生保健中的职能。陈冯富珍博士曾因我国卫生工作没能引起政府的足够重视表示过担忧，然而笔者在近年来研究考察各国和地区的卫生体制中却发现，不论是英国模式、美国模式、德国模式，还是我国的香港模式、澳门模式、台湾模式，都有一个共同点，那就是政府义不容辞地承担起初级卫生保健的责任。

从初级卫生保健的立法、筹资到最终的管理与绩效评价，每一个环节都需体现政府的主导作用。其实我们也不难发现 2002 年《中共中央国务院进一步加强农村卫生工作的决定》发布以来，中央政府采取的加强新型农村合作医疗和农村卫生服务能力建设两大重要举措，对改变农村卫生现状，实施健康公平策略具有重大意义。新型农村合作医疗是实现农村初级卫生保健的关键，短短几年由于政策落实，新农合覆盖率迅速达到 90% 以上。这些令人欣喜的数字及成果都离不开政府在卫生工作上发挥的重要作用。

(3)初级卫生保健应成为国家的基本国策。国内外实践都已证明，在卫生体系建设中，要想最大限度提高医疗卫生服务可及性，提高医疗卫生投入效率，最关键的措施之一就是要首先健全初级卫生保健体系，在此基础上再尽可能发展中高级医疗卫生服务体系。从美英等发达国家的经验看，虽然大都已构建起了完善的、多层次医疗服务体系，但初级卫生保健仍有着不可动摇的基础性地位。立足中国国情，强化初级卫生保健体系建设有着极为重要的战略意义。

(六)中国农村初级卫生保健的展望

在科学发展观的指导下，我们正致力于建设社会主义新农村，构建和谐社会，实现全面建设小康社会的宏伟目标，中国农村初级卫生保健已进入一个新的发展时期。我们应当站在新的起点上，更加自觉地推动农村初级卫生保健，适应经济社会和谐发展的需要，促进联合国千年发展目标的实现，为此我们要做好以下四件事。

(1)进一步强化政府责任，更好地保障农村居民的基本健康权益。保障农民人人享有卫生保健是政府义不容辞的责任，政府要完善法制建设，逐步将初级卫生保健纳入法制化管理；制定国家初级卫生保健发展规划，并随着经济社会的发展进行调整与完善；逐步建立稳定增长的政府投入机制，保证农村初级卫生保健的可持续发展。

(2)不断完善新型农村合作医疗制度，保证农村居民获得普遍可及的基本医疗服务。建立完善新型农村合作医疗制度，对构建和谐社会具有重要意义，也是建设社会主义新农村的重要组成部分。要加快推进新型农村合作医疗制度，全面覆盖所有农村地区。要完善制度，创新机制，规范管理，逐步提高筹资水平和保障程度，最大限度地使参加新型农村合作医疗的农村居民受益。同时，加强配套制度建设，进一步做好新型农村合作医疗制度与农村医疗救助制度的衔接。

(3)重点加强卫生服务体系能力建设，不断提高初级卫生保健服务水平。要改善农村地区，尤其是中西部地区卫生基础设施状况。健全农村基层卫生人力资源保障和稳定机制。逐步建立与完善定向培养等学历教育和在岗培训等继续教育制度。一方面要培养一支懂业务、会管理的农村卫生管理队伍；一方面要培养一支技术扎实、作风优良、立足基层的农村卫生技术人员队伍。建立有益于农村卫生人力发展的激励机制，鼓励合格卫生人员到贫困、边远地区工作，吸引和留住农村卫生人才，稳定和发展农村卫生队伍。

(4)提倡全员参与，增进伙伴关系，形成发展中国农村初级卫生保健的合力。要重视开拓社会各界、各部门的潜能，加强与国际组织、各级政府、政府不同部门、非政府组织的合作与交流，分享相关的知识、技能和经验，不断建立和发展健康领域中的伙伴关系，凝聚各方资源，形成促进中国农村初级卫生保健的良好社会氛围。

时代在发展，社会在进步。人类社会的和谐发展，共享健康是我们的共同理想和期望。我们将坚持以人为本，注重民生，坚持改革创新，积极响应世界卫生组织21世纪人人享有卫生保健的倡导，一如既往地巩固与发展农村初级卫生保健，总结探索社会主义市场经济体制下中国农村初级卫生保健发展的适宜模式，应对我们所面临的健康挑战，不断提高农村居民的健康水平。我们愿意为实现中国农村居民人人享有卫生保健进行不懈努力，为中国，进而为全球实现联合国千年发展目标做出贡献。

(七)探索中国特色的“治未病与健康管理”模式

近30年来，中国慢性病患病率和死亡率持续上升，慢性病人数已近3亿。随着人口老龄化和慢性病患者低龄化，日益沉重的医疗负担，是家庭和社会都无法回避的问题，已成为影响我国经济社会可持续发展的巨大障碍。20世纪末，75位诺贝尔奖获得者发表的《巴黎宣言》指出：要破解这一难题，必须从疾病治疗为主转向健康管理为中心，这是21世纪卫生保健革命的方向。

治未病是中医“预防为先”的核心思想，健康管理是现代医学发展的重要方向。“治未病与健康管理”将坚持“中学为体，西学为用”，弘扬中医文化，研究“治未病与健康管理”科学体系和服务模式；以实验研究结果为依据，为健康管理提供安全、有效、方便、价廉的监测评估技术；依托云计算和物联网，对健康和疾病信息实时监控，构建智能健康管理服务平台，推广中国特色的健康管理服务模式。

参考文献

[1] 郭清. 论初级卫生保健发展战略[J]. 中国农村卫生事业管理,2009(9).
[2] 郭清. 城市初级卫生保健管理[M]. 广州:中山大学出版社,1996.
[3] 中共中央、国务院关于深化医药卫生体制改革的意见[R]. 2009.
[4] 世界卫生组织. 2008 年世界卫生报告:初级卫生保健——过去重要,现在更重要[R]. 2009.
[5] 健康问题社会决定因素委员会. 针对健康问题社会决定因素采取行动,以实现卫生公平:用一代人时间弥合差距。日内瓦:世界卫生组织,2008 年.
[6] 和谐发展,共享健康——中国农村初级卫生保健发展的回顾与展望[R]. 卫生部副部长陈啸宏在中国农村初级卫生保健发展国际研讨会上的讲话,2007.
[7] 郭清. 人人享有卫生保健——庄严承诺 30 年[N]. 健康报,2008-12-18.
[8] 时念玲,邹士兵. 几个发达国家和我国的初级卫生保健状况[J]. 职业与健康,2010(3).
[9] 王鑫帅. 静悄悄的卫生革命——中国初级卫生保健基金会"健康教育管理培训团"赴美学习考察侧记[J]. 前进论坛,2008(5):28-29.
[10] 孙贺一,刘杨. 日本新的社区保健医疗教育对我们的启示[J]. 医学与哲学, 2006, 27(5): 74-75.
[11] 张业蕾. 日本农村医疗保障的运营实践及启示[J]. 劳动保障世界,2008(1): 99-100.
[12] 王倩云,鱼敏. 初级卫生保健体系研究[J]. 中国卫生事业管理,2008(7): 483-487.
[13] 黄敬亨,乔磊,李东方. 重振初级卫生保健是实现人人享有健康的必由之路[J]. 中国健康教育,2008,24 (10): 784-786.
[14] 秦晴. 我国基本医疗卫生保健规制研究[D]. 南京:南京中医药大学,2011.
[15] 石光,雷海潮,高卫中. 巴西和智利卫生改革考察报告[J],卫生经济研究,2008,6:17.
[16] Gilson L, McIntyre D. Post-apartheid challenges: household access and use of care[J]. International Journal of Health Services,2007,37:673-691.
[17] International Labour Office, Deutsche Gesellschaft für Technische Zusammenarbeit(GTZ) Gmbh, World Health Organization. Extending social protection in health: developing countries, experiences, lessons learnt and recommendations. International Conference on Social Health Insurance in Developing Countries, Berlin, 5-7December 2005[OL]. Eschborn, Deutsche Gesellschaft für Technische Zusammenarbeit (GTZ) Gmbh, 2007 (http://www2. gtz. de/dokumente/ bib/07-0378. pdf, accessed 19July 2008).
[18] Achieving universal health coverage: developing the health financing system[R]. Geneva. World Health Organization, Department of Health Systems Financing, 2005 (Technical Briefs for Policy Makers No. 1).
[19] The World Health Report 2000 - Health systems: improving performance[R]. Geneva: World Health Organization,2000.
[20] Carrin G, Waelkens MP, Criel B. Community-based health insurance in developing countries: a study of its contribution to the performance of health financing systems[J]. Tropical Medicine and International Health,2005,10:799-811.
[21] Jacobs B, et al. Bridging community-based health insurance and social protection for health care - a step in the direction of universal coverage? [J] Tropical Medicine and International Health, 2008,

13:140－143.

[22] Reclaiming the resources for health. A regional analysis of equity in health in East and Southern Africa. Kampala, Regional Network on Equity in Health in Southern Africa (EQUINET), 2007.

[23] Gilson L. The lessons of user fee experience in Africa[J]. Health Policy and Planning, 1997, 12: 273－285.

[24] Ke X, et al. The elimination of user fees in Uganda: impact on utilization and catastrophic health expenditures[J]. Geneva: World Health Organization, Department of Health System Financing, Evidence, Information and Policy Cluster, 2005 (Discussion Paper No. 4)

[25] Hutton G. Charting the path to the World Bank's "No blanket policy on user fees". A look over the past 25 years at the shifting support for user fees in health and education, and reflections on the future[OL]. London: Department for International Development (DFID) Health Resource Systems Resource Centre, 2004 (http: www. dfidhealthrc. org/publications/health _ sector _ financing/04hut01. pdf, accessed 19July 2008).

撰稿人:郭　清

国境卫生检疫研究

一、引　言

“十一五”期间，我国卫生检疫事业形成了以《中华人民共和国国境卫生检疫法》及其实施细则为依托，以国家质量监督检验检疫总局（以下简称国家质检总局）—直属局—分支局为架构，以检疫查验、疾病监测、卫生监督、卫生处理为主要工作内容的具有中国特色的法律法规、标准、业务、技术、应急管理和基础保障体系，对控制疾病疫情及其他危害人体健康的有害因素跨境传播，保障国内人们身体健康，促进我国对外经济贸易和社会主义建设事业发挥了重要作用。自《国际卫生条例（2005）》（以下简称《IHR2005》）实施以来，国家质检总局加强了与世界卫生组织（WHO）、有关国际组织及机构（ISTM、APTHS、IAMAT、CDC 等）、相关国家与地区的合作与交流，吸收先进的理念和技术，开展了口岸卫生检疫核心能力建设、传染病跨境输入风险分析、建设国际卫生港口、国际旅行健康等研究与实践，使我国国境卫生检疫工作取得了斐然成绩。

二、最新研究进展

我国现行的《中华人民共和国国境卫生检疫法》及其实施细则是在《国际卫生条例（1969）》的基础上制定并实施的，其主要目的是防止以鼠疫、霍乱、黄热病三种检疫传染病为首的传染病从国境口岸传入传出。新的《IHR2005》的目的和范围则是“以针对公共卫生风险，同时又避免对国际交通和贸易造成不必要干扰的适当方式，预防、抵御和控制疾病的国际传播，并提供公共卫生应对措施”。其应用不局限于特定疾病，并将在今后多年保持其相关性和实用性，即使面临疾病及决定其出现和传播的各种因素的持续演变。《IHR2005》各项条款还更新和修订了许多技术职能及其他管制职能，包括适用于国际旅行和运输的证书以及国际港口、机场和陆路口岸的要求。因此，我国现行的国境卫生检疫学科建设和理论体系亟须在《国际卫生条例 2005》的框架下进行更新和发展，开展《IHR2005》与国家经济和社会发展目标的关系研究，国境卫生检疫与国家公共卫生体系的发展关系研究，口岸核心能力建设、口岸卫生检疫风险分析及动态管理研究，新技术的开发和应用等领域的研究，以便为修改《国境卫生检疫法》及其实施细则，做好新形势下的国境卫生检疫工作打好科学的基础。

（一）口岸卫生检疫核心能力建设

《IHR2005》附件 1 对每个国家对外开放的指定机场、港口和陆路口岸国境卫生检疫的核心能力要求提出了原则性要求。国家质检总局组织开展“《IHR2005》对国际通航口岸能力要求”课题研究，系统研究了口岸公共卫生风险，预防、抵御和控制疾病国际间传播的公共卫生应对措施，制定了《2009—2012 年全国口岸卫生检疫核心能力建设方案》，并从口岸检疫查验能力要求、国际旅行卫生保健能力要求、口岸卫生监督能力要求、口岸卫生处理能力要求、口岸突发公共卫生事件处置能力要求等五个方面制订了《口岸卫生检疫核心能力建设基本标准》，要求各检验检疫机构联合地方政府与口岸建设单位，推进开放口岸的卫生检疫能力建设，至 2012 年即 WHO 规定的期限，通过 WHO 的认证[1]。

(二)口岸卫生检疫查验

控制传染病的跨境传播，实施科学有效的口岸卫生检疫查验是重要环节。2009 年国家质检总局按照“高度重视、积极应对、联防联控、依法科学处置”的原则，加强领导、健全网络、完善措施，利用与相关科研院校联合研制的红外线体温检测仪，实现了口岸出入境人员体温检测全覆盖，提高了发热病人筛查的有效性，为延缓甲型 H1N1 流感疫情在我国的输入与扩散赢得了时间，受到党和国家领导人的肯定。

为强化检疫查验的有效性，各地检验检疫机构结合当地出入境人员、交通工具等检疫查验对象的特点，创新了一批行之有效的查验新模式，如北京局“一化四机制”工作模式、深圳局“6＋4＋3”模式、云南局“3＋1”模式等[2]，真正做到既方便进出，又严格把关。广东局成功检出境内首例输入性基孔肯雅病例[3]、首例口岸发现的输入性甲型 H1N1 流感病例等重大疫情，同时还开展了“基于症状监测的重大传染病口岸传入和控制措施研究”等学科前沿性研究。

(三)传染病输入风险分析

近 20 年间，新出现的传染病不断被发现，原已得到控制的一些老的传染病“复活”，许多传染病超越国界在国际间形成蔓延趋势，传染病的输入输出引起了国际社会的广泛关注，WHO 在《IHR2005》将管辖的传染病从原有的三种检疫传染病扩展至所有可能引起国际传播的并可能引起公共卫生风险的疾病。

为了履行《IHR2005》的义务，国家质检总局开展了“国境卫生检疫监测传染病制定原则和病种确定及其管理办法的研究”，将 100 多种传染病从国际关注程度、地理因素、病原体的可能输入方式、发病人数、严重程度、传播方式、卫生决策、预防能力、其他参与领域、危险认知程度等 10 个方面进行风险评估与排序，筛选出 30 多种在我国国境口岸出入境检疫时要求重点关注的传染病。开展了“口岸卫生检疫风险分析框架及评估体系研究”，建立了传染病输入我国的风险分析程序与方法。同时围绕上海世博会、深圳大运会等国际重大活动开展了“重大活动口岸卫生检疫风险因子和控制措施的研究”、“大型国际活动输入性卫生检疫风险因子总体解决方案及 S. A. M. 关键技术研究”，建立了我国开展大型国际活动口岸卫生检疫保障体系。

(四)口岸卫生监督

为加强口岸食品生产经营单位实施分级管理制度，提高了口岸食品安全执法的科学性和有效性，国家质检总局制定并发布了《出入境口岸食品卫生监督管理规定》(质检总局令第 88 号)。进一步加强了口岸媒介本底调查和所携带病原体检测工作。部署开展了全国系统口岸 8 种医学媒介生物本底调查，摸清了全国口岸本底媒介种类、种群分布、种群密度、季节消长。同时开展了“国境口岸鼠类 DNA 条形码鉴别技术及数字化图形识别”、“口岸输入性媒介家蝇抗药性监测及生物防控措施的研究”、“卫生处理药剂雾化粒谱与消毒、杀虫效果的研究”、“出入境交通工具高效鼠迹探测器的研制”、“出入境卫生检疫现场空气样品在线收集及快速检测设备的研究”、“国境口岸重要蚊媒新型环保监测仪研制”等课题研究。制订了《国境口岸医学媒介生物监测办法》及《国境口岸食品风险管理分级评定规程》、《国境口岸储存场地卫生监督量化分类管理规程》、《入出境交通工具饮食、服务单位卫生监督规程》、《国境口岸外来医学媒介生物风险分析规则》、《出入境交通工具携带医学媒介生物采集方法》等行业标准。

(五)口岸卫生处理

为加强对卫生处理单位的管理，确保卫生处理的安全和质量，质检总局制订了管理办法，改进和提高了卫生处理监管方式、方法和监管重点，强化卫生处理监督检查制度，制定了监督检查考核标准和监管评价方法，实施卫生处理效果评价监管制度，提高卫生处理监管的科学性和可操作性。同时制订了《卫生处理安全操作规程》、《国境口岸卫生处理单位管理规程》、《出入境卫生检疫卫生处理通用规程》、《出入境口岸卫生处理常用药物使用准则》等行业标准。开展了“手持式熏蒸气体浓度无线检测仪器研制”、“国境口岸卫生处理风险评估及控制关键技术的研究”等课题的研究。

(六)国际卫生机场、国际卫生港口建设

《IHR2005》的实施，对口岸核心能力提出了新的要求，创建国际卫生机场、国际卫生港口工作既是我国政府履行《国际卫生条例》职责的具体体现和实践，更是加强口岸核心能力建设的重要形式和有效手段，也是检验检疫机关服务地方外向型经济、促进我国对外贸易的一个重大举措。国家质检总局先后研究制订《国际卫生机场通用要求》、《创建“国际卫生机场”规程》、《国际卫生机场考评规程》、《创建“国际卫生港口”规程》等行业标准。近年来，经 WHO 考核论证，全国共成功创建了 8 个国际卫生机场和 4 个国际卫生港口[4]。

(七)口岸核生化有害因子监测

根据《IHR2005》的规定，国家质检总局在新的“三定方案”中增加了口岸核生化有害因子监测的职能。检验检疫机构开展了“突发公共卫生事件危险因子采样设备的研制”，研制了生物因子、化学因子和核与辐射因子采样设备箱。制订了《出入境口岸突发公共卫生事件应急处理规程总则》、《国境口岸核和辐射恐怖事件监测操作规程》、《国境口岸生物因子恐怖事件监测规程》等行业标准。近两年来，质检总局共购置 678 套核和与辐射监测设备、400 多套生物恐怖因子快速检测箱配置到口岸一线现场。初步形成了对出入境人员、行李、交通工具、集装箱、货物等进行放射性监测和生物恐怖因子快速检测的能力。仅 2010 年，各口岸发现核有害因子阳性案例 861 起，其中接受放射性诊疗人员 623 起，人员携带物 47 起，集装箱放射性超标 191 起，其中 38 批次退运，87 批次转交环保部门处理，

有效维护了国家安全。

(八)国际旅行卫生保健

WHO加强全球公共卫生安全的战略之一就是加强国际旅行卫生,给予各国卫生当局和卫生专业人员专业性的指导,保障旅行者健康[5]。进入21世纪,现代化的交通工具更加快捷和经济,同时伴随着我国经济的快速增长和人们生活水平的提高,越来越多的国人到国外进行商务活动或境外旅游。国际旅行过程中因所处环境的改变,容易受到当地流行的传染病、不洁饮食、意外伤害等因素的侵袭,不但可对旅行者本人造成损害,而且在回国后还有可能把境外的传染病带入国内,从而对健康人群构成公共卫生风险。国际旅行医学就是研究旅行者的健康风险因素,通过提供干预措施来保护旅行者健康、防止传染病跨境传播的重要手段;它把口岸卫生检疫工作从"入境时"被动执法模式,提前到"出境前"主动干预和服务,未雨绸缪,把传染病风险控制在"未病"时期,真正体现预防医学的要求。从这个意义上说,国际旅行卫生保健是卫生检疫工作在新形势下的延伸和扩展,是未来国际传染病控制的一个重要发展方向。

三、国内外研究进展比较

2005年第58届世界卫生大会通过了新修订的《国际卫生条例(2005年)》(IHR2005)。新条例改变了传统的国际卫生检疫管理模式,由管理3种检疫传染病扩大到管理国际关注的突发公共卫生事件,以预防、抵御和控制疾病的国际传播。这种变化将督促各成员国进一步提高发现、评估、通报、报告和应对能力,降低疾病等危害因素对人类健康的威胁,促进全球卫生检疫事业的蓬勃发展。

(一)国外卫生检疫工作法律法规体系、组织机构与检疫措施[6]

1. 国外卫生检疫法律法规体系

(1)有独立卫生检疫法律法规体系的国家和地区,如越南、日本、菲律宾、朝鲜、韩国及加拿大、澳大利亚等国及我国港、澳、台地区,为全面开展卫生检疫工作提供了强有力的政策依据。

1.1 朝鲜《国境卫生检疫法》和越南《国境卫生检疫条例》与我国最为类似,分为出入境检疫查验、卫生处理、疾病监测、疫情通报等多个部分。

1.2 其他国家多以《检疫法》命名。如日本、韩国、加拿大、澳大利亚等国家,对检疫官员、无疫放行、特别检疫区、检疫风险水平等概念进行了明确定义,对检疫任务、检疫执行等做了清晰的说明。

1.3 我国的港、澳、台地区也分别出台了《中国香港检疫及防疫条例》、《中国澳门卫生检疫及植物检疫法规》、《台湾地区港埠检疫规则》等对疫区、疫港、传染病等进行了释义,规定了传染病监测种类,明确了各级官员职责及可采取的措施。

(2)相关法律法规涵盖卫生检疫工作的国家和地区。此类国家没有独立的卫生检疫法律法规体系,但在其传染病法等类似法律中涵盖了卫生检疫工作的相关要求。例如,俄罗斯、乌克兰、哈萨克斯坦等国均在其《居民卫生防疫法》中对领土的卫生防护、检疫、限制性防疫措施进行了详细规定;美国涉及卫生检疫工作的法律条款众多,如《泛美卫生法典》、《美国法典—传染病控制》、《美国法典—外国人与国籍》、《美国联邦规章汇编第四十二编公共卫生服务—检疫》、《关于修订检疫传染病名录的 13295 号总统令》、《芝加哥公共卫生部检疫/隔离条例》等,规定了需要进行监测的传染病名录,对传染病、污染、病人、隔离等名词进行了定义,规范了美国港口卫生措施、人员隔离与留验流程等具体细节;此外,德国《人类传染病防治法》、爱尔兰《传染病条例》、蒙古《健康法》、肯尼亚《公共卫生法》泰国《传染病法》及新加坡《传染病防治法》等均涵盖了该国对卫生检疫工作的具体要求。

2. 国外卫生检疫组织机构

多数国家的卫生检疫机构多以港口卫生当局、检疫所等不同名称,归属于卫生部或其他国家部委,执行 IHR2005 所赋予的职责,总体来说海港检疫机构远多于空港卫生检疫机构,据统计,IHR2005 生效以来,已有 75 个国家向 WHO 提供了该国根据新条例授权签发船舶卫生证书的港口名单[7]。

(1)卫生部或类似部委下属机构。多数国家和地区属于此类。美国、澳大利亚、加拿大、俄罗斯、越南、菲律宾、朝鲜、日本、韩国、新加坡、爱尔兰、法国、德国等国和我国的港、澳、台地区,卫生检疫工作是由卫生部门及其任命的有资格的检疫官员负责开展。

(2)由卫生部之外的部门或多部门负责。在泰国,国境口岸传染病控制工作由该国移民局负责开展;在乌克兰,由内政部部长签发实施和解除检疫命令,由国家卫生防疫总局卫生检疫及其相关机构负责在乌克兰国境口岸实施卫生检疫与流行病学监督措施;在哈萨克斯坦,卫生检疫工作由包括国家卫生防疫机关以及卫生防疫组织在内的多部门共同承担,包括居民卫生防疫全权机构、共和国卫生防疫站、国家防鼠疫部门、科研单位,等等。

3. 国外卫生检疫措施

近年来,多数国家和地区的卫生检疫机构在简化入境检疫查验手续、大力加强卫生监督及传染病监测力度、广泛采用电讯检疫模式的前提下,对出入境交通工具等及其所载的货物、人员等进行必要的检疫查验、监督和执行黄热病预防接种工作、签发检疫证书及其他文件,并在发生疫情或疑似疫情时采取禁止入境、人员隔离、消毒除虫等卫生检疫措施[8-11]。

(二)近年来世界关注的卫生检疫重点事件

1. IHR2005 的正式生效

IHR2005 于 2007 年 6 月 15 日正式生效,是近年来全球卫生检疫工作关注的重点事件之一。IHR2005 的目的和范围是针对公共卫生危害、同时又避免对国际交通和贸易造成不必要干扰的适当方式预防、抵御和控制疾病的国际传播,并提供公共卫生应对措施,是对传统国际卫生检疫管理模式的更新和扩展。WHO 将在 IHR2005 的贯彻落实中发挥协调全球监测,对显著的公共卫生风险进行评估、与缔约国分享公共卫生信息、为缔约国在指定入境口岸评估和加强其监测与应对的公共卫生核心能力、为缔约国应对公共卫生风险和构成国际关注的突发公共卫生事件提供技术支持、监督其实施等作用;各缔约国则应建立国家归口单位、评估并通报可能构成国际关注的突发公共卫生事件及确定的公共卫生风险、发展并保证最低程度的国家监测与应对的特定公共卫生核心能力、在入境口岸执行规定、与其他缔约国共同合作以更好地执行 IHR2005 赋予的职责和义务。

2. 甲型 H1N1 流感疫情检疫防控

2009 年的全球性新型甲型 H1N1 流感大流行是 IHR2005 实施和其审查委员会成立以来首个构成国际关注的突发公共卫生事件，对全球公共卫生及卫生检疫工作造成了重大影响。WHO 积极应对新型甲型 H1N1 流感疫情，在 4 月 25 日将其公布为国际关注的公共卫生突发事件后，不断调整其流感大流行警告级别直至最高级别，与此同时，在原有 WHO《呼吸道传染病大流行的防控指南》的基础上，连续出台了《关于 2009 年船舶甲型流感病例临时处置技术建议》《关于航空运输中甲型流感案例管理的技术建议》《国际口岸应对流感的措施选择》等一系列技术文件为全球成功防控疫情提供了坚实的技术支持。在此基础上，各国纷纷结合本国实际，采取适合本国实情的卫生检疫措施，成功地控制了疫情的传播扩散，促进了各国卫生检疫事业的发展壮大。

3. 日本核辐射事件防控

按照 IHR2005 的规定，核辐射事件属于需要全球卫生检疫机构加以应对的突发公共卫生事件类别之一。2011 年 3 月 17 日，日本核辐射事件发生后，WHO 与作为国际核事故应急协调领导机构的国际原子能机构通力合作，为核应急情况下涉及公众健康行为干预中的健康效应进行评估和提供技术咨询、建议或帮助。各国也纷纷采取防控措施，其中中国卫生部发布《核与辐射事故医学应急问与答》、环保部在上海、青岛、深圳等地加强了核辐射环境监控，质检系统各级检验检疫机构通过配备先进的门式、立式和便携式核辐射检测设备，加强了对灾后日本入境航班人员、行李及货物的放射性检测；韩国、美国、德国等国家也纷纷采取了启动紧急监测、对核辐射进行全天候监测及重新评估核能应用等防控措施。

（三）国外突发公共卫生事件的卫生检疫管理措施

法国在应对新型甲型 H1N1 流感疫情的处置上具有一定的代表性，基本上可分为初期、中期和后期三个阶段进行应对[12]。根据本国卫生医疗机构齐全、卫生技术先进等实际国情，采取了与我国较严格的围堵措施不太一致的延缓和非围堵的策略，随着疫情的不断演变及时采取了不同程度的防控措施，未对旅行者进行旅行限制或入境时采取逐人的视觉或热成像监控，在陆地口岸未采取措施，也未关闭本国口岸。

四、发展趋势及展望

（一）口岸核心能力评估和建设

IHR2005 的正式生效要求缔约国应利用现有的国家机构和资源，满足其规定的核心能力建设要求，包括监测、报告、通报、合适、应对和合作能力以及指定机场、港口和陆路口岸能力。核心能力建设是一项长期、系统的工程，当前，全球公共卫生形势依然复杂严峻，各国及各入境口岸间核心能力建设水平差距显著。因此，各缔约国应从国家立法与财政支持，国家联络点的合作与沟通、监测、应对、准备、风险交流、人力资源、实验室能力建设等八个方面着手推进核心能力建设，以应对可能存在的传染病及核、生、化等突发公共卫生事件的现实威胁。

IHR2005 第五条及第十三条规定“缔约国应该根据条例附件 1 的具体规定，在不迟于条例生效后五年内，尽快发展、加强和保持其发现、评估、通报和报告事件的能力”以及“快速和有效应对公共卫生风险和国际关注的突发公共卫生事件的能力”[13]。对国境口岸而言，这就意味着要在 2012 年 6 月 15 日前具备 IHR2005 附件 1 第二部分“指定机场、港口和陆路口岸的核心能力要求”所规定的 12 项能力。2008 年年底，国家质检总局组织完成了全国 270 个口岸（香港、澳门、台湾地区口岸除外）核心能力建设情况的普查和评估，结果表明空港口岸、部分海港和一些大型陆路口岸情况较好，小口岸、大部分陆路口岸和中西部口岸的现状与 IHR2005 要求还有一定差距，有的甚至差距较大，口岸公共卫生核心能力发展不平衡的态势在我国仍然比较突出。因此，结合我国国境口岸的实际情况，深入研究 IHR2005 及 WHO 关于口岸核心能力建设的有关要求（如“指定口岸核心能力评估工具”），探索我国口岸公共卫生核心能力建设的模式、规划、标准和可持续性发展问题，是卫生检疫工作者当前和下一阶段需要破解的重大课题。具体地说，就是要通过研究和论证，确定科学合理的建设主体与职责分工、建设规模与进度、口岸类型与对应的建设标准、验收考核的指标和程序等，确保今后出台的口岸核心能力建设方案具有良好的可操作性。在这个过程中，还需要充分总结和借鉴我国与 WHO 在入境口岸开展创建“国际卫生机场”和“国际卫生海港”品牌的先进经验，密切协同地方政府、口岸运营机构及相关部门，共同推进口岸核心能力建设，使口岸传染病防控工作成为我国公共卫生防护体系中的有力支点。

（二）公共卫生全球化趋势对国境卫生检疫的影响

近年来，在经济一体化和全球气候变化等因素的作用下，全球传染病疫情频发且日趋复杂，口岸传染病防控工作往往涉及多个部门、组织乃至国家。与此同时，世界各国对交通贸易便利性的重视和人们对公共卫生伦理的关注常常使传统的卫生检疫措施遭遇困难。当前需要以公共卫生全球化的战略性目光，引入“全球卫生”理念，做好新形势下国境卫生检疫工作。“全球卫生（Global Health）”理念是“国际卫生”（主要关注他国尤其是中低收入国家卫生问题）与时俱进的产物，它指跨越国家和政府界限，动用全球性力量来解决公共卫生问题。它囊括了疾病、卫生体系、卫生筹资、卫生人力等诸多方面，更注重直接或间接影响多个国家的卫生问题，更强调全球性的合作——不仅是国家，还包括诸多非国家行为体之间的合作，旨在解决非一国之力所能克服的全球性卫生问题[14]。从甲型 H1N1 流感防控、东南亚国家登革热防控、非洲艾滋病疫情控制、全球抗击艾滋病、结核病和疟疾基金项目等工作中都可以看到全球卫生理念的投射。当前，在联合国八个千年发展目标中，三个与健康息息相关，其中与 HIV/AIDS、疟疾和其他疾病的斗争的目标更是与进一步增强全球卫生合作密不可分。做好与联合国其他机构，区域开发银行和其他多边金融机构、政府间组织和区域组织，其他非政府组织、宗教社团、社区基金、学术机构、私人机构等的密切合作也是今后进一步做好全球卫生检疫工作的重要方向之一。

随着我国的综合国力日益增强和国际地位的提高，中国国境卫生检疫卫生事业的发展不仅对中国人民至关重要，对全球卫生也具有举足轻重的地位，因此，为应对全球卫生带来的机遇和挑战，我国卫生检疫事业的发展应更加注重与加强与国际社会的联络，包括与各国政府及其卫生部门、跨政府机构（如 WHO、IATA、IMO）、非政府组织（ISTM、IAMAT、APTHS、TMVC）、各种健康相关的基金会、公私伙伴关系及慈善机构等全球卫生的行为体进行充分的协调与合作，通过借鉴先进经验、推广本国经验、提供技术或资金援助等方式，共促健康。另外，还要依据我国国情，坚持预防为主的指导方针，进一步理顺国境卫生检疫与国家公共卫生体系的关系，加大卫生投入，合理分配卫生人、财、物资源，确保在国家层面、中层、社区层面和口岸全面达到 IHR2005 的公共卫生核心能力要求。

（三）邮轮经济和邮轮卫生

近年来，随着我国改革开放的不断深化和综合国力的日益增强，出入境船舶与日俱增，尤其邮轮经济已成为多个城市新的经济增长点。目前，大陆多个港口城市，如上海、厦门、天津、青岛、大连、三亚等都大力投入了国际邮轮客运的规划与建设。目前，世界邮轮业巨头已集体到中国大陆淘金，邮轮经济蓬勃发展，昭示着以往被看作奢侈豪华的“坐着邮轮去旅行”的生活方式已离普通民众越来越近。邮轮在航行期间，人群密集且乘客来自航程中的各个港口，各种致病微生物可经由多种途径进入邮轮的狭小环境中，通过人群的密切接触和交叉感染，引发传染病的暴发和流行。WHO 的资料表明，在 1994—2004 年间共爆发 132 起疫情，其中近 90%发生在国际邮轮和旅客班轮上。除一例嗜肺军团杆菌感染流行引起的呼吸道疾病外，邮轮和客轮的传染性疾病多以急性胃肠炎为主，均由食源性或水源性感染引起[15]。与此同时，国际邮轮和客轮传染性疾病的暴发与流行受到船舶航行海区不同、季节变换频繁、昼夜温度起伏较大等因素影响，往往导致各种传染性疾病流行特征的改变和流行规律的模糊，主要表现为：季节性差异不明显、多病原微生物的联合感染、航海旅行者免疫力下降、易感性增高以及人群密集度增高致疫情波及比例高等，与陆地有很大差别[15]。2008 年 11 月和 2009 年 2 月，上海口岸先后发生了“钻石公主”号和“精钻探索”号两起诺如病毒感染引起的突发群体性食源性感染事件，这提醒我国卫生检疫工作者，探索入境邮轮卫生检疫新模式，研究邮轮传染病流行及控制模式，防止传染病传入与传出，保障游客的健康安全已是国境卫生检疫工作面临的严峻挑战和重要课题。当前及今后，应着重开展以下研究工作：①以食源性疾病为重点，深入研究影响邮轮公共卫生安全的危险因素及关键控制点；②开展卫生检疫措施体系研究，包括出台符合我国国情的邮轮卫生方案（VSP）和风险评估体系；③建立应对邮轮群体性传染病暴发流行的应急处置机制；④针对邮轮旅客的人群特点，研究确定有效的健康促进项目。

（四）加强实验室能力建设及传染病快速检测技术研究

WHO 一方面对其参比实验室加以大力扶持，对送往 WHO 参比实验室进行确证试验的国际运输样品进行财政支持（例如流感、脊髓灰质炎和麻疹样本），另一方面通过姐妹实验室计划推进各国在共同关心领域的实验室合作，当前已有美国—巴西、安哥拉—葡萄牙、科特迪瓦—贝宁、斯里兰卡—澳大利亚等多个国家的实验室在共同关心的疟疾、登革热、黄热病等领域结成姐妹实验室，进行了密切合作，势必将进一步提升全球卫生检疫检测能力。世界范围内，人员、交通及贸易往来的日益频繁，并且对通关速度的要求越来越高，然而它们携带感染或污染（包括媒介生物及其宿主）的几率也越来越大。传染病快速检测技术是解决这种矛盾的有效途径之一。今后一段时间，可根据我国国境卫生检疫的实际情况和全球传染病流行态势，有针对性地选择几种重点传染病（特别是热带病和虫媒传染病），选择几种较为成熟和有发展前景的技术，开发适合于国家口岸现场实施的传染病快速检测技术，既用于提高检疫查验和卫生监督工作的检出率和快速反应能力，又可对进出国境的重点人群实施哨点监测。以下几种技术可望在口岸传染病快速检测中大展身手[16]：

（1）以胶体金层析技术和酶免层析检测方法为代表的免疫层析技术。前者方法操作简单，检测时间短（一般 30min 内），环境、设备要求低，非常适合在口岸现场实施，但灵敏度和特异性难于达到较高的统一。由于口岸现场只是进行初筛，并不进行确诊，因此在以后的研究中，可以在照顾特异性的同时尽量提高胶体金检测技术的灵敏度，达到尽可能发现患者的目的。后者与胶体金层析技术相似，只是酶免层析的微孔膜上包被的不是金颗粒，而是酶结合物，这种方法可以有效提高检测试剂的灵敏度。

（2）聚合酶链反应（PCR）检测技术及环介导等温扩增法（LAMP）。PCR 检测的优点是检测时间短、灵敏度和特异性高，可用于传染病的确诊（如甲型 H1N1 流感）。对很多新发传染病，PCR 检测方法的建立往往比抗原抗体检测方法的建立快得多，更有利于口岸现场开展检测工作。其缺点是对试验环境、设备和操作人员要求高，有时会出现错检、漏检，且不易查明原因。（LAMP）是近年发展起来的技术，这个方法除了具有一般 PCR 的优点外，还具有仪器设备要求宽松、操作简单的优点，是以后 PCR 技术发展的一个重要方向。

（3）基因芯片技术。这种方法的优点是高通量（可同时分析成千上万种分子），适合未知传染病的筛查，节省检测时间；微型化，试验所需的试剂用量少；高度自动化。但目前还主要应用于科研，对环境、操作人员的要求较高。

（五）旅行医学学科发展和人才培养基地建设

作为一门新兴的跨学科、以研究旅行者与医学、卫生和保健学关系为主的综合性学科，旅行医学涉及内容多，覆盖范围广，包括传染病、非传染病、健康咨询、食品卫生与安全、媒介控制、旅行地和途中生态环境、气候与卫生、特殊人群旅行保健、旅行卫生法规、环境污染和突发事件、意外伤害的救助与防范，等等。我国自改革开放特别是加入 WTO 以来，国际交往日益增多，出国旅游、商务考察、劳务、留学等形式的国际旅行发展迅速。国际旅行中地理、气候、社会以及生物因素的变化，包括高温、高湿、海拔升高、太阳辐射、昆虫叮咬、食物中毒、时差效应、文化冲击、传染病等都可能使人们的防病能力有所减弱，进而产生健康危害，为此出入境人员对国际旅行卫生保健的需求正与日俱增。因此，发展旅行医学科学，加强旅行医学人才队伍建设，提升国际旅行卫生保健咨询水平，拓展国境卫生检疫工作领域，应作为当前的一项重要计划摆上日程。具体包括：①加强旅行医学学科建设和研究，引入国际先进经验和理念，编制符合我国国情的旅行医学教材；②对医学生开展旅行医学教育，设立旅行医学专业，多学科交叉培养旅行医学人才；③建立旅行医学和国际旅行卫生保健培训基地，对相关卫生检疫岗位人员开展继续教育；④建立国际旅行卫生保健咨询岗位岗前考核和资格准入制度，符合条件的推荐参加国际旅行医学会(ISTM)旅行医学资格证书考试，增加我国在国际旅行医学界的影响力。

(六)大型集会卫生检疫保障

随着我国综合国力和国际影响的日益提高，大型国际盛会越来越频繁地在我国举办，2008年北京奥运会、2010年上海世博会、2010年广州亚运会、2011年深圳大运会等接踵而至。大型集会(mass gathering，MG)期间，数以万计的人员、交通工具、货物、行李等在短时间内进出国境，检疫查验工作量骤升；活动举办期间，口岸服务设施的使用率明显升高，口岸食品、环境卫生监督保障需要进一步升级；由于在有限区域内集中了来自世界各国的大量人员，因此一旦发生突发公共卫生事件或核生化涉恐事件，其国际影响可能进一步放大，甚至可能引起外交或政治纠纷[17]……这些新的挑战要求我们要在以往大型活动保障工作经验的基础上，进一步加强研究，建立更加成熟完善的大型集会卫生检疫保障方案。主要研究方向包括：①开发适用于大型集会的公共卫生管理和风险评估工具，用于评估现有监测及预警系统、医疗服务、感染控制、实验室能力、环境卫生、旅行卫生保健、应急管理等准备工作的有效性，确定需要进一步提高的领域；②充分考虑疾病流行态势、人群种类、密度、场所、持续时间、气象条件、宗教文化习俗等因素的影响，研究建立更有针对性的、覆盖主要传染病(如麻疹)、非传染病(如中暑)、核生化涉恐事件的疾病监测和预警系统；③研究建立更快速有效的大型集会突发公共卫生事件应急处置程序，包括明确指挥控制体系、协调联防联控机制、成立多学科的专家委员会等。

全球暴发预警和应对网络(GOARN)目前已有包括中国、法国、美国等在内的60个国家，140多个技术合作伙伴，拥有快速鉴定、确认和应对全球重大事件的人才库，切实提升了监测网络合作能力。入境口岸和国际交通与运输网络(PAGnet)进一步密切了全球各国入境口岸在建设IHR核心能力、提高传染病防控能力方面的交流与合作；国际食品安全当局网络(INFOSAN)、全球主要动物疾病与人畜共患病早期预警网络(GLEWS)则为全球合作检测和应对食品安全、人畜共患疾病提供了积极的支持。

参考文献

[1] 国际卫生条例(2005).

[2] 范国珍."3+1"防线建设：云南边境地区疫情疫病联防联控机制研究[M].昆明：云南人民出版社，2011.

[3] 王吉城.全国首例输入性基孔肯雅病的实验室诊断[J].中国卫生检验杂志，2008，18(9)：1806－1807.

[4] 国家质检总局"十二五"口岸卫生检疫发展规划.

[5] http://www.who.int/collaboratingcentres/en/.
[6] 宋明昌.境外卫生检疫法律法规汇编[M].广州:广东科技出版社.
[7] 陈晓枫.根据<国际卫生条例>各成员国授权签发船舶卫生证书的港口名单[M].国家质检总局编译.
[8] 何界生.中国国境卫生检疫学,1992:7-9.
[9] 顾金祥.国外检疫和卫生控制 [J]. 口岸卫生控制,1998,3(1):1-10.
[10] 杨志骏.世界发达国家和地区应对突发公共卫生危机措施及卫生检疫网络建设概况 [J]. 口岸卫生控制,2004,9(2):7-9;
[11] 杨志骏.世界发达国家和地区应对突发公共卫生危机措施及卫生检疫网络建设概况续 [J]. 口岸卫生控制,2004,9(3):3-6;
[12] Thierry PAUX, Department of alert, response and preparedness, General Directorate of Health. 入境口岸的全球战略及对流感疫情的管理.
[13] WHO. International Health Regulations(2005)[S]. Geneva: WHO, 2005
[14] 郭岩,刘培龙,许静. 全球卫生及其国家策略研究[J]. 北京大学学报(医学版),2010,42 (3): 247-251.
[15] 王家栋,方筠,章琪,等. 上海口岸首例邮轮大规模诺如病毒感染爆发的应急处置[J]. 中国国境卫生检疫杂志,2009,32(3): 297-301.
[16] 杨坤宇,熊焕昌,张毅,等. 完善我国国境口岸传染病应急防控体系的探讨[J]. 中国国境卫生检疫杂志,2011,34(1):14-17.
[17] Communicable disease alert and response for mass gatherings: key considerations[OL]. Geneva: World Health Organization, 2008. (available at: www.who.int/csr/Mass_gatherings2.pdf)

撰稿人:刘智勇　陆永昌　戴　俊　杨清双　卜宏磊

扩大免疫规划与疫苗研究

一、引　言

近年来，国家投入大幅度增加，扩大了国家免疫规划疫苗的规模，免疫规划服务系统进一步完善。继续维持着无脊灰的状态，确定了消除麻疹的目标并正在向这一目标迈进，5岁以下儿童乙肝表面抗原携带率降至1%以下，麻疹、甲肝、乙脑、流脑、百日咳等疫苗可预防传染病降到了历史最低水平。在地震灾区、水灾地区、泥石流灾区开展了群体性预防接种，为灾后无大疫提供了保障。大规模接种甲型H1N1流感疫苗。建立了疫苗异常反应监测系统。免疫规划工作为有效保护广大人民群众的健康、维护社会稳定、促进经济发展起到了巨大的作用。

二、最新研究进展

（一）不断扩展国家免疫规划，实现均等化预防接种服务

1. 扩大国家免疫规划疫苗种类和人群使用范围

2007年国务院决定实施扩大国家免疫规划，一是在现行的国家免疫规划疫苗基础上，将甲肝疫苗、流脑疫苗、乙脑疫苗、麻风腮联合疫苗纳入国家免疫规划，对儿童实行免费常规免疫，预防甲型肝炎、流行性脑脊髓膜炎、流行性乙型脑炎、风疹、流行性腮腺炎等5种疾病；用无细胞百白破疫苗替代全细胞百白破疫苗。二是根据传染病流行趋势，在流行地区对特定人群进行流行性出血热、炭疽和钩端螺旋体疫苗实行免费接种。实施扩大国家免疫规划后，国家免疫规划疫苗增加到14种，预防15种传染病，免疫规划也从儿童扩展到成人。

扩大国家免疫规划充分体现了党和政府对人民群众生命健康的关怀，这在我国免疫规划工作史上具有里程碑意义，是一件利在当代、功在千秋的大事。

2. 依法实施预防接种，国家投入力度不断加大

法律是保障免疫规划顺利开展的重要措施。2004年，新颁布的《中华人民共和国传染病防治法》规定“国家实行有计划的预防接种制度”和“预防接种证制度”。2005年国务院颁布实施《疫苗流通和预防接种管理条例》，从法律层面全面规范预防接种和疫苗管理工作。为了规范预防接种管理，2005年卫生部下发了《预防接种工作规范》，会同教育部下发了《关于做好入托、入学儿童预防接种证查验工作的通知》，2006年会同国家食品药品监督管理局下发了《疫苗储存和运输管理规范》。2008年，卫生部、发展改革委、财政部、教育部和食品药品监管局等5部门联合发出《关于实施扩大国家免疫规划的通知》。

一系列法律法规的建立与完善，保障了免疫规划工作科学、规范、有序和可持续发展。

2007 年扩大国家免疫规划后，所有省级财政用于国家免疫规划疫苗和注射器的购置费用改由中央财政支出。中央财政对免疫规划工作的投入由 2006 年度的 2.1 亿元增加到 27 亿元，用于免疫规划疫苗和注射器的购置，以及中西部老少边穷地区的接种补助；2008 年度增加到 29.3 亿元，其中新增了中西部省份冷链补充经费 3.74 亿元；2009 年、2010 年度分别投入疫苗、注射器采购经费 18 亿元，接种补助经费另行纳入医改国家基本公共卫生服务项目。另外，中央财政还通过医改项目和其他专项，支持 15 岁以下人群乙肝疫苗补种、"5·12"汶川地震灾区的乙脑、甲肝、A＋C 流脑疫苗的群体性接种，新疆和贵州等疫情高发地区甲肝、乙脑疫苗群体性接种等活动。同时，各地方人民政府也将免疫规划相关指标纳入社会发展指标，加大了免疫规划的政策保障和经费投入力度。

3. 加强冷链系统建设，保障疫苗质量

各地根据扩大国家免疫规划的需要，协调财政制定冷链扩容计划，完善补充和更新机制。利用中央和省级财政投入以及国际合作项目，加快冷链设备的补充和更新，并按相关规范要求，严格疫苗的贮存、运输、使用各环节的冷链监测和管理，保障了国家免疫规划疫苗的冷链运转。据 2010 年年底监测数据，全国共装备冷藏车 543 辆、疫苗运输车 1047 辆、普通冷库 3851 座、低温冷库 988 座、各种冰箱 140879 台、冷藏箱包 327037 个。

《疫苗流通和预防接种管理条例》将疫苗分为第一类和第二类。由政府免费向公民提供的疫苗为第一类疫苗，由公民自费并且自愿受种的为第二类疫苗。第一类疫苗除包含国家免疫规划疫苗外，还包括由政府组织的群体性预防接种和应急接种疫苗。扩大国家免疫规划之后，免疫规划疫苗的生产企业从国有大中型企业，扩大到国有企业、民营和进口企业相结合的供应系统，中国药品生物制品检定所对每一批疫苗出厂之前实行批签发制度，疫苗的生产供应和质量保障水平不断提高，从 2010 年开始，国家药监局还对疫苗开始实施电子监管。

4. 规范预防接种服务

随着《疫苗流通和预防接种管理条例》的实施，我国开始对所有的预防接种服务单位和预防接种人员实行严格的资格认证管理，常规开展对预防接种人员的培训，仅 2008 年一年就完成了 43.4 万免疫规划监测和基层预防接种人员的专业知识与技能培训，提高了基层预防接种人员的素质和能力。

根据 2010 年年底的资料，全国共建设城区接种门诊 9420 个，乡镇接种门诊 36081 个，社区接种点 1033 个，村级接种点 98994 个，出生接种单位 5831 个，建立了覆盖全国范围的预防接种服务体系。

5. 加强社会宣传动员，普及预防接种知识

各级领导积极参加 4 月 25 日接种日的宣传活动，为全社会重视免疫规划工作营造了良好的氛围。卫生部、中国疾控中心积极协调宣传、教育、公安等部门，充分利用网络、电视、电台、报纸、杂志、宣传画、形象大使、明星代言人等形式，普及国家免疫规划政策和预防接种知识。2010 年，在全国开展的麻疹疫苗强化免疫活动中，通过网络对网友进行在线访谈，向广大公众解疑释惑，普及了疫苗相关的科普知识。

针对近年来出现的安徽泗县甲肝疫苗事件、假疫苗事件和山西疫苗报道等事件对全国免疫规划活动带来的负面影响，中央和地方相关部门采取了多种措施，积极正确引导社会舆论，最大限度减少了疫苗和免疫规划工作的不良影响。

特别是在2010年开展的麻疹疫苗强化免疫活动中，在卫生部的领导下，中国疾控中心、中国健康教育中心等各部门积极配合，成立了风险沟通工作领导小组。通过有计划地组织实施系列宣传、社会动员和风险沟通活动，营造良好舆论氛围，提高了公众、卫生工作者、媒体等对麻疹疫苗强化免疫工作的认识。卫生部、中国疾控中心与世界卫生组织、联合国儿童基金会等国际机构合作，通过新闻发布会、媒体沟通会、媒体记者培训班、电视、电台、创建网络专栏、专家在线访谈、12320热线、公益广告、报纸、宣传海报等形式，介绍麻疹强化免疫的意义和必要性，回答公众关心的热点问题。强化免疫实施期间，部分博客、微博或手机短信传播了对麻疹强化免疫的一些质疑和谣言。针对网民的质疑和谣言，卫生部、中国疾病预防控制中心联合国际组织专家及时应对，加强沟通，加大宣传力度，消除了网民不必要的担心，纠正了网民的偏见，使麻疹疫苗强化免疫活动顺利完成。

6. 提高免疫规划信息监测管理水平

至2010年年底，全国实施儿童预防接种信息管理系统省（自治区、直辖市）有29个。实施儿童预防接种信息管理系统县（区）有2506个，占全国2944个县区的85.12%。有19个省（区、市）以县为单位实施率>90%。实施儿童预防接种信息管理系统的乡镇33741个，占全国42998个乡镇的78.47%。有16个省（区、市）实施率>80%。目前国家预防接种信息管理平台接收儿童预防接种个案877万条。AEFI个案12万条（124603条）。疫苗出入库记录约1.7万条(共16981条)。

依托儿童预防接种信息管理系统建立起来的甲型H1N1流感疫苗接种信息管理系统，在及时收集甲型H1N1流感疫苗接种数据中发挥了巨大作用，共收集甲型H1N1流感疫苗接种个案7000余万条，占总接种人数的70%左右，成为世界上最大的甲流疫苗接种个案数据库。

2009和2010年，基于中国疾控中心传染病报告平台，建立起了卫生与药监系统共享的疑似预防接种异常反应监测报告信息系统。这一系统在甲流疫苗的安全性评价，以及2010年全国麻疹强化免疫疑似预防接种异常反应监测中也发挥了极为重要的作用。

2010年开始，卫生部和中国疾控中心利用全球疫苗免疫联盟(GAVI)项目结余经费5355万元，将扩展国家疾控中心免疫规划信息平台和支持中西部省份的接种点部署计算机和打印机，并逐步在试点省的疾控系统开展电子监管码的信息收集。

7. 建立预防接种异常反应监测体系

2010年卫生部和国家药监局联合发布了《全国疑似预防接种异常反应监测方案》，建立并完善了全国AEFI监测、处理有关技术要求。我国AEFI监测系统从2005年开始与世界卫生组织在广东和河北试点建立，2008年实现了全国AEFI个案的网络报告，2010年建立了疾病控制与药品不良反应监测机构共享的AEFI监测信息。2005年以来全国AEFI监测质量不断提高。实施AEFI监测个案报告的省份从2005年10个监测试点省份提高到2010年除西藏自治区以外的所有省份；有AEFI报告的县覆盖率从2005年的

12.74%上升到2010年的81.84%;全国AEFI的报告例数从2005年的1932例上升到2010年的54663例。AEFI监测的及时性和完整性也有很大提高。特别是在2009—2010年度全国甲型H1N1流感疫苗预防接种和2010年麻疹疫苗强化免疫活动中,AEFI监测信息管理系统发挥了重要作用,通过监测证实了甲型H1N1流感疫苗和麻疹疫苗的安全性。

2005年以来全国AEFI,特别是重大AEFI的处置能力不断加强,妥善处理了一系列重大的AEFI事件,如2005年安徽省泗县甲肝疫苗接种后群体性心因性反应事件,2009—2010年甲流疫苗接种后偶合死亡事件、2010年山西疫苗事件、2010年麻疹强化免疫接种后偶合死亡事件等,为免疫规划工作的顺利开展,维持公众对预防接种工作的信心以及社会稳定提供了保障。

2010年3月17日,有关媒体刊登了“山西疫苗乱象调查:近百名儿童注射疫苗后致死致残”的报道。卫生部、国家食品药品监管局对此高度重视,按照国家有关法律法规,派出相关专家和工作人员,并由中华医学会选派临床专家,共同组成调查组赶赴山西。2010年4月6日,卫生部和国家食品药品监管局通报山西“贴签疫苗”事件有关情况,15名患儿均未接种过报道中所说的“贴签疫苗”;2006—2008年期间,山西省主要的疫苗可预防传染病的发病水平总体不高于全国平均水平;山西省预防接种异常反应报告率没有出现异常升高,在时间、地域、疫苗种类分布上也未出现聚集现象,疫苗异常反应报告发生率未超过国内外监测报告水平;2007年11月及2008年11月,中国药品生物制品检定所分别对山西省所谓的“贴签疫苗”进行了抽样检测,结果均符合国家有关药品标准规定。2010年4月1日,卫生部、国家食品药品监管局联合下发通知,要求各地认真组织做好2010年全国预防接种重点工作,确保疫苗接种工作的安全有效。2010年6月,卫生部、药监局组织全国性疫苗流通和管理大检查,提高了疫苗管理的质量。

8. 疫苗上市后AEFI监测体系和质量通过了WHO的评审

WHO曾经于20世纪90年代两次对我国疫苗质量监管体系(NRA)进行了评审,均因疫苗上市后监测不完善等原因未获通过。我国针对评审中提出的问题,调动卫生和药监系统力量,加强了疫苗上市后的监测工作,其中AEFI监测职能是重要的评估内容之一,它包括8项指标、25项亚指标,涉及疫苗上市后监管各方面,包括相关法律法规与技术规范、质量管理、人力资源管理、疫苗监管活动、监管能力和结果、信息反馈等。特别是与WHO合作开展了广东和河北两省的AEFI监测试点工作。通过努力,AEFI监测工作有了质的提高。

2010年12月,世界卫生组织对我国疫苗监管机构(NRA)职能进行了评估,世界卫生组织通过对我国各级疾病控制机构、药品不良反应监测机构,以及疫苗生产企业的现场考察和评估,对我国AEFI监测工作给予了高度评价;其中AEFI监测职能8项指标通过率为100%,25项亚指标通过率为96%。

NRA评估的通过,对我国疫苗监管体系的发展具有里程碑的意义。表明我国从疫苗生产到上市后使用的各环节的监管过程达到了世界卫生组织的要求,我国疫苗的有效性和安全性是有保障的。这也意味着我国的疫苗将有可能纳入世界卫生组织的疫苗产品目录中，从而走向国际市场[1-6]。

(二)重点疫苗针对传染病控制成效显著

1. 维持国内无脊灰面临挑战

通过监测，2004 年在贵州省发现了脊灰疫苗衍生病毒（VDPV)循环事件，2005 年在安徽省发现了免疫缺陷者 VDPV 病例，近年每年监测到 VDPV 病例 1～2 例。各级卫生部门和疾控部门积极采取措施，未造成 VDPV 的大面积流行，维持了无脊灰状态。

我国长期使用脊灰减毒活疫苗(OPV)对儿童进行儿童常规免疫接种，脊灰疫苗常规免疫报告接种率均达到 90%以上。2009 年脊灰灭活疫苗(IPV)在我国获准上市，作为第二类疫苗为适龄儿童接种。

在保持高水平的脊灰疫苗常规免疫接种率的同时，我国每年开展重点地区脊灰疫苗强化免疫工作，一般在每年的 12 月和次年的 1 月各开展一轮强化免疫，近年每年每轮强化免疫约接种适龄儿童 2000 万～3000 万人。

卫生部将脊灰病毒的调查封存作为维持无脊灰状态的一项重点工作进行了部署。2008 年全国 31 个省(直辖市、自治区)的所有地区完成了此项工作，封存工作涉及所有 46 个部委，共登记注册 55688 个相关的生物医学实验室，登记已封存的脊灰野病毒及潜在感染性材料 1324 份。至此，我国第一阶段脊灰野病毒及潜在感染性材料封存登记清册工作已完成，并得到了 WHO 的认可。

近年，我国成功处理了多次突发事件，包括脊灰疫苗相关病例儿童家长上访事件和防止脊灰野病毒输入的应对工作。我国邻国缅甸 2006 年发现脊灰野病毒病例、塔吉克斯坦和俄罗斯 2010 年发生输入性脊灰野病毒引起的脊灰暴发事件，波及周边多个国家。为防止病毒扩散至我国，我国采取了有效措施，继续保持了无脊灰状态。

实现消灭脊灰目标后，我国每年召开由侯云德院士为主任委员的国家无脊灰证实会议，并向世界卫生组织西太区递交中国维持无脊灰进展报告，所有报告均通过了西太区的认证。

2. 实施消除麻疹行动

1998 年我国提出加速麻疹控制规划，当年麻疹报告发病率 4.5/10 万，此后在 8/10 万以下波动。2004 年全国开始实施传染病网络直报，当年麻疹报告发病率 5.4/10 万。2005 年我国麻疹发病上升，报告发病率为 9.47/10 万，2006 年、2007 年发病率有所下降但仍处于较高水平，分别为 7.62/10 万和 8.29/10 万，2008 年全国麻疹发病率又明显回升，达到 9.95/10 万，为近十年最高水平。

1999—2003 年，卫生部疾病控制司与 WHO 和美国疾病预防控制中心合作在山东、河南和安徽(后期参加)开展麻疹控制监测项目。2001 年，卫生部正式批复同意在原中国预防医学科学院组建成立国家麻疹实验室，并在全国建立完善了省级和地市级麻疹网络实验室，现全国已经形成一个由国家、省和地市级实验室组成的麻疹疫情实验室快速反应诊断网络系统，麻疹血清学检测和病原监测体系已经建立，并运转良好。全国有将近一半的麻疹病例得到了血清学确认。经多年监测，证实麻疹野病毒 H1 基因型是近年我国流行的绝对优势基因型，且 H1a 逐渐成为优势流行亚型。

2005 年 9 月，中国政府在第 8 届 WHO 西太区地区委员会议上正式承诺 2012 年实现消除麻疹目标。为实现消除麻疹目标，2006 年卫生部制定了《2006—2012 年全国消除麻疹行动计划》，2010 年 7 月卫生部、国家发展改革委、教育部、财政部、食品药品监管局联合下发《2010—2012 年全国消除麻疹行动方案》。根据上述纲领性文件精神，在大力提高巩固麻疹疫苗常规免疫接种率的基础上，卫生部结合我国实际，于 2004—2009 年安排全国 27 个省份先后分别开展了针对目标儿童的麻疹疫苗强化免疫活动，共接种约1.86亿人剂次，各省报告接种率均在 97%以上。2010 年 9 月 11～20 日，由卫生部组织，在全国同时、统一开展了针对适龄儿童的麻疹疫苗强化免疫活动，集中接种阶段为全国1.23亿儿童接种了麻疹疫苗，报告接种率达到 96%以上。

通过实施扩大国家免疫规划，开展麻疹疫苗强化免疫，加强麻疹病例监测等综合控制措施，2009 和 2010 年全国麻疹发病显著下降，分别达到 3.95/10 万和 2.86/10 万。其中 2010 年全国报告麻疹发病 38159 例，为有疫情报告以来历史最低水平。

3. 乙肝控制成效显著

2002 年我国将乙肝疫苗纳入儿童计划免疫，并实施全球疫苗免疫联盟（以下简称 GAVI）项目，推动全国及中、西部省份国家扶贫县乙肝疫苗预防接种和安全注射工作。GAVI 项目用于购买乙肝疫苗和自毁性注射器材的费用合计为 7600 万美元，中国政府和 GAVI 各承担 50%。2002 年以后，乙肝疫苗的全程接种率和首针及时接种率都得到了显著的提高，乙肝疫苗全程接种率从纳入前的 80%提高到 2010 年的 94%以上，首针及时接种率从纳入前的 60%提高到 2010 年的 88%。通过实施 GAVI 项目，将自毁型注射器引入免疫规划疫苗的常规免疫接种中，促进了我国预防接种安全注射水平。

我国于 1979 年，1992 年和 2006 年开展了 3 次病毒性肝炎血清流行病学调查，结果显示 1979 年和 1992 年人群乙肝病毒感染率特征几乎没有变化，小年龄组感染率和成人相差无几。1992 年以后，由于国家乙肝疫苗预防接种策略的实施，随着人群接种率的不断提高，1992 年以后出生的人群乙肝病毒表面抗原携带率出现逐年下降趋势。乙肝疫苗防治效果十分显著。2006 年全国乙肝血清学流行病学原理表明，我国人群乙肝表面抗原携带率为7.18%，与 1992 年调查发现的 9.75%的乙肝表面抗原携带率相比下降 26.36%，5 岁以下儿童降到 1%以下。根据 1992 年和 2006 年两次血清流行病学调查结果估计，1992 年以来儿童感染乙肝病毒的人数减少了近 8000 万人，至少减少了儿童乙肝表面抗原携带者近 1900 万人。

为了进一步做好乙肝预防控制工作，2005 年卫生部制定了《2005—2010 年全国乙型病毒性肝炎防治规划》，提出“在做好新生儿计划免疫工作的基础上，结合本地实际情况，有计划分步骤开展新生儿以外人群 HepB 预防接种工作，重点做好 2002 年以后出生的儿童 HepB 查漏补种工作”。2002—2006 年有 16 个省（自治区、直辖市，下同）开展了查漏活动，补种 2002—2005 年出生儿童 820 万剂次。2007 年青海、江苏、浙江、天津、山东等省对 15 岁以下儿童开展 HepB 查漏。

2009—2011 年我国将 15 岁以下人群补种乙肝疫苗项目作为国家医药卫生体制改革重大公共卫生项目实施，2009 年全国补种乙肝疫苗第一针已达 2878 万人，2010 年计划补种 2800 万人，实际完成 2963 万人的接种工作。

为进一步维护乙肝表面抗原携带者公平入学(含入幼儿园)、就业权利,卫生部组织专家,经过多次反复论证,最终由人力资源和社会保障部、教育部、卫生部联合下发通知,取消入学、就业体检中的乙肝病毒血清学检查。要求各级各类教育机构在开展各阶段教育招生入学体检时,不得检查"乙肝五项"。用人单位在招工、招聘体检中,不得将"乙肝五项"检查列入体检标准,也不得要求应聘者提供"乙肝五项"检测报告。各级医疗卫生机构不得在入学、就业体检中提供"乙肝五项"检查服务。因职业特殊确需在就业体检时检查"乙肝五项"的,应由行业主管部门提出研究报告和书面申请,经卫生部核准后方可进行。未经卫生部核准,任何行业、单位不得自行将"乙肝五项"检查项目列入入学、就业体检标准。此文发布后,受到社会的广泛好评,保护了广大携带者的合法权益,营造了良好、和谐的社会秩序。

2006 年,中国疾病预防控制中心在全国 9 省 18 县建立了乙肝监测试点。2008 年在既往工作的基础上,对原监测方案进行了修改完善,并下发了修改后的《全国乙型病毒性肝炎监测实施方案(试行)》。经 5 年的监测结果显示,目前我国法定传染病报告系统报告乙肝病例中,急性乙肝占 12%,慢性乙肝占 56%,乙肝病毒携带者占 25%,其他无法诊断者占 7%。报告病例以慢性乙肝为主,乙肝病毒携带者也占较大比重。

4. 流脑发病控制在历史最低水平

我国是流脑流行国,长期流行 A 群流脑,时有暴发。2004 年末至 2005 年初,安徽省局部地区发生流脑暴发流行,实验室确诊病例中 C 群占 90%。其后几年中,随着工作的深入开展,陆续在周边省份发现了 C 群流脑的流行。在卫生部领导下,各地采取加强 A+C 群流脑疫苗接种为主的一系列综合性防控措施,包括加强监测、对重点人群开展应急接种和群体性预防接种等,流脑发病数及发病率显著下降。2010 年安徽省流脑发病数比 2005 年下降 75.76%,其他省的 C 群流脑流行也得到有效控制。通过流脑疫苗预防接种,特别是 2007 年将 A 群、A+C 群流脑疫苗纳入免疫规划以后,我国流脑疫情得到持续稳定的控制,2010 年下降到历史最低水平。根据疫情统计资料,2000 年以后,全国报告流脑发病数逐步下降,2006 年以后下降到 1700 例以下,2009 年以后下降到 700 例以下。2010 年全国报告流脑病例 325 例,报告发病率 0.02/10 万,与 2000 年相比,发病率下降 87.21%。2005 年开始,我国设立了 13 个流脑国家级监测点省份。开展疑似病例报告和流行病学调查、标本的实验室检测和健康人群抗体水平监测、健康人群带菌率监测、抗生素耐药监测,并在少数监测点,开展杀菌力试验方法检测。

(三)应对重大公共卫生事件中的预防接种

1. 汶川、玉树地震灾后应急接种

2008 年 5·12 汶川地震发生后,卫生部立即组织专家针对灾区疫苗可预防疾病的流行危险进行了评估,迅速制定了《地震灾区疫苗接种指南》,在四川、甘肃、陕西省地震灾区实施甲肝疫苗、乙脑疫苗群体性接种。其中甲肝疫苗接种对象为 18 月龄～12 岁的儿童,共接种 65.6 万人次;乙脑疫苗接种对象为 8 月龄～9 岁的儿童,共接种 79.7 万人份。2010 年 4·14 玉树地震,正值甲型肝炎、麻疹、腮腺炎和风疹的高发季节。卫生部、中国疾控中心、青海省卫生厅和省疾控中心迅速制定《玉树地震灾区群体性预防接种工作实施方案》和《玉树地震灾区预防接种指南》。针对玉树民族及灾民居住分散等特点，在医院、学校、灾民安置点等人口相对集中的地方设置接种点，因地制宜，方便群众，开展甲肝疫苗、麻腮风联合疫苗接种。

灾后及时组织开展的相关疫苗群体性预防接种工作，为实现大灾之后无大疫目标的实现做出了贡献。

2. 甲流疫苗的研发和接种

2009 年 6 月初，我国迅速建立了由发改委、卫生部、工信部、药监局、中国 CDC、中国药品生物制品检定所和 10 家流感疫苗生产企业组成的甲型 H1N1 流感疫苗研发与联动生产协调机制，并由中国疾病预防控制中心组织实施甲型 H1N1 流感疫苗的临床试验工作。7 月 22 日我国甲型 H1N1 流感疫苗临床试验现场工作正式启动，我国 10 个甲型 H1N1 流感疫苗申报企业分别在 7 个疫苗临床试验基地，共招募 3 岁以上的健康志愿者 1.3 万人。9 月 2 日，国家食品药品监督管理局批准全球第一个甲型 H1N1 流感疫苗注册申请，即批准 3 岁以上人群接种一剂次 15μg 裂解无佐剂甲型 H1N1 流感疫苗，我国成为世界上第一个完成疫苗研发和注册使用的国家。我国的疫苗研发工作取得了举世瞩目的成绩，得到了世界卫生组织和国际社会的高度肯定。中国疾控中心多次组织专家召开疫苗接种策略研讨会，提出了我国的重点接种人群，制定了有关甲型 H1N1 流感疫苗预防接种工作方案、异常反应监测方案。全国 31 个省累计签收甲流疫苗 11672 余万人份，累计完成接种超亿人，为我国甲流疫情的有效控制发挥了重要作用[12-15]。

(四)开展免疫规划科学研究

“十五”、“十一五”期间，中国疾控中心在指导全国免疫规划工作的同时，大力开展科学研究，承担了科技重大专项“我国乙型病毒性肝炎免疫预防策略研究”、科技重大专项“疫苗临床试验评价技术平台构建的研究”、国家科技支撑计划“传染病及病媒生物控制适宜技术的研究”、国家高技术研究发展计划(863 计划)“6～35 月龄儿童甲型 H1N1 流感疫苗临床试验”和“甲型 H1N1 流感疫苗上市后效果和安全性评价”等重大科研项目。2000 年以来，在世界著名医学杂志，如新英格兰医学杂志、柳叶刀杂志、疫苗杂志发表论文多篇。培养免疫规划专业硕士研究生 43 名，毕业生遍及 20 余个(自治区)省、市。

三、国内外最新进展

根据世界卫生组织(WHO)和联合国儿童基金会(UNICEF)关于纳入扩大免疫规划(EPI)疫苗资料的统计分析(截至于 2006 年 12 月)，192 个国家共有 53 种疫苗纳入了各国的 EPI，其中中国具备生产能力的 28 种。19 个国家使用了 DTaP，将联合疫苗纳入的有 59 个国家，联合疫苗主要有 DTaP - HepB、DTaP - HepB - IVP、DTaP - Hib、DTaP - Hib - HepB、DTaP - Hib - HepB - IPV、DTaP - Hib - IPV、DTaP - IPV7 种。由于联合疫苗的价格比较昂贵，采用联合疫苗的国家主要在欧美发达国家。

随着全球消除麻疹的进展，控制风疹逐渐成为各国共识，MMR 联合疫苗为越来越多的国家采用，目前已有109个国家将MMR联合疫苗纳入了EPI。各国根据流脑流行情况采用不同血清群的疫苗。使用C群流脑疫苗的有20个国家，使用A＋C群疫苗的有8个国家，使用A＋C＋Y＋W135群疫苗的有19个国家，共有47个国家将流脑疫苗纳入了EPI。目前将JE纳入EPI主要集中在亚洲乙脑流行地区，为日本、韩国、马来西亚、越南、斯里兰卡、泰国、以色列7个国家。另外，将HepA纳入EPI的有18个国家。

现在WHO对疾病负担比较重且已有成熟的疾病可预防性疫苗，推荐在有条件的地区和国家将这些疫苗纳入免疫规划的范围内。比如人类乳头瘤病毒疫苗、轮状病毒疫苗、肺炎蛋白结合疫苗等。

我国也加强了有中国地域特点疾病针对疫苗的研发，比如在中国造成很大疾病负担和社会影响的手足口疾病，中国集中了生产企业、科研院所和疾病预防和控制系统的核心力量，加快了对EV71疫苗的研发速度。

四、发展趋势及展望

免疫规划工作是我国卫生事业成效显著、影响最为广泛的工作之一。2000年我国实现了无脊灰目标。目前，多数疫苗可预防传染病的发病已降至历史最低水平，免疫规划工作取得了令人瞩目的成就。实施国家免疫规划是政府提供的一项重要公共卫生服务，是儿童健康的基本保障，是预防、控制乃至消灭疫苗可预防传染病的有效手段。国家免疫规划充分体现了党和政府对人民群众生命健康的关怀，是实现医疗均等化的一个重要工作内容。同时，实施免疫规划也是一项长期、复杂、艰巨的任务。我国在落实免疫规划工作方面，发展不平衡，东、中西部差距很大。扩大国家免疫规划意味着工作量和工作难度的大幅增加，地方财政在工作实施经费、基层人员预防接种补助经费上投入需要进一步加大。基层医疗机构还不够完善，基层预防接种工作人员的业务素质亟待提高。

对我国现有疫苗、特别是国家免疫规划中包括的重点疫苗进行成本—收益分析，不仅计算接种的直接成本和节省的直接医疗费用，还将包括由接种疫苗所获得的人力资本收益和社会整体收益，从而对疫苗做出更加科学全面的评估。同时，我国的疫苗支付还局限于国家支付和个人自费，缺乏有益的补充方式，限制了疫苗的覆盖范围。探索如何扩大个人医疗账户的支付范围、如何通过保险形式进行疫苗支付以及如何建立疫苗伤害赔偿制度等，对于扩大疫苗覆盖率、降低接种的综合成本都有重要作用。再有，当前我国还存在着疫苗种类缺乏、疫苗数量不足的问题，引进新疫苗是必然采用的策略之一。新疫苗的引进需要综合考虑成本、收益、安全性、有效性、重要性等多种因素，制定科学、系统的规划对于今后疫苗的引进有重要的指导作用。

参考文献

[1] Immunization safety surveillance：guidelines for managers of immunization programmes on reporting and investigating adverse events following immunization (WPRO/EPI/99.01)[S]. Geneva：World

Health Organization，1999.（http://www. who. int/immunization _ safety/publications/aefi/en/AEFI_WPRO. pdf.）

[2] Liu DW，Guo B，Cao LS，et al. Study on the surveillance of adverse events following immunization in China，2005 - 2006[J]. Chin J Vacc Immuniz,2007,13:505 - 513.

[3] Wu WD，Liu DW，Wu BB，et al. Analysis on the surveillance of adverse events following immunization in China，2007 - 2008[J]. Chin J Vacc Immuniz,2009,15:481 - 490.

[4] Ministry of Health of the People's Republic of China. Guideline for the identification of adverse reaction after immunization[S]. Beijing：Ministry of Health，2008.

[5] Idem. Chinese standard procedures for vaccination[S]. Beijing：Ministry of Health，2005.

[6] Izurieta HS，Haber P，Wise RP，et al. Adverse events reported following live，cold - adapted，intranasal influenza vaccine[J]. JAMA,2005,294:2720 - 2725.

[7] 王陇德. 预防接种实践与管理[M]. 北京：人民卫生出版社,2006：170 - 186.

[8] 余文周，税铁军，李黎，等. 全国 2004 ～ 2006 年麻疹流行病学特征和预防控制措施分析[J]. 中国计划免疫，2006，12(5):337 - 341.

[9] 陈美施. 深圳市宝安区流动儿童麻疹疫苗接种情况及其影响因素[J]. 职业与健康，2006，22(9)：677 - 678.

[10] 左树岩，徐旭卿，夏伟，等. 浙江省 2005 年麻疹爆发疫情流行因素分析[J]. 中国计划免疫，2006，12(5)：342 - 349.

[11] 侯文俊，李冬梅，高洁，等. 北京市大兴区六起麻疹爆发疫情的流行病学调查[J]. 中华流行病学杂志，2006，27(11)：946.

[12] Cao B，Li XW，Mao Y，et al. Clinical features of the initial cases of 2009 pandemic influenza A (H1N1) virus infection in China[J]. N Engl J Med，2009,361:2507 - 2517.

[13] Liang X F，Wang H Q，Wang J Z，et al. Safety and immunogenicity of 2009 pandemic influenza A H1N1 vaccines in China：a multicentre，double - blind，randomised，placebo - controlled trial[J]. Lancet,2010,375：56 - 66.

[14] Safety of pandemic vaccines：pandemic（H1N1）briefing note 16[R]. Geneva：World Health Organization，2009.（http://www . who. int/csr/disease/swineflu/notes/ briefing_20091119/en/index. html.）

[15] Zhu FC，Wang H，Fang HH，et al. A novel influenza A（H1N1）vaccine in various age groups [J]. N Engl J Med，2009,361：2414 - 2423.

撰稿人：梁晓峰　殷大鹏

口腔公共卫生研究

一、引　言

提高全民的口腔健康水平，不是一个单纯的医疗保健问题，也不只是一个卫生部门的问题，而是一个社会性的公共卫生问题，需要全社会动员与多部门合作才有可能实现。为探索一条适合我国国情的口腔公共卫生之路，首先必须从分析当前我国人群存在的主要口腔公共卫生问题入手，评价国内外口腔公共卫生实践积累的经验教训和提供的科学证据，为制定未来我国的口腔卫生保健目标，选择适当的策略和措施提供依据。逐步达到普遍改善全体国民的口腔健康状况，降低人群中常见的口腔疾病的患病率，逐步减少我国社会口腔健康的不平等状况。通过促进口腔健康，普遍提高我国国民的健康水平和生命质量，为全面实现小康社会做出贡献。

二、我国口腔公共卫生的探索

（一）口腔健康流行病学调查

关注公众的口腔健康问题，首先就是要调查公众的口腔卫生状况和口腔健康问题，为解决公众的口腔健康问题提供科学的依据。因此，口腔公共卫生实践的第一步就是开展口腔健康流行病学调查。

从 20 世纪 80 年代开始，随着中国的改革开放，世界卫生组织（WHO）口腔卫生处首先把 WHO 的口腔健康调查基本方法介绍到中国。1981 年与原北京医科大学口腔医学院预防科合作第一次应用 WHO 基本调查方法开始了口腔健康捷径调查，主要是儿童的龋病和牙周病调查。我国先后开展了三次口腔健康流行病学调查。1982 年进行了第一次全国学生龋病和牙周病流行病学调查，包括 5 个学生年龄组（7，9，12，15，17 岁），4 项检查内容（龋病、牙周疾病、氟牙症与四环素牙），第一次提供了我国儿童的龋病和牙周病的基线调查资料。1995 年进行了更大范围的第二次全国口腔健康流行病学调查，包括 11 个省（直辖市、自治区），5 个年龄组（5，12，18，35～44，65～74 岁），6 项调查内容（龋病、牙周疾病、氟牙症、口腔卫生状况、戴义齿与义齿需要情况）。2005 年第三次全国口腔健康流行病学调查，包括 30 个省（直辖市、自治区），4 个年龄组（5，12，35～44，65～74岁），调查项目 5 项（龋病、牙周病、口腔黏膜病、氟牙症以及义齿修复状况）。

上海石四箴等人对儿童乳牙龋病患病状况进行了多年的连续追踪研究，上海某幼儿园从 1995 年到 2005 年共 3 次调查结果显示儿童乳牙患龋率、龋均与严重程度均有所下降。但另外的 2 项调查都没有发现乳牙龋病患病率和龋均下降的趋势。这些资料虽然还不能充分说明我国儿童乳牙龋的真实发展趋势，但至少可以提示我们，如果没有有效的公共卫生防龋措施，儿童乳牙龋的下降是很难的。儿童恒牙龋的状况也是这样。福建省2000年与2005年对12岁儿童龋病患病状况的比较研究发现，福建省12岁儿童恒牙患龋病程度呈升高趋势，不同的检查器械和标准在一定程度上影响了调查结果的可比性，但龋病上升的趋势值得关注。另一项针对上海5岁儿童乳牙龋病患病状况的比较研究发现1995年儿童乳牙患龋率为78.28％，龋均4.76；2005年为71.74％和4.17。似乎乳牙龋病有下降的趋势，但尚需要更深入的分析和更多的研究证实。

卫生部疾病预防和控制局口腔卫生处组织预防口腔医学专家和公共卫生专家在全国9个省（直辖市、自治区）的54个观察点开展了儿童口腔健康状况及危险因素的监测研究，通过3年的监测，以掌握我国儿童口腔健康状况的变化趋势，分析影响儿童口腔健康的主要因素。为制订我国儿童口腔疾病防治对策，强化儿童口腔保健措施提供科学依据。

(二)口腔健康促进活动

我国早期的口腔健康教育与促进活动始于20世纪50年代，那时称为口腔卫生宣传教育。20世纪七八十年代以来，随着改革开放和社会经济的发展，各种形式的口腔健康教育项目和活动在学校开展起来。1988年，以卫生部为首的中央9个部委联合发起了“全国爱牙日”活动，把每年的9月20日定为“全国爱牙日”。从1989年至今，已经开展了23届“全国爱牙日”活动。作为第一个全国性的口腔健康促进活动，把“爱牙、健齿、强身”定为主题，在当时，通过多种媒体、电视、广播、报纸杂志以及街头咨询等多种形式在一定时期内对传播口腔卫生保健信息，提高公众的口腔保健意识，以及扩大口腔健康的社会影响力等起到了积极的推动和促进作用。然而，爱牙日活动作为口腔健康促进的一种模式必须转变，走向深入，深入到基层，同时，必须要更具针对性，针对当前存在的主要口腔健康问题及其影响因素，人们的口腔健康需求和存在的问题，设定每年的主题和监测点，定期进行评价，深入开展研究，才能不断激发活力，长期进行下去，才有可能在增进全民口腔健康中起到积极推动作用。

自2008年成立以来，卫生部疾病控制局口腔卫生处争取到国家中央财政投入3年共计8576万元用于开展“中西部地区儿童口腔疾病综合干预试点项目”。通过开展口腔健康教育、实施窝沟封闭等措施，提高中西部地区儿童的口腔保健知识水平，预防龋病的发生，从而提高儿童的口腔健康水平。

(三)目标的制定与试行

从20世纪80年代开始，跟随国际口腔公共卫生的发展步伐，我国先后制定了不同阶段的口腔卫生保健目标和规划。

(1)1985年由中国科协“2000年的中国研究”办公室主编的《2000年的中国研究资料》第37集《我国现代医学的发展及与国外先进水平的差距》（内部资料）由卞金有执笔的“2000年中国的口腔医学与口腔保健”初步分析了我国口腔医学发展与保健水平、存在的问题与差距，并提出了我国2000年口腔保健的目标。

(2)1987年卫生部卫生防疫司提出制订中国2000年预防保健战略目标的建议(1991)，共分15个专题，其中第6个专题为口腔卫生与预防口腔疾病，由卞金有等7位专家组成的专家组完成。目标重点围绕龋病、牙周疾病、牙列完整率与无牙颌方面。

(3)1991 年卫生部组织有关专家开始制订 2000 年国家口腔卫生保健规划目标,1992 年卫生部与国家教育委员会联合下发《2000 年我国口腔卫生保健规划目标(试行)》的通知。指出口腔卫生保健是“2000 年人人享有卫生保健”的重要组成部分。

(4)《2004—2010 年中国口腔卫生保健工作规划》是卫生部组织有关专家制订的。总目标为:①以卫生部门为主导,多部门合作和社会团体共同参与的协调机制;②建立与完善全国网络;③建立口腔健康数据库;④加强口腔健康促进与教育工作,增强全民口腔保健意识与自我口腔保健能力。这个规划文件于 2004 年由卫生部办公厅印发。虽然这个工作规划出台时间较短,近年来口腔卫生保健组织转型,对规划的实施有短暂的影响。但卫生部口腔卫生处的建立把全国口腔卫生保健工作直接纳入政府主管之下,表明卫生部十分重视全民口腔健康,为今后 2020 年目标的制订和实施打下了良好的发展基础。

(5)2011 年口腔卫生处组织专家制订《中国口腔卫生规划(2011—2020 年)》,确定指导原则为“政府主导,部门配合,社会参与。预防为主,防治结合,自我管理。突出重点,分类指导,公平可及”。总目标为基本建立覆盖城乡的口腔卫生服务体系,控制影响口腔健康的危险因素,实施口腔疾病综合预防干预措施,降低人群龋病和牙周疾病的患病水平,着力提高儿童和中老年人的口腔健康水平。

(四)社区模式试点

发展社区卫生保健是通向人人享有卫生保健的必经之路。社区是一个以家庭为基础的共同体,有共同的血缘与地缘关系,人际关系比较密切,生活在一个共同的社会自然环境之中,又有一个共同的社会组织网络。WHO 基本口腔卫生保健模式依据基本卫生保健的概念,把整个保健分成 3 个水平,即基本卫生保健(含一级预防)、一级转诊保健(即二级预防)和二级转诊保健(含三级预防)。我国城乡都有比较完善的社区。要实现人人享有卫生保健的战略目标,进入社区是最佳的切入点。正因为如此,从 20 世纪 60 年代到 80 年代,我国的社区卫生保健已经有十分完善的组织机构。在农村有县、乡、村三级医疗保健网,但口腔卫生保健到目前为止依然没有完全进入社区。

1. 山西运城农村社区模式试点

1983 年山西运城地区从传统的拔牙、补牙和镶牙的口腔医疗服务模式转变成为以初级口腔卫生保健为基础,县、乡、村三级医疗卫生保健网为依托的社区口腔卫生保健模式试点。目标地区选定为 3 个县的 3 个乡和 3 个村。在卫生部与有关专家的帮助与指导下,吸取了 WHO 推荐的社区口腔卫生保健模式实践的经验,并根据当地农村地区的具体情况,从计划、实施与评价开始,经过几年实践,取得了一定进展,最终发展成为中国第一个农村社区口腔卫生保健模式,并获得了 1989 年 WHO 颁发的石川初级卫生保健奖。

2. 上海学校口腔卫生保健服务的实践经验

上海是全国开展学校口腔卫生保健服务最早的城市。自 20 世纪 50 年代以来,在上海市卫生局领导和上海市牙病中心防治所的组织与指导下,由点到面,逐步发展,通过卫生与教育两个部门的密切配合、相互支持以及全市口腔卫生人员的共同努力,形成了一个有组织的学校口腔保健服务体系。半个世纪以来，几乎从未间断，从治到防，防治结合，预防为主，随着社会发展与认识水平的不断提高，由浅入深，逐步完善，经历了一个系统的发展过程，为上海市学校学生提供了大量的口腔保健服务，使上海市一代又一代儿童的口腔健康状况有了显著改善和提高。

3. 北京窝沟封闭防龋项目

口腔流行病学调查资料显示，在龋病分类中，儿童窝沟龋是一个普遍存在的问题。我国儿童窝沟龋占90%以上，尤其是儿童在6岁时刚萌出的第一恒磨牙，最容易遭受龋的侵蚀，如果不重点给予保护，很容易造成过早缺失，严重影响儿童的咀嚼功能和正常生长发育。采用窝沟封闭的方法是预防儿童发生窝沟龋，保持儿童口腔健康的有效措施之一。北京市政府自2005年开始提供经费支持，免费为适龄学生提供窝沟封闭，预防龋病。截至2011年7月底，已累计为78万多名适龄儿童的137万颗牙进行了窝沟封闭，对预防学生恒牙窝沟龋的发生起到了积极的推动和示范作用。

三、国外口腔公共卫生研究进展

口腔疾病是任何国家和地区，任何人群都难以避免的一个不容忽视的问题。龋病的发病率会随着社会经济的发展和食物的精细化而明显上升。在大多数工业化国家，60%～90%的学龄儿童及大部分成年人均受到龋病的影响，显著高于发展中国家。因此，口腔公共卫生一直都是世界卫生组织（WHO）关注的议题。

（一）WHO口腔公共卫生策略

为了达到21世纪人人享有口腔健康的目标，2003年世界卫生组织口腔卫生处（WHO-OHU）、世界牙科联盟（FDI）和国际牙科研究会（IADR）联合制定了《2020年口腔卫生全球目标》，在多个研究和各国实践的基础上，总结了一套行之有效的策略，集中体现在世界卫生组织全球口腔卫生策略《21世纪继续提高人类口腔健康水平》中，包括：①降低口腔疾病和伤残负担，重点关注穷困及社会边缘人群；②促进健康的生活方式，减少来自环境、经济、社会及行为方面的对口腔健康的危险因素；③建立口腔卫生体系，使其能够公平地提高口腔健康水平，满足人们合理的需求并且做到财政分配上的公平；④将口腔卫生纳入全国乃至社区的卫生项目中去，使口腔健康促进成为社会发展政策中的有效内容。

（二）美国口腔公共卫生策略

美国开展口腔公共卫生的策略包括：①消除口腔医疗保健水平之间的差异；②认识到口腔健康对全身健康和生命质量的影响；③充分利用医疗保健资源，促进全民口腔健康；④建立有效的口腔保健机构，满足全民口腔健康需要；⑤消除影响口腔健康的不良生活方式和行为；⑥将循证医学应用于临床与公共卫生实践等。

（三）全球公认有效的口腔公共卫生策略

尽管很多国家都有自己的口腔公共卫生策略，但综合分析世界各国的口腔公共卫生策略，成功的口腔公共卫生策略通常都离不开以下四个层面的工作：①政府组织制订口腔公共卫生相关的政策、法规、规划，保障人群平等地享受口腔公共卫生服务，降低口腔疾病和伤残负担，重点关注穷困及社会边缘人群；②规范和推广口腔公共卫生服务所需的适宜技术；③广泛、深入、持久地开展口腔健康促进活动，普及口腔保健知识；④建立、完善口腔卫生服务体系。

四、我国口腔公共卫生未来的发展趋势

(一)主要口腔公共卫生问题

纵观全球口腔公共卫生的发展历程以及几十年来中国口腔公共卫生的实践探索得到的启示，依据中国目前的实际国情，我国需要重点关注和解决的主要口腔公共卫生问题有以下几个方面。

(1)改善全民口腔卫生状况是当务之急。

(2)龋病和牙周病是威胁全民口腔健康，影响全身健康的两大类口腔疾病，尤其是对儿童青少年以及老年人身心健康的危害正在加重，需要政府动用国力，百姓动用人力，采取几项安全可靠、有效的口腔公共卫生措施，解决的难度很大，社会影响力更大。

(3)我国是世界上地区性氟中毒危害严重的国家之一，如氟牙症、氟骨症。氟牙症不仅牙齿发黄，影响外观，而且牙齿结构受损，易引起牙病，影响功能。氟骨症影响更严重，永久致残，影响劳动能力和生活自理。需要地方政府重点关注，地方病与牙病防治共同合作。

(4)群众的口腔保健知识与个人防护技能普遍缺乏，某些传统的旧观念制约很深，西方不良生活方式的影响日趋严重，如吸烟、酗酒、饮食无节制等不良生活习惯导致某些口腔疾病呈现上升趋势，全身慢性疾病增多，疾病负担加重。急需营造一个有益于全民口腔健康和全身健康的社会物质与文化，社会舆论以及法规的大环境。

(5)医务人员，包括口腔专业人员，受传统生物医学模式的影响，重治疗，轻预防，甚至出现过度治疗现象。尤其是口腔医务人员要转变服务观念，不只是把患者当作生物人，更要把患者作为一个社会人给予整体关注。

(6)现有的社会口腔保健服务模式不能满足人们的基本口腔保健需求，更不能满足人们日益增长的多种口腔保健服务需求，这种发展趋势出现的城乡之间，贫富之间的口腔健康差距加大，口腔资源分布与调配不公的社会现象，各级政府必须采取相应的对策行动，促使各级口腔医疗保健机构调整服务方向，改变头重脚轻重治轻防的服务模式，从提供基本口腔保健服务做起，把口腔预防保健服务工作认真落实到每个社区。

(二)面临的主要挑战

1. 口腔健康素养的不均衡性

口腔健康素养(Oral Health Literacy)是对所有的人而言的自我口腔保健的意识和行为习惯。我国群众间口腔健康素养的差别很大，尤其是城乡弱势群体自我口腔保健的意

识和能力都很差。这种口腔健康素养水平的不均衡是由社会经济文化发展的不均衡造成的,不是在短期内就能够改变的。另外,口腔健康素养的培养、教育与传播途径也存在着不少值得探索与研究的问题。表面层次的口腔健康信息和知识的传播,甚至传统的口腔健康教育模式,虽然对于知识的增长有些作用,但对于行为的改变没有太大作用。不同人群口腔保健需求存在着不均衡性,需要针对不同的问题与需求,进行口腔健康素养的指导。

2. 口腔疾病分布的不均衡性

虽然龋病和牙周病在任何人群都可以发生,但在我国不同地区和不同人群中,其分布存在很大的不均衡性。龋病、牙周病普遍存在,氟牙症具有地域性。龋病和牙周病在社会人群中的分布,除了地区(自然环境、城乡)差异之外,就是人群(年龄、性别、职业、民族)间的差异,疾病发生的不同部位以及疾病严重程度的差异。此外,疾病的发病趋势也存在着差异。随着社会经济文化的发展与生活方式的变化,口腔疾病的发病状况与发展趋势还存在着缓慢的动态变化。如果有一定的口腔公共卫生措施,口腔疾病分布的不平衡状况,有可能逐步改善。

3. 口腔卫生资源分配的不公平状况

(1)口腔人力资源分布与人力结构组成的不合理,口腔人力资源稀缺,数量不足,发达国家牙医与人口之比为1∶1000～1∶2000。我国1∶10000,相差10倍左右。与口腔疾病防治需求差距甚远;口腔人力职业结构组成很不合理,至今没有口腔卫生师的培训机构,社会职业岗位,口腔人力城乡分布差异悬殊,口腔医师87%在城市,60%以上在高级口腔医疗机构。大城市口腔医师与人口之比为1∶5000,农村1∶50000～1∶100000,缺乏激励机制,人力配置和使用不当,大部分口腔医师花费大部分时间从事一般性医疗保健工作,没有口腔卫生师的岗位,也没有专门的口腔卫生师和口腔护士培训学校。

(2)口腔医疗保健机构建立和分布的不平衡性、口腔医疗保健机构的数量和分布与人口数量和需求不匹配。即使口腔专科医院设有口腔预防科,也是以治疗患者为主,并没有发挥太多的预防保健作用。

(3)口腔医疗保健机构装备的不合理性,由于口腔医疗保健机构的服务项目内容没有明确的界定,口腔医疗设备的配置也无章法可循。大部分是根据打算开展的服务项目和经济实力而定,装备的不合理显而易见。

(4)口腔医疗保健机构提供的服务内容的不合理性,虽然大部分口腔医疗保健机构提供定点医保服务,专科口腔医院也有级别之分,但并没有明确的、严格的医疗服务范围的界定。

4. 政策导向的不明确性

口腔卫生保健服务有不同于一般卫生保健服务的特点,主要表现为:①口腔疾病具有不同于一般全身性疾病的特点,大部分龋病和牙周病,即使得到治疗,也不可逆转,完全康复。如果得不到治疗,疾病日趋严重,直到牙齿与功能全部丧失。②一般人群中口腔疾病的患病率很高,达到95%以上。接受治疗的只有约30%,70%的口腔疾病因多种原因而未得到治疗。③口腔疾病的治疗手段主要依靠口腔器械设备和材料技术,致使治疗费用昂贵。决策者和管理者对口腔疾病的这些特点缺乏足够的认识，长期以来，一直没有制订出一套完整的专门针对口腔卫生保健事业发展的方针、政策和规章制度。这样，就造成了口腔卫生保健人力配置、数量与结构的先天不足与后天失调，缺少对口腔卫生保健人员的激励政策机制，口腔卫生保健服务机构的数量、质量、分布不平衡，以及发展无明确的方向，基层口腔卫生保健机构的基本装备和人员短缺。

5. 口腔公共卫生措施的迟缓性

几十年来，卫生部门曾经下发过一些文件，如解决农村口腔医疗保健机构与人员短缺和看牙难的问题，开展全国爱牙日活动以及制订国家口腔卫生保健工作规划等。这些文件中涉及的一些口腔健康促进活动，大部分经费来自社会非政府组织。近年来，才有一些地方政府的投入，如北京、青岛等，开始由政府拨款免费为儿童提供窝沟封闭预防龋病，为贫困老人免费提供全口义齿等服务。从 2008 年开始，卫生部也在西部一些地区儿童口腔疾病综合干预试点项目。但是作为口腔公共卫生措施，中央财政至今还没有专项拨款用于支持某项口腔公共卫生措施。当然，任何一项口腔公共卫生措施是否可行，必须依据充分的科学证据，经过专家们的充分论证，要循证决策。

6. 研究导向的自发随意性

口腔卫生保健领域的应用性研究，局限于流行病学调查和临床试验研究方面，学校和社区范围的研究项目很少。龋病预防的临床研究，尤其是儿童乳牙龋的预防研究比较多，有一些是学龄儿童恒牙龋预防的研究。牙周病预防的临床研究课题很少。作为口腔公共卫生方面的研究，主要集中在氟化物防龋的措施方面，如饮水氟化、食盐氟化、牛奶氟化、含氟牙膏、局部用氟等。口腔卫生保健领域的生物科学研究主要集中在口腔微生物与龋病发病的相关研究以及防龋疫苗研究方面。这些研究大都局限于大学院校内。许多研究课题与整个国家面临的主要口腔公共卫生问题没有直接联系。研究方向有很大的自发性、随意性和片面性。

7. 口腔医学教育发展导向的摇摆性

人人平等享有卫生保健的同时也享有口腔卫生保健是 21 世纪的全球性目标，根据我国目前的国情状况，到 2020 年，争取实现人人平等享有基本口腔卫生保健的目标，应该是值得追求的，比较现实的目标。但是这个目标对当前我国的口腔医学教育改革却是一个很大的挑战。首先是培养目标不明确，课程设置不合理，是培养全科口腔医生，还是专科口腔医生？本科生教育学制长短不一，从 5 年到 8 年。由于取消了中等口腔专业教育，大学院校数量激增，招生数量激增，师资力量匮乏，教学设施不足，教学基地缺少，教学质量难以保障。不论是口腔临床医疗服务，还是口腔卫生保健服务，都需要有一个合理组合的团队，才能有效地发挥作用。但是，在我国，既没有口腔卫生师的培训学校，又没有专门的口腔专业护士和口腔技术人员的培训学校。

(三)2020 年口腔卫生保健目标设想

纵观 1985 年以来，WHO 等国际组织与世界各国以及我国制订的几个不同阶段的口腔卫生保健目标、策略选择与实施、评价的过程，展望未来，我们应该在 2020 年之前的这个时段内，通过共同努力，逐步达到平等享有基本口腔卫生保健，改善口腔健康，促进生命质量。口腔卫生状况、龋病和牙龈炎的疾病状况得到改善是这个阶段的主要口腔公共卫生问题。

1. 目标

人人平等享有基本口腔卫生保健包括：①提高全体国民的口腔健康素养，彻底改变不关注口腔卫生的坏习惯；②控制和减少龋病的危险因素；③通过共同危险因素途径控制牙周病与全身慢性疾病的共同危险因素；④提高防范意识，建立安全性环境，减少牙外伤的发生；⑤避免失牙，65 岁及以上老年人维持 20 颗功能牙。

2. 策略

通过健康促进、疾病预防、康复治疗、循证保健等策略采取有效的措施和方法预防口腔疾病的发生，控制疾病的发展，达到人人享有平等基本卫生保健的目标。

回顾近 60 多年来世界口腔公共卫生的发展历程和我们自己探索的实践经验，可以得出一条共同的口腔公共卫生途径，就是首先必须得到政府的理解和支持，更需要政策引导和经费的投入，将口腔公共卫生纳入政府的总体发展规划和国家常规预算。

减少疾病的危险因素，就能避免疾病的发生，减弱疾病的发展势头和严重程度。许多疾病如果能够早期预防，疾病就能完全康复。当疾病发展业已形成，即使得到有效控制，总会造成不同程度的伤害，留下一定的后遗症，无法完全康复。我国的口腔公共卫生应首先做好预防为主，预防在先，一级预防是成功的关键，不能等到疾病发生之后再采取控制措施。

口腔公共卫生的发展虽然已经经历了半个多世纪，但世界上还没有哪一个国家已经全面做好了口腔公共卫生工作，都只是局部的成功。而大部分发展中国家的成功，只是星星点点。他人的成功，只是激励我们去共享和探索成功之路，中国人的口腔公共卫生之路，需要我们去亲历，这是任何人无法替代的。如果我们能够充分利用我们的优势，抓住机会，我们也有可能引领世界口腔公共卫生的潮流，千里之行，始于足下。健康中国人需要口腔健康。

参考文献

[1] Bian JY. A Review of Preventive Dentistry in China: The Past 50 Years[J]. The Chinese Journal of Dental Research, 2001, 4(2).

[2] Yang S, et al. A survey of dental caries and periodontal diseases of school children in Beijing[J]. J Chin Stomatol, 1983, 15: 321 - 327.

[3] Yang S, et al. WHO pathfinder caries survey in Beijing extended with mutans data[J]. J Dent Res, 1990, 69: 374.

[4] 中华人民共和国卫生部. 全国学生龋病 牙周疾病流行病学抽样调查[M]. 北京：人民卫生出版社，1987.

[5] 全国牙病防治指导组. 第二次全国口腔健康流行病学抽样调查[M]. 北京：人民卫生出版社，1999.

[6] 齐小秋.第三次全国口腔健康流行病学调查报告[M].北京:人民卫生出版社,2008.
[7] Shi SZ. A situation analysis on dental caries in primary dentition of 10,864 young children in Shanghai City[J]. J Modern Stomatol,1991,5(2):97-100.
[8] 董宏伟,等.上海市幼儿乳牙龋病的变化趋势[J].中华口腔医学研究杂志(电子版),2008,2(4).
[9] 董宏伟,等.上海市某幼儿园 1995-2005 年儿童乳牙患龋状况分析[J].中国学校卫生 2008,29(12).
[10] 胡俊峰,侯培森.当代健康教育与健康促进[M].北京:人民卫生出版社,2005.
[11] 卞金有.2000 年中国的口腔医学与口腔保健[G]//2000 年的中国研究资料.中华医学会,1985.
[12] 卞金有,等.口腔卫生与预防口腔疾病[G]//第 6 专题"中国 2000 年预防保健战略目标制订研究".北京:中国科学技术出版社,1991.
[13] 卫生部办公厅文件—卫办疾控发(2004)13 号:中国口腔卫生保健工作规划(2004-2010 年).
[14] 卞金有.预防口腔医学[M]第 5 版.北京:人民卫生出版社,2008.
[15] 卞金有.预防口腔医学[M].北京:北京大学医学出版社,2006.
[16] 张枢贤.社区医学[M].北京:北京医科大学中国协和医科大学联合出版社,1994.
[17] 邱志芳.上海市学校牙病防治工作的回顾[J].上海预防医学杂志,1991.
[18] WHO. Health-for-all policy for the twenty-first century[R]. Geneva: WHO, 1998.
[19] Hobdell M, Peterson PH, Clarkson J, et al. Global goals for oral health 2020[J]. International Dental Journal, 2003,53(5):285-288.
[20] Petersen (朱凌,彭彬摘译). 世界卫生组织全球口腔卫生策略[J]. 中华口腔医学杂志,2004,39(6); 442-444.

撰稿人:卞金有　荣文笙　胡德渝

公共卫生信息学研究

一、引　言

随着医学信息学和医学信息管理专业在我国的日渐成熟，其应用领域也出现了细化，同时我国的公共卫生信息化建设自 2003 年 SARS 后呈现出跨越式发展的态势，在这样的背景下，公共卫生信息学作为医学信息学的一个新兴分支学科逐渐被引入我国，并为广大公共卫生信息管理专业人员所熟悉。公共卫生信息学是一个综合了多个学科领域的复合性学科，与其相关的学科领域包括信息科学、计算机科学、管理学、组织理论、心理学、通讯技术、政治科学、法学、公共卫生等。

在现代公共卫生体系中，信息与信息技术被用于支持大量的公共卫生活动，是一个连接各孤立部分的必不可少的纽带，已成为公共卫生机构和专业人员的核心竞争力和必然选择之一。我国的公共卫生信息化建设自 2003 年后进入了快速发展的阶段，先进的理念和方法得到广泛应用，基础网络和业务应用系统建设有序推进，信息利用与共享服务不断加强，信息化的深度和广度持续提升，有力地支撑了各项公共卫生业务的开展，增强了疾病控制应急处置能力，创造了良好的社会效益。虽然我国的公共卫生信息化建设已取得了一定成绩，但在发展中还面临诸多挑战和机遇，深入总结和分析近两年来我国公共卫生信息化的建设发展情况，并横向比较国内外的研究进展，有利于明确“十二五”期间的研究和工作重点，进一步提升信息化对公共卫生业务的支撑能力。

二、国内学科建设及最新研究进展

公共卫生信息学是一个综合了多个学科领域的复合学科，与其相关的学科领域包括信息科学、计算机科学、管理学、组织理论、心理学、通讯技术、政治科学、法学、公共卫生等。公共卫生信息学与医学信息学在某些方面很相似，它们都是应用信息科学与技术促进人的健康，在研究领域上也有共同之处，如信息标准和信息交换等。二者的区别主要体现在：①前者关注的是人群和社区，以大众健康和管理为目标，后者更关注单一的患者个体；②前者将疾病的预防放在第一位，后者将疾病的治疗放在第一位；③在实施上，前者往往由政府主导，有法律和政策的保障，后者主要表现为医生或医院的行为。公共卫生信息学很少作为一门独立的课程出现在医学高校教学中，大都是在医学信息学课程中简单介绍其概念和公共卫生信息系统、信息标准的建设。厦门大学在预防医学专业本科的课程设置中将公共卫生信息学作为一门选修课程，其培养目标是“通过该课程的学习，了解如何发展协调、统一公共卫生信息系统、如何在公共卫生领域增加整合力度以及深入探讨关于信息技术机密性和隐私性的效果”，课程内容包括信息、信息学和公共卫生信息学的概念，数据处理及数据库管理系统的功能和模型，信息系统的开发、成本效益与评估，公共卫生信息资源，公共卫生信息系统的需求与开发模型；公共卫生信息系统安全性。公共卫生信息学也日益成为医学信息学中新的研究热点，并引起了多个领域专业人员的重视，如关于传染病信息学和症状监测的研究等。

公共卫生信息学在公共卫生领域的应用，在中国称为公共卫生信息化工作。近两年的主要进展如下。

(一)数据中心建设

1. 国家疾病预防控制数据中心建设

中国疾控中心新址数据中心已初具规模，该项目于2009年全面实施，计划分三年建设中国疾控中心新址国家级数据中心。目前已基本完成IT基础设施建设和完善、网络直报系统迁移项目、统一数据采集平台开发、协同办公系统与公众网站、IT运维管理系统集成、应用系统平台总体集成等建设内容。正在开展数据容灾备份中心建设及核心业务应用系统改造。将于2012年开展信息系统安全等级保护评估、IT基础设施的扩充和完善、业务应用系统升级改造等建设内容。通过该项目的建设，将初步建立起全新的业务支撑信息系统平台和国家级疾病控制数据中心。

2. 区域信息平台建设

在医药卫生信息化的大潮中，为实现不同来源信息的共享交换和信息系统的互联互通，区域卫生信息平台成为了研究和应用的新热点。区域卫生信息平台，是连接区域内的医疗卫生机构基本业务信息系统的数据交换和共享平台，是不同系统间进行信息整合的基础和载体。从业务角度看，平台可支撑多种业务，而非仅服务于特定应用。平台主要以服务居民为中心，兼顾卫生管理和辅助决策的需要。

近年来，在我国东部经济较发达地区，地方政府和卫生部门开始尝试将其区域内各异构信息系统进行规划和整合，以实现区域内信息共享和利用的高层次发展目标，并逐步探索出区域医疗信息化的三种发展模式：①社区主导，政府筹资，统一实施；②大型医院主导，多元筹资，共同建设；③政府主导，企业投资，分步实施。但在具体实施过程中，还存在机制缺位，管理思想滞后；多方协调难；基础薄弱，发展不平衡；标准不足，集成难度大；高额投资，多元筹资难等诸多问题。

3. 公共卫生数据中心建设

作为科学数据共享项目的一个子项目，公共卫生科学数据中心已初步建成，包括数据管理与共享服务的基础硬件平台，共享数据资源加工与服务的应用软件平台；进行了科学数据共享资源遴选，已列入可进入共享的历史数据库400余个；整合了部分公共卫生科学数据，涵盖了传染性疾病和寄生虫疾病、慢性非传染性疾病患病、环境卫生、健康危险因素与行为生活方式、人口健康素质、生命登记与统计和基础信息等方面，共完成了34个数据集、65个数据库；制定了公共卫生数据共享标准，建立了标准化体系用于指导数据整合加工；建立了持续稳定的数据共享运行机制。

(二)业务应用系统建设

近两年，中国疾控中心在网络直报平台的基础上，新建和改造完善了大量业务应用系统，目前已逐步建立了 22 个业务应用系统，极大提高了公共卫生信息管理效率与质量。

1. 公共卫生统一数据采集交换平台

随着公共卫生监测系统应用的逐步深入，从各个医院、社区或区域信息平台的 EMR、EHR 直接交换公共卫生监测数据已经成为深入展开公共卫生疾病监测工作的重要内容之一。“公共卫生数据统一采集交换平台”是中国疾控中心按照卫生部“十二五”卫生信息化规划建设的要求而建立的面向全国公共卫生监测的数据统一采集与交换平台系统。系统完全采用分布式 B/S 的形式完成数据的采集、存储以及数据反馈交换的全部功能，各医院、社区各级疾病预防控制机构和区域卫生信息平台都可实现与该平台的连接，从技术上实现了医院信息系统与公共卫生信息系统的自动数据交换、公共卫生信息系统与 EMR、HER 的动态连接、临床诊疗活动过程中公共卫生监测信息的自动抽取报告、与卫生综合平台间的互联互通。该平台已在浙江省的部分医疗机构试点应用，并取得了良好的效果。

2. 中国疾病预防控制中心协同办公系统

中国疾控中心协同办公系统自 2010 年开始建设，2011 年 1 月 1 日正式启用，同时停止相应功能的纸质文件流转。目前该系统能够实现公文处理、事务处理、个人事务、信息查询、信息发布、统一登录、统一的邮件服务、即时通讯、知识管理和远程访问等功能。通过该平台的使用，节约了人力、物力和时间，提高了办公成员的协作程度和执行力。

3. 传染病实验室监测信息系统

依托“艾滋病和病毒性肝炎等重大传染病防治”科技重大专项的“自然疫源性传染病病原谱流行规律及变异研究”课题建立的传染病实验室监测网络平台信息管理系统已上线运行，实现了发热伴呼吸道症状、发热伴出疹症状、发热伴出血症状、脑炎脑膜炎症状、腹泻五个症候群的实验室监测信息管理，截至 2010 年 6 月 30 日，系统中注册的网络实验室 84 家，哨点医院 287 家，截至 2010 年 7 月 31 日，系统共录入病例 38682 例，样本 43535 个，其中对 25713 个样本进行了检测。该系统建立了哨点医院、网络实验室、协作单位的监测体系结构，实现了个案样本信息的动态管理，并首次将条码用于样本信息管理，促进了病原体监测业务的规范化管理，为实验室监测信息管理系统的建设运行提供了参考模式。

4. 卫生应急监测信息系统

随着国家级数据中心建设初具规模，应对突发公共卫生事件的信息服务能力得到了极大提升。在应对“5.12”汶川大地震疫情监测、手足口病疫情、甲型 H1N1 流感等暴发疫情、玉树抗震救灾防病、舟曲救灾防病的信息保障中，充分利用网络直报平台，快速实现了应急信息的监测与报告，为防控决策的快速响应提供了有力的信息支持。特别是在汶川地震后开发的手机疫情报告系统，成功实现了手机个案直报与传染病网络直报系统对接，从技术上实现了手机应急替代已瘫痪设备的上报功能，保障了灾区的传染病和突发公共卫生事件监测。此外，在甲流疫苗临床试验以及集中应急接种的监测中，建立了全球最大的甲流疫苗接种个案数据库，共收集各地接种个案信息 5400 多万例，监测不良反应直报个案信息 7900 多例，发挥了信息保障和信息技术支撑作用。

(三)其他应用系统研发

1. 流行病学动态数据采集云平台

在中国/世界卫生组织卫生技术合作项目“新(再)发、不明原因传染病监测数据动态采集在线定制技术的研发和应用”的支持下,中国疾控中心信息中心自主研发了“流行病学调查动态数据采集云平台(EDDC)”,并获得了国家版权局计算机软件著作权。

该平台提供实时在线的调查问卷即设计、调查任务即发布、调查表即录入、调查表空间位置地图即服务、调查数据即查询和标准化数据字典即维护等功能,尤其适用于现场流行病学调查、卫生应急监测、快速风险评估调查、疾病监测、现况调查和队列研究等疾控公共卫生业务领域。平台已应用于“2011全国职业病流行病学现况调查”,完成了一百余万条调查表数据的采集,调查周期从原计划的9个月缩短到3个月。该平台中/英文版于2011年12月2日在京正式发布,并同时授权给我国各省级疾控中心及其他发展中国家免费使用。

2. 疾病预防控制信息资源与技术共享平台

在国家科技支撑计划课题“疾病预防控制信息集成适宜技术开发与应用”的支持下,中国疾控中心信息中心组织研发了疾病预防控制信息资源与技术共享平台。该平台采用SOA架构和其他主流IT技术,主要提供信息资源共享和信息技术服务功能,在基于个性化信息服务的信息资源共享与技术服务模式的支持下,用户可上传资源,检索、使用他人提供的共享资源或管理个人资源。此外,平台将适宜于疾控领域的信息技术封装为服务供用户使用,可实现调查表定制、发布,基于多种方式和终端的数据采集,数据重组、分析、展现等功能的无缝连接。用户可订阅和共享资源、定制和使用服务。平台具备分布式部署能力,已在四个试点省部署应用,并保证了其相互连通。

3. 艾滋病和病毒性肝炎等重大传染病研究信息化技术平台

在国家科技重大专项课题“艾滋病和病毒性肝炎等重大传染病研究信息化技术平台研究”的支持下,中国疾控中心信息中心组织研发了艾滋病和病毒性肝炎等重大传染病研究信息化技术平台,该平台集成了“艾滋病和病毒性肝炎等重大传染病科技管理平台”、“重大专项课题负责人科研诚信管理系统”、“重大传染病信息知识服务平台”、“重大传染病舆情动态监测和预警系统”、“重大传染病科技情报服务系统”,形成了统一的综合服务平台,实现了科技重大专项的项目、成果、人才、条件管理,同时为管理人员、研究人员、科技创新人员和情报研究人员的重大传染病研究提供信息支撑,通过舆情监测与预警系统,提升传染病预警与防控决策水平,实现重大传染病防控科研热点发现和学术趋势分析关键技术,为科学决策提供依据。

(四)其他信息技术在公共卫生中的应用

1. 网络地理信息系统

该系统提供了一个基于Web的GIS定制平台,可快速、灵活定制多种专题地图,用于传染病流行病学数据的分析和展现，系统中可提供全球不同地区和我国各省市的甲型H1N1流感、流感样病例专题地图，并可按多个条件自定义查询。此外，该系统也实现了坐标成图、移动信息监测，使用普通手机将报告信息发送至指定号码，系统中即可同步收到信息并根据报告者预先注册的经纬度将报告信息在地图的相应位置中标示出来，特别适用于应急状态下的信息报告。

2. OCR 光学识别数据采集技术

OCR 识别数据采集系统是基于对流行病学数据采集需求的充分理解开发出的全新数据采集工具，该系统利用光学字符识别技术和传真网络转发器（已试制出样机）解决了现场调查时快速录入数据的需求与人力、时间、设备条件不足之间的矛盾，只需具备发送传真的条件即可实现数据的传输和录入。将传真网络转发器连接至传真机后，用户按传真方式操作即可将调查表发送至系统的服务器端，并通过 OCR 识别直接进入数据库。该系统的使用可大大提高现场调查数据采集的效率和准确性。

3. 疾病预防控制业务辅助支持系统

疾病预防控制业务辅助支持平台提供面向基层公共卫生专业人员的在线学习功能，目前系统中涵盖了计划免疫、传染病及突发公共卫生事件报告、结核病和艾滋病督导管理、地方病防治、基本职业卫生服务等公共卫生业务领域，以业务流程贯穿每个业务领域，同时提供各关键节点上的核心知识点学习。该平台也提供视频、音频在线学习功能，可用于各级疾控机构规范业务流程和人员培训。除电脑外，平台也支持在 PDA、手机等移动终端设备上使用。

（五）重大信息化规划与研究

1. 编制“十二五”期间国家公共卫生信息系统建设规划

根据相关文件的精神和要求，中国疾控中心分别于 2010 年 1 月和 5 月组织专家，召开了“十二五”期间国家公共卫生信息系统建设规划编制研讨会议，最终形成了《国家公共卫生疾病预防控制信息系统建设规划（2011—2015 年）》，并纳入了卫生部总体规划中。

2. 开展疾病预防控制信息化建设现状调查

为全面了解全国疾控机构信息化建设的现状，科学编制“十二五”期间疾控信息化建设规划，中国疾控中心于 2010 年组织开展了对全国各级疾控机构的信息化建设现状调查，此次调查获得了全国 31 个省、自治区和直辖市的 2830 个疾病预防控制机构信息，经分析后形成了《全国疾病预防控制机构信息化建设现状在线调查分析报告》，并向各省级疾控机构反馈。

3. 其他技术指导方案

近两年来，中国疾控中心发布了《EMR、EHR 公共卫生数据统一采集交换技术指导方案（试行）》《公共卫生疾病预防控制信息系统建设技术指导方案（2011—2015）》《国家网络直报系统属地化数据交换与共享实施技术指导方案》《省级 CDC 数据中心建设指导方案》《中国疾病预防控制信息系统用户与权限管理规范（试行）》等一系列信息化建设技术指导方案，有力地推动和促进了各级疾控机构的信息化建设工作。

4. 公共卫生信息标准研发

2009年以来，在卫生部统计信息中心的领导下，出台了一系列公共卫生领域的基本数据集，如《健康档案基本架构与数据标准（试行）》、《健康档案基本数据集编制规范（试行）》、《健康档案公用数据元标准（试行）》、《个人信息基本数据集标准（试行）》、《预防接种基本数据集标准（试行）》、《传染病报告基本数据集标准（试行）》、《结核病防治基本数据集标准（试行）》、《艾滋病防治基本数据集标准（试行）》、《血吸虫病病人管理基本数据集标准（试行）》、《慢性丝虫病病人管理基本数据集标准（试行）》、《职业病报告基本数据集标准（试行）》、《职业性健康监护基本数据集标准（试行）》、《伤害监测报告基本数据集标准（试行）》、《中毒报告基本数据集标准（试行）》、《行为危险因素监测基本数据集标准（试行）》、《死亡医学证明基本数据集标准（试行）》、《高血压病例管理基本数据集标准（试行）》、《糖尿病病例管理基本数据集标准（试行）》、《肿瘤病例管理基本数据集标准（试行）》。

2011年8月，卫生部集中出台了《卫生信息数据元目录》（WS363－2011），涵盖了人口及社会经济学特征、卫生机构、卫生管理、卫生人员、健康危险因素、计划与干预等17个部分，并将于2012年2月实施。

此外，中国疾控中心结合实际工作中的信息管理与交换共享需求，面向各级疾控机构出台了系列数据标准与规范，如《基于EMR、EHR交换的公共卫生基本数据集》等，牵头编写了《慢性病监测信息系统基本功能规范》，从业务功能、系统功能、扩展功能几个方面对慢性病监测信息的采集和利用等重要功能做出了规范性指导。

三、国外学科建设及研究进展

（一）学科建设

公共卫生信息学作为一个领域需要不断的实践、研究和学习。目前这一学科的人才需求量逐步增加，所以国外不论是政府、民间组织，还是大学，都相应地增加这一学科的培训和教育。这些培训项目旨在以医学、公共卫生、信息与工程等学科为基础，强调在较高层次上的学科联合，不同教育背景下的团队合作、学术交流以及综合项目的实战演练。目前美国的公共卫生信息学不论是相关培训、认证还是学位课程，都有很大进展。例如，美国CDC公共卫生信息学培训、美国医学信息学协会（AMIA）培训项目、Maryland大学公共卫生信息学认证培训项目、美国Emory大学公共卫生认证项目、美国Jones Hopkins大学医学院下属的卫生科学信息学学位教育、美国UTAH大学医学院下属的生物医学信息学学位教育、美国Washington大学医学教育和生物医学信息部门下属的生物医学与卫生信息学学位教育、美国Columbia大学生物医学信息学位教育以及美国Illinois大学在线公共卫生信息学学位教育等，这些培训和教育为公共卫生信息化工作提供了源源不断的人力资源。

(二)美国的公共卫生信息化实践

1. 电子病历(EMR)/ 电子健康档案(EHR)

EMR 是病人在诊断和治疗过程中产生的数字医疗信息文档,是“以医疗为中心”的数字化病例档案。EHR 是以医院的电子病历为主体,以信息共享为核心的数字化健康档案。信息可扩充为与人群健康相关的完整信息。EMR/EHR 的广泛应用,将为公共卫生监测带来革命性的变化。丰富的健康相关数据,自动的数据传送以及实时可靠的数据质量,为公共卫生部门、医疗机构以及病人提供优质服务。

EMR/EHR 理念已经存在很多年,但与真正的完全实施还相差甚远。据调查,截至 2009 年,美国 51.7%的医疗工作者没有采用 EMR/EHR,欧洲也没有统一的 EMR/EHR 标准。近几年美国在规划和部署统一的 EMR/EHR 方面有了一些进展,其中备受关注的要属 Meaningful Use 项目。该项目是由美国医疗保险与医疗救助服务中心(Centers for Medicare and Medicaid Services, CMS)于 2010 年发起的,有强大财政支持的全国性项目,旨在通过认证电子健康档案(Electronic Health Record, EHR)技术的规范合理化使用,有效获取健康信息。通过认证的 EHR 系统,能够促进电子处方的应用,降低临床信息的错误率,加快健康数据的获取与共享,提供快速预警,便于决策支持。符合实施条件的医务工作者和医疗机构一旦申请成功,必须在规定时间内采用通过认证的 EHR 系统,进行相关信息的自动报送,方可得到相应的资金补偿。该项目的实施分为 3 个阶段,第一阶段(2011—2012)完成基本电子病例信息的采集和共享,同时确保上传数据能够在三个领域满足公共卫生的需求,即症状监测、实验室检测结果和免疫接种信息报告;第二阶段(2013)进一步扩大信息采集范围,全面实施 EHR;第三阶段(2014—2015)改进成果。该项目将对美国电子健康档案的全面实施探索出一条切实可行的路线,起到非常关键的作用。美国卫生领域、医疗领域以及公众等都将从该项目获益,是卫生信息学应用的重要里程碑项目。

2. 信息标准与信息交换

为了促进公共卫生以及临床信息交换与共享,数据集字典码表标准、文档结构和语义标准、数据传输标准、服务标准以及隐私与安全等标准越来越受到重视。卫生领域常用的国际标准有 Logical Observation Identifiers Names and Codes (LOINC), Systematized Nomenclature of Medicine (SNOMED), Digital Imaging and Communications in Medicine (DICOM), International code of Diseases (ICD) 和 Health Level Seven (HL7) 等。标准的引用是为了达到系统间的互联互通和数据的交换与共享。美国 CDC 建立的公共卫生信息网络(Public Health Information Network, PHIN)组织旨在公共卫生领域通过使用和交换电子信息来促进标准的使用,同时规范公共卫生系统功能和技术需求。其中对于公共卫生标准的研究,PHIN 开发了字典码表获取和发布系统(PHIN Vocabulary Access and Distribution System, PHIN VADS)。该系统是基于互联网的在线系统,用于公共卫生需要的码表访问、查询和发布,为 CDC 和相关公共卫生部门提供一站式码表服务。目前该系统包括 533 个数据字典,大概 1850000 个领域概念。采用的标准基于美国电子政务内的统一卫生信息部门(Consolidated Health Informatics，CHI)和卫生信息技术标准委员会(Health Information Technology Standards Panel，HITSP)推荐的标准。这些标准仍是基于上述国际标准，同时考虑公共卫生需求和应用场景，进行分解细化。PHIN VADS还提供HL7消息(HL7 message)和临床文档结构(CDA)的全部字典元数据。全部标准可以免费下载为文件格式或者通过Web service形式获取。该系统的建立为公共卫生信息标准化建设提供了重要的支撑，也为在公共卫生领域如何理解、应用国际标准提供了一条探索之路。

一些非政府组织也为标准的制定和推行起到了关键作用。如整合卫生保健企业(Integrating the Healthcare Enterprise，IHE)是由卫生保健专家和相关领域企业共同创办的组织，为公共卫生信息共享和系统互操作提供解决方案。该组织协调现存国际标准的使用，用于满足临床和卫生保健需要，召集各个利益方制定实施指南和系统整合测试。该组织在全球涵盖400多个卫生保健机构，20个国家和地区的实施委员会在全球范围监管测试活动。

3. 公共卫生监测系统应用

随着公共卫生监测在全球的地位和影响逐渐增大，公共卫生监测系统也随之不断完善。同时根据监测目的的不同，采取不同形式的系统设计和数据采集。在美国，国家级机构专注于监测疾病的时间趋势，从而为公共卫生政策的制定提供依据。州和地方卫生部门的监测则是更加关注感染病人的快速准确诊断和治疗，管理暴露人群，探测爆发以及开展公共卫生预防控制项目。目前在美国存在的主要监测系统介绍如下。

(1)生命统计系统。生命统计系统是公共卫生监测的基础，监测数据可以从国家卫生统计中心以及州的出生记录办公室获得。美国CDC提供在线系统(CDC WONDER)，提供免费的统计数据查询和下载。

(2)疾病报告系统。美国疾病报告依赖于州政府制定的法律。各州根据法律向CDC报告传染病。报告病种的管理按照州报告条件评估系统(State Reportable Conditions Assessment，SRCA)每年进行维护，数据通过全国电子疾病监测系统(National Electronic Disease Surveillance System，NEDSS)进行上报。该系统不仅是单一的在线报告系统。它采用了PHIN框架和相关数据标准，支持CDC、州和地方卫生部门以及一些生产厂商开发部署的交互子系统、控件和模型。

(3)公共卫生调查系统。常规调查作为监测方式的一种，对于慢性病和健康相关的行为监测尤为重要。美国CDC建立的行为危险因素系统(Behavioral Risk Factor Surveillance System，BRFSS)，全国健康调查(National Health Interview Survey，NHIS)，怀孕危险评估监测系统(Pregnancy Risk Assessment Monitoring System，PRAMS)，全国健康营养检测调查(National Health and Nutrition Examination Survey，NHANES)以及全国青少年危险行为调查(Youth Risk Behavior Survey，YRBS)，等等。

(4)哨点监测系统。从抽样地区进行数据采集，如美国流感样病例的哨点监测。被选中的医疗机构每周向州卫生部门报告，用较少的信息监测疾病的发展趋势。英国的哥伦比亚和加拿大在流感流行季，通过哨点监测获得更加详细的信息。

(5)疫苗接种系统和接种副反应报告系统。美国免疫信息系统(Immunization information systems, IIS)为医务工作者和家属提供可靠的接种信息。系统支持不同医务人员接种信息的交换以及该系统与其他系统的数据交互。美国CDC和FDA联合建立了接种副反应事件报告系统(Vaccine Adverse Events Reporting System, VAERS),用于常规接种产生的副反应监测。

(6)症状监测系统。这是相对其他监测来说比较新的一种监测模式,监测疾病临床确诊前的一些症状和体征。纽约卫生部门从44个医院的急诊部门收集病人主诉数据,用于疾病爆发的探测。

(7)登记系统。癌症和出生缺陷等疾病往往采用登记系统的监测模式。例如,国外癌症登记系统采集癌症的类型、解剖学位置、癌症发展阶段、治疗和后果等信息,从而为疾病预防项目提供参考。

(8)实验室监测系统。公共卫生实验室监测包括细菌、病毒和病原体的常规检测。如美国沙门氏菌监测系统(National Salmonella Surveillance System),参与的实验室通过该系统电子报告沙门氏菌分离菌株。实验室的血清型结果为局部探测疾病爆发提供重要线索。美国CDC研发的PulseNet实验室网络系统,该系统允许用户在全国范围内对分离出的细菌脉冲凝胶电泳图谱进行比对,对疾病爆发进行预测和预警。

4. 社交媒体(social media)

社交媒体是指应用网络和移动设备将沟通交流转变为交互式对话,是基于Web2.0技术建立起来的一组互联网应用,允许创建和交换用户撰写的内容。目前国外比较流行的社交媒体软件主要有以下几种类型:博客/微博(如Twitter),合作项目(如Wikipedia),内容交流(如YouTube),社交网络(如Facebook),虚拟社交世界(如Second Life)以及RSS、Widget等其他社交媒体方式。美国CDC也在其公众网站上利用Twitter、Facebook、Blogs、YouTube以及Flickr与公众实时沟通,传递突发公共卫生事件信息和健康知识。同时网站提供设计好的小插件(Widget),如针对新发传染病和慢性病的相关知识的应用程序,用户可以将其代码拷贝镶嵌到各自的网站上,用于健康知识的传播。

(三)欧盟的公共卫生监测系统

1. 欧盟公共卫生信息与知识系统

欧盟公共卫生信息与知识系统(EU Public Health Information and Knowledge System)是一个面向国家和地区水平的公共卫生专业人员、决策者、研究者及公众的公共卫生报告、监测与知识管理系统,它提供结构化的欧盟公共卫生信息和非结构化的文本信息,从一个独特的视角说明了欧盟成员国之间的异同。EUPHIX提供的信息包括卫生状态(自报健康、伤害、疾病的发病率与死亡率等)、健康危险因素(生活方式、环境和生物因素等)、健康干预(健康促进、卫生保健及相应资源)、卫生政策和更广泛的公共卫生主题。但该系统因缺少资金支持,自2009年10月至今未更新内容。

2. 欧盟监测系统

欧盟监测系统(The European Surveillance System,TESSy)是一个高度灵活的,由元数据驱动的数据采集、审核、清洗、分析和传播系统,它的主要目的是分析数据以促进公共卫生行动。所有欧盟成员国都使用不同的数据标准向该系统报告它们能够获得的传染病数据。该系统定义了一个针对所有疾病的公共变量集；对于选定的优先监测的疾病，需要报告额外的变量集；在数据传输上，支持 CSV 和 XML 两种文件格式。

(四)加拿大公共卫生信息网络

加拿大公共卫生信息网络（Canadian Network for Public Health Intelligence, CNPHI）是一个综合的应用和资源框架，目的是加强公共卫生风险评价中的识别、评价、交流和响应，弥补加拿大在国家水平上的公共卫生信息设施的缺陷。CNPHI 是在国家水平上的、综合的、实时的预警系统，它特别强调系统的灵活性及与外部信息系统的互操作。目前 CNPHI 具有两个虚拟中心：响应和资源管理中心、加拿大综合爆发监测中心，这两个中心由四个主要模块支持，即响应管理（信息交换资源和区域间病例管理）、知识管理、公共卫生预警/报告、公共卫生监测。

四、发展趋势及展望

1. 推进区域信息平台和数据中心建设

网络直报平台建设之初规划的三级卫生信息平台远未建成，表现在国家级平台初具规模，省、地市平台建设滞后，缺乏卫生系统内部专用基础网络。这已经成为制约疾控机构信息化发展的一个重要瓶颈。

为此，需建立和完善业务逻辑高度统一，物理适度分布的国家、省、市三级公共卫生数据分中心，并基于地市（区域）卫生综合平台部署疾控业务综合应用信息系统。完善中央和地方有机组成的全国统一的疾病预防控制信息系统网络三级平台，实现人群健康信息数据快速收集、综合分析和多方数据的利用和共享。

2. 提升信息共享与服务能力

由于数据标准和共享机制建设的滞后，各级疾控机构建设的应用系统往往表现为自成一体的信息孤岛，没有系统之间的信息流动和共享，造成信息重叠、资源浪费、结果互不统一，甚至相互矛盾，更谈不上信息服务，大大降低了信息的效用和价值。

需积极开展公共卫生信息模型和信息标准的研究，加速制定卫生标准，同时从信息共享服务模式入手，研究可行的服务机制和服务模式。

3. 加强人力资源建设

人力资源薄弱也是制约疾病预防控制信息化发展的瓶颈之一，疾控机构中 IT 专业人员数量少，特别是既熟悉公共卫生业务，又能掌握 IT 知识的应用型、复合型人才极度缺乏。信息化专业人才的培养得不到重视，而在缺乏政策保障和持续的长效投入机制的情况下，人才流失严重。

需积极引进国际上先进的公共卫生信息学理论与教学思想，完善学科体系；创新人才培养模式，在加强学历教育的同时，创新人才培养模式，如开展继续教育、专题培训项目、认证等；从工作实践的需求出发，培养既有理论知识储备，又能胜任实践工作的复合型人才。

参考文献

[1] 孙振领，李后卿. 我国医学信息管理学教育的历史、现状与未来[J]. 图书馆学理论研究，2010，54(11)：52-55.

[2] 牟冬梅，高玉堂，徐光杰，等. 我国医学信息方向研究生学科专业设置现状分析[J]. 中国高等医学教育，2010(6)：3-5.

[3] 王伟. 我国医学信息教育改革与发展的回顾与展望[J]. 医学信息学杂志，2009，12(30)：1-5.

[4] 厦门大学医学院. 公共卫生信息学[EB/OL].(2011-10)http://59.77.41.122/med/yf17.asp.

[5] 卫生部. 卫生标准[EB/OL]. http://www.moh.gov.cn/publicfiles//business/htmlfiles/zwgkzt/pwsbz/index.htm.

[6] Patrick W. O'Carroll. Public health informatics and information systems[M]. New York: Springer, 2010.

[7] U.S. Department of health and human services. Competencies for public health informaticians 2009 [R]. 2009.

[8] K. A. Kuhn, A. Knoll, H. W. Mewes, et al. Informatics and Medicine[J]. Methods Inf Med, 2008, 4:283-295.

[9] Parsa Mirhaji. Public Health Surveillance Meets Translational Informatics: A Desiderata Original Research Article[J]. Journal of the Association for Laboratory Automation, 2009, 14(3):157-170

[10] http://www.cdc.gov/phin/tools/PHINvads/index.html

[11] http://www.ihe.net/

[12] http://wonder.cdc.gov/

[13] http://www.cdc.gov/socialmedia/

[14] http://www.cnphi-rcrsp.ca/cnphi/cnphi_root/login.jsp? lang=en&src=CNPHI

[15] http://www.euphix.org/object_document/o4581n27010.html

[16] http://www.ecdc.europa.eu/en/activities/surveillance/TESSy/Pages/TESSy.aspx

撰稿人：赵自雄　戚晓鹏　苏雪梅　金水高

自由基预防医学研究

一、引 言

自由基是游离存在的带有不成对电子的分子、原子或离子，性质十分活泼，传统生物学和医学均认为生物体内不可能存在自由基。1945 年爆炸原子弹之后，发现射线的辐射能量被机体吸收后生成的自由基乃是辐射损伤最重要的原因，引发了人们对自由基的兴趣。1968 年，超氧化物歧化酶(SOD)的发现，进而催生了自由基生物学，自由基医学也由此应运而生，成为医学领域发展甚为迅速的新兴学科。此后的研究进一步显示，自由基参与机体生命过程的程度远比人们了解的深入、广泛得多，如生物体每时每刻都在摄取的氧，约有 1%～3%可直接转化为超氧化物自由基及其衍生物，统称“活性氧”(reactive oxygen species，ROS)，并对生命过程的各个环节发挥无微不至的作用。

二、自由基预防医学的主要研究进展

自 20 世纪 40 年代中期自由基理论问世后，电子自旋共振技术(electronic spin resonance，ESR)的进展(50 年代末期)和生物体内超氧化物歧化酶(superoxidase dismutase，SOD)的发现(60 年代末期)给自由基的研究提供了科学手段和重要基础，有力地推动了自由基学科的发展，也催生了自由基医学。1987 年，Palmer 等证实气态物质一氧化氮自由基(NO)正是已知的“血管内皮舒张因子(endothe - linum derived relaxing factor，EDRF)”；1998 年，Furgot，Ignarro 和 Murad 进而发现 NO 乃心血管系统信号分子，更为自由基生物学增添了崭新内容，获得了诺贝尔医学奖。其更深远的意义还在于它开启了人们探索体内气态分子生物学功能的新篇章，因为继 NO 之后，又令人惊奇地发现 CO、H_2S 这两种有毒气态物质竟起到神经递质作用，完全改变了“递质都是液态”的传统经典概念。后两者虽不是自由基，但是参与多种自由基反应，三者紧密配合调控着许多生理功能，孕育出了生命科学中最年轻的“气体生物学”，亦将自由基学科的发展推向了新的高度。进入 21 世纪后，自由基医学基础研究领域更获得不少重要研究进展，其中有两项中国学者的研究尤其令人注目：一个是线粒体电子漏旁路的发现，这是中国科学院生物物理所徐建兴团队的研究成果，他们发现，细胞色素 c 可通过两条电子漏旁路下调线粒体中 ROS 水平，建立了线粒体自由基代谢概念，并进一步提出自由基代谢失调导致线粒体功能下降的分子热机原理，揭示了线粒体代谢与疾病的内在联系；此为一原创性研究成果，并可能成为基础研究联系医学实践新的契合点。另一个是北京大学分子医学研究所程和平教授有关单个心肌细胞爆发钙火花(calcium sparks)的发现，此文发表于 Science (2004)，已被引用 1250 次以上，英国著名生理学家 Miller 教授称其为百余年来最杰出的研究论文；超氧炫(superoxide flashes)与钙离子的研究密切相关，亦为程和平研究组所发现，它是细胞内(含 10^2～10^4 个线粒体)单个线粒体中超氧信号的瞬时爆发现象，是首次在活体细胞中观测到局部量子化超氧物质的产生，并有望成为 ROS 新的信号指示剂及氧化应激相关疾病的生物标记物，对于揭示衰老和多种重大疾病发病机制、开发 ROS 相关疾病的防治药物等，均具重要价值。

基于上述基础研究进展，21 世纪以来，自由基医学领域的临床研究更获得不少重要成就，具体如下。

(一)自由基预防医学临床领域的主要进展

1. 衰老的自由基理论

1965 年，Harman 即提出衰老的自由基学说，认为生物体的衰老过程是机体组织细胞不断产生氧自由基的累积性后果，研究发现，自由基可氧化细胞中多种物质，损害生物膜，使蛋白质、核酸等大分子交联，并可导致 DNA 突变，诱发肿瘤形成；寿命长的脊椎动物，体内氧自由基产率均较低；而自由基抑制剂及抗氧化剂则可延长细胞和动物的寿命。近年的研究进一步揭示，衰老时机体的氧化还原失衡(偏向氧化状态)可导致炎症因子(如 NF-κB，IL-1β，IL-6，TNF-β，COX-2 等)表达上调，而热量限制则能减轻 ROS 的生成和炎症过程，故对衰老和衰老性疾病有预防作用，使自由基理论与医学实践更为贴近。衰老的自由基理论为人类抗衰老研究开拓了全新的思路，亦为自由基医学的发展拓宽了道路。

2. 缺血再灌注损伤的自由基理论

以往多认为此类损伤主要与细胞浆成分(尤其是各种可溶性酶)的突然释放有关；近二十年的研究证实，原发性缺血后的微循环衰竭导致大量 ROS 生成乃是缺血再灌注损伤的主要原因。此理论的确立，使此类疾病(脑卒中、心肌梗死、各种缺血性疾病)的防治水平得以大幅提升，已成为指导临床实践最重要的理论基础。

3. 炎症的自由基理论

大量研究揭示，除衰老和衰老性疾病(如心脑血管病、阿尔茨海默病、帕金森病、糖尿病、肺硬化症、骨质疏松症、肿瘤等)的发生发展与炎症有密切关系外，目前发现，慢性炎症乃退行性疾病的特点，因此，甚至动脉粥样硬化这一类疾病实质上也是炎症性疾病。人类基因组计划的完成，极大地推动了基因水平研究工作的进展，揭示 ROS 亦可作为信号分子参与促炎细胞因子表达调控，后者反过来又诱导细胞生成 ROS。自由基的此种“促炎机制”不仅彻底颠覆了“炎症”的经典概念，更大大促进了衰老和衰老性疾病机制的研究进展，成为自由基医学研究新的里程碑。

4. 其他疾病的自由基机制

由于上述自由基医学研究的巨大进展，近一二十年，自由基理论已开始广泛渗入各种疾病发病机制的研究，并逐渐发现“氧化应激”或“氧化胁迫”(oxidation stress)可能是几乎所有疾病发生发展环节的重要机制，从而为其有效预防和治疗开拓了新的方向。涉及较多的主要有以下内容。

(1)心血管疾病。研究发现，血浆氧化性低密度脂蛋白(oxidized low-density lipoprotein，OxLDL）和氧化性磷脂（oxidized phospholipids，OxPL）水平与动脉粥样硬化的严重程度相关。磷脂是构成细胞膜完整性的重要成分，磷脂中不饱和脂肪酸的氧化会造成细胞膜结构损伤，磷脂氧化产生的 OxPL 是 OxLDL 的主要成分，它会被自身免疫系统识别，启动体内清除衰老细胞、凋亡细胞和氧化脂蛋白的系列反应；OxPL 还能够调节体内固有或获得性的免疫反应。OxLDL 主要存在于血管壁，有激发炎性反应的性质，并通过炎性反应继发产生 ROS，削弱血管功能，在动脉粥样硬化病理过程中起关键作用。

（2）神经退行性疾病。有报告用β-淀粉样变模型研究 Alzheimer 病（AD），采用蛋白质组学的方法在该模型中鉴定出了大量氧化修饰的脑蛋白，支持由β-淀粉样肽诱导的蛋白质氧化应激可能是 AD 病理过程中的主要驱动力。研究结果还显示，AD 系由基因、环境和与老龄化相关的内源性因子等多种因素引起，最终导致神经元死亡，其主要原因为异常蛋白与缺陷蛋白的降解与聚集（如β-淀粉样肽）、生物产能缺陷（线粒体功能紊乱）、ROS 形成及炎症形成，后三者可能是疾病发生的主要原动力。

（3）糖尿病。近期研究表明，糖尿病的发生除与遗传因素有关外（I 型），也与氧化胁迫—炎症反应有密切关系，因高血糖和高血脂可激发三羧循环活性，使线粒体生成过量 NADH（还原型辅酶Ⅰ）和 ROS，过量的 NADH 使线粒体质子梯度增加，单电子被转移到 O_2 即生成 ROS—$^{-}O_2$，引起氧化应激，诱发胰岛素抵抗及胰岛β细胞功能障碍；此外，ROS 尚可促进细胞内晚期糖基化终产物（advanced glycaton end products，AGE），该物在糖尿病各种并发症的发生中起重要作用。

（4）肿瘤。毒理学研究标志性进展之一是化学致癌性的发现，将近 90％的癌症乃由于致癌物的诱导或激发所引起，而化学物的主要致癌机制即是自由基损伤，尤其是氧化应激性损伤；诺贝尔医学奖获得者 Gyorgyi 早在 1977 年即指出，癌瘤的发生必与氧存在某种联系，因为只有需氧的高等生物才患癌。近几十年的研究业已证实，致癌物和促癌物必须变成自由基才起作用，而 ROS 既可直接致癌，又可通过损伤 DNA、染色体，调控原癌基因和抑癌基因，或引起慢性炎症引起癌症，它还参与癌瘤侵袭、转移和血管形成过程。上述发现不仅为澄清癌瘤发生机制提供了重要依据，更为其有效防治开辟了新途径，抗氧化措施很可能成为人类防治肿瘤最重要的干预手段。

（5）理化因素疾病。越来越多的研究显示，几乎所有理化因素所致疾病均与自由基尤其是 ROS 有关，早期采用抗氧化干预则均显示明显效果，从而为此类疾病的有效防治提供了重要的理论基础，毒理学研究也获得更为广阔的视野，使电离辐射、尘肺、金属中毒、刺激性气体中毒、窒息性毒物中毒、有机溶剂中毒以及中毒性急性肺损伤、中毒性脑病、中毒性肾病、中毒性肝病等研究均获得明显进展。

（二）检测技术的重要进展

检测手段的进步使自由基医学从只有少数人从事的研究和教学领域逐步扩展至所有常见病和疑难病防治环节，并开始被广大医务人员接受和认可，自由基检测指标也成为某些疾病的辅助诊断指标，甚至成为挑选和监测宇航员重要的健康指标。此领域已有 8 人获得诺贝尔奖，突出的进展主要包括以下内容。

1. 自由基捕集技术

在电子自旋共振技术(ESR)基础上,近年又发展了自旋捕集和免疫自旋捕集技术,可在多种系统(生化、细胞、组织和整体动物)更为方便、准确地检测、鉴别和定位生物分子自由基,使自由基医学研究工作如虎添翼。

2. 荧光探针技术

这是目前应用最广泛的细胞内活性氧检测方法,近年通过将荧光探针法与其他的分子生物学方法结合,更优化了荧光探针的检测效率。

3. DNA 氧化损伤检测技术

自由基在生物体内可造成 DNA 多种形式的损伤,如 DNA 单/双链的断裂、碱基修饰等,十余年前已发展出"彗星试验(Comet Assay)",又称"单细胞凝胶电泳(SCGE)",可定性和半定量地检测 DNA 单链断裂水平,用以反映 DNA 损伤水平与修复能力。后又有研究发现,8-羟基脱氧鸟嘌呤(8-OHdG)是内源或外源性 DNA 氧化损伤公认的生物标志物,目前已建立高效液相色谱—电化学法(HPLC-ECD)用于其检测。甲酰胺基嘧啶(formamido pyrimidines)也可作为 DNA 氧化损伤的重要标志物,目前已建立气相色谱—质谱检测法(GC-MS),可精确测定体内和体外的 DNA 中甲酰胺基嘧啶水平。

4. 蛋白质氧化损伤检测技术

国内目前主要是测定蛋白质羰基含量(protein carbonyl assays)、蛋白质硝基化分析(protein nitration assays)、晚期蛋白氧化产物(advanced oxidation protein products, AOPPs)、晚期糖基化终末产物(Advanced glycation end products, AGE)以及二羟环氧苯并芘蛋白质加合物(BPDE protein adduct);国外则可定量检测蛋白氨基酸残基,或采用生物素开关技术检测蛋白的氧化修饰。

5. 体内氧化应激状况检测技术

常用以下两种方法:一种是测定抗氧化酶,另一种是测定脂质过氧化产物,但上述指标易受体内外因素的影响,测定结果不稳定,不能反映体内真实水平。国外开始开展 F_2-异前列腺素(F_2-IsoPs)检测,被认为是反映体内氧化应激和脂质过氧化更为精确、可靠的指标。

三、自由基预防医学的发展趋势

(一)自由基预防医学的国际发展趋势

国外有关自由基的研究约从 20 世纪 60 年代展开,70 年代以后,美国、法国、英国、德国、日本等国相继成立自由基专业研究学会,并出版专业杂志,如"自由基研究(Free Radical Research)""自由基生物学与医学(Free Radical Biology and Medicine)"等;有关自由基的专著亦不断问世。1982 年,"国际自由基研究学会(Society for Free Radical Research International, SFRRI)"正式成立,每两年召开一次国际学术交流会,有力地促进了自由基生物学的发展。近二十年来，自由基研究更向医学和预防医学领域进军，取得不少重要成果，根据自由基研究成果开发出来的保健品（如抗氧化类复方维生素、V8 饮料、各种果蔬汁等）、化妆品（如 SOD 蜜）、保健品和药品（如重组人超氧化物歧化酶、葡萄籽产品等）不断问世，其中蕴含的巨大商机进而驱动自由基研究进一步发展。

根据近年国外有关自由基生物学和医学研究论文发表情况和国际学术会议交流内容，显示自由基医学的学科发展呈现以下几个特点。

1. 基础研究工作更为深入广泛

前文已经叙述，近 20 年来，自由基医学的基础研究成绩斐然，尤其在探讨细胞成分或亚结构在自由基生成及氧化损伤中的作用方面已获得不少重要成果。随着“基因组计划”的完成，目前又开始关注 ROS 对基因的调控及其机制，近年更见大量涉及细胞内外信号传导、基因表达、基因转录、遗传修饰、DNA 修复等研究成果问世。

检测技术更新也持续不衰，突出事例是自由基捕集技术的巨大进步；此外，荧光探针技术、蛋白质氧化损伤检测技术问世等，使细胞氧化损伤的检测更为简便准确；DNA 损伤生物标志物（如 8－OHdG、formamido pyrimidines 等）的发现，使人们可以更灵敏地检出此类氧化损伤。近年更发展了 HPLC－MS/MS 技术，使 DNA 氧化损伤产物的特异性检测也成为可能。

2. 氧化应激与衰老和疾病关系的研究方兴未艾

炎症的自由基理论是本领域最具震撼力的研究成果，揭示了自由基与炎症反应不可或分的内在关系，自由基的此种促炎机制，不仅为推进衰老和衰老性疾病（如心脑血管疾病、阿尔茨海默病、帕金森病、糖尿病、肺纤维化、骨质疏松症等）的机制研究提供了重要理论依据，也为其他疾病发生机理的研究开拓了广阔视野，被认为是自由基医学研究的重要里程碑。近年，在上述研究基础上，更向更多疾病拓展，如精神分裂症、肥胖、哮喘、不育等，均已见研究报告。

3. 天然抗氧化剂的开发受到广泛关注

此领域的研究为近年自由基医学领域最引人关注的热点，国外早在三十余年前即开始这方面的探索，最初多集中于维生素 C、维生素 E、胡萝卜素（caro－tene）、番茄红素（lycopene）、叶黄素（lutein）、茶多酚（tea polyphenols）等传统天然抗氧化物质的研究，尤以茶多酚的研究最为活跃。另一类多酚类化合物原花青素（procyanidins）的研究也颇有成就，法国科学家从海岸森林的松树皮中提取原花青素制成抗氧化专利产品“碧萝芷（pycnogenol）”，风靡全球，被广泛用于各种疾病及衰老的防治，并获得巨大经济效益，大大推动了这一领域的开发热情。此后，探索范围日趋广泛，黄酮类（如大豆、银杏）、皂苷类（如人参、洋参等）及各国特有动植物成分的研究均已开展。

（二）我国自由基预防医学的发展状况

我国自由基研究随着辐射生物学工作的开展也于 20 世纪 60 年代起步，但随即到来的“文化大革命”使研究工作几乎完全停顿，1978 年以后才又逐渐开展起来。1986 年，中国物理学会成立了“自由基生物学专业委员会”；2005 年，我国医学界第一个自由基学术团体——"自由基预防医学专业委员会"才正式成立。综观我国自由基医学的工作状况，也可归纳出如下几个特点。

1. 基础研究工作水平得到明显提升

线粒体电子漏旁路的发现、钙火花与超氧炫的发现等成果是我国自由基医学巨大进步的反映。此外，DNA 损伤的非酶性修复的证实也是近年自由基医学领域的重大成果。兰州大学生命科学学院郑荣梁教授的研究组对此开展了 20 余年的艰苦探索，发现 DNA 非酶性的自由基快速修复在 4 微秒内即可完成，比已知的酶性修复快十亿倍，并从实验和理论计算两方面揭露了快速修复的原理，并证明快速修复亦存在活体中(图 1)。此理论正推进到抗癌机制研究中，为战胜肿瘤及其他顽疾(如早老性痴呆、帕金森病等)提供了新的思路。

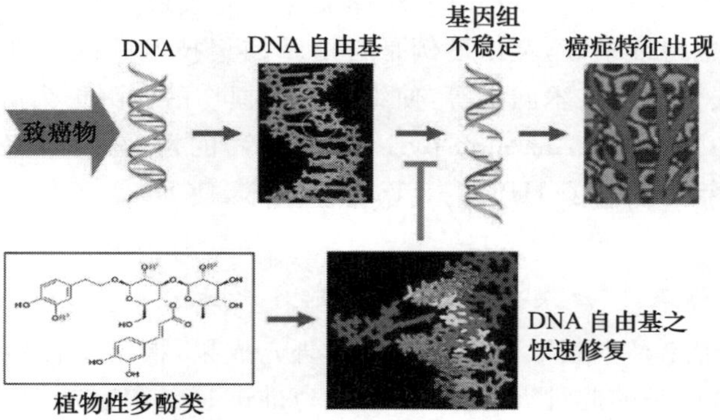

图 1 快速修复活性抑制了癌症的特征表现

(Zheng RL, Shi YM, Jia ZJ, et al. Chemical Society Reviews, 2010, 39: 2827 - 2834)

又如，中国科学院生物物理研究所赵保路的研究发现，茶多酚可以有效保护大鼠黑质致密部神经元，其机制可能与茶多酚可以防止多巴胺的自氧化，清除已产生的 ROS，阻止由此引起的信号转导和诱导 NO 生成等有关，也引起公众注意。

2. 研究工作注意结合实际问题

如 20 世纪 90 年代初，刘凯勋研究组以具有抗氧化作用的中草药为主要成分，研制了"神州健友"冲剂用于石化工人职业病防治，研究结果显示，该药不仅可以提高 SOD 活力，且能改善症状，减低血清 MDA 和转氨酶水平。又如，北京大学第三医院和上海围城自由基生物技术研究所联手探索以 8 种蔬菜、6 种药食同源植物、3 种水果为原料的"863 果蔬汁"(亦称"绿芝宝")，用于青藏铁路筑路人员高原缺氧性损伤的防治，亦获得可喜成绩：不仅可改善体内多种抗氧化酶活性，降低血清丙二醛水平，防止高原环境引起的内皮素、血液黏度、红细胞压积增加及心钠素、红细胞变形性下降，且可有效改善缺氧症状，稳定体重和血压，受到广大工人欢迎及青藏铁路总指挥部表扬。浙江大学农学院杨贤强几十年来一直致力于茶多酚产品的开发，并实现商品化，受到海内外关注。近年，还有人致力于自由基理论在中医领域的推广应用，试图以自由基理论解释中医阴阳五行原理(图 2)，也是一个新的动态。

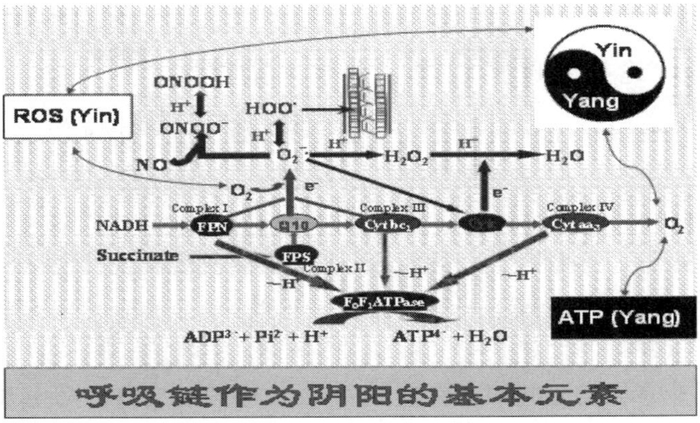

图 2　利用自由基理论诠释中医阴阳学说示意图
（徐建兴，吕 斌. 科学中国人，2011，11：76 - 79）

3. 与国际发展潮流渐趋融合

近 30 年来，由于国家坚持改革开放政策，国际学术交流更加密切频繁，使我国的自由基医学与国际学术发展水平渐趋融合，有的研究已经赶上国外目前水平，在抗氧化类中草药的研究开发方面尤显突出，如山楂黄酮（hawthorn flavones）的研究开发即是我国特有的探索领域；有关丹参酮（tanshinones）、银杏黄酮（ginkgetin）的研究也有一定深度，且已开发为各种药品在临床广泛应用；近年更致力于白藜芦醇（resveratrol）的研究，发现其在我国分布较广的蓼科植物虎杖中含量丰富，更具开发前景。

四、自由基预防医学发展展望

近一二十年基础科学的研究进展充分提示，从自由基的视角探讨疾病机制及防控办法正成为医学学科新的研究热点，并开始向临床医学各个领域渗透，成为现代临床医学和预防医学不可或缺的新内容。基于以上所述，预计今后自由基医学的发展将可能呈现如下几个趋势。

（一）知识普及成为今后重要任务

鉴于自由基理论正逐渐为医学实践和研究所证实，临床医学已开始接受这一理论，故在医学领域积极普及自由基基本理论，最大限度地发挥自由基理论在医学实践中的作用，无疑对保障人类健康、防治疾病、延长人类寿命等具有重要意义。目前，各先进国家虽然在自由基医学宣教方面做了一些工作，如出版专著、创办杂志、开设专业课程等，但这一理论仍未进入临床医学主流，难以满足社会和实践需求，提示加强自由基理论的普及推广将可能是今后医学科学的重要任务。

我国近年来虽开展了一些研究工作，但多集中于北京、兰州等零散地区和单位，各自为战，难成气候，与国际水平相比，更显薄弱。因此，我国今后在高等院校开设相关课程、鼓励成立专门机构、创办自由基医学杂志、定期举办跨学科自由基医学交流会、开展普及性知识讲座、强化自由基医学学术网站建设等，更具明显的必要性和迫切性。

（二）自由基理论与临床实践须结合更为紧密

近年，自由基生物学的基础研究虽有大幅进步，但与临床的实际需求相差甚远，多数研究热衷于向分子甚至更深层次的探索，而对探索的目的或实际意义缺乏宏观思考。Nature 杂志主编也曾一针见血地指出："未来对生命科学的研究应该提升到一个完整、系统的高度，因为生命是一个整体；但当前对生命科学的研究仍多停留在局部细节上，而未能注重生命系统的整体性，值得引起大家重视。"当前，在许多临床具体问题仍亟待解决的情况下，要想将自由基机制这样重要的医学理论为临床和社会接受和应用，必须在指导具体疾病防治、延缓衰老等实际问题上狠下工夫，亦即必须切实提升自由基医学理论的实践转化能力，集中力量攻克几个临床难关，如肿瘤、衰老、心脑血管疾病等才行，这将成为今后几十年自由基医学的主要奋斗目标。

（三）大力开发天然抗氧化药物

由于自由基尤其是氧自由基在疾病发生发展中的重要地位，抗氧化剂在延缓衰老和防治疾病中的作用已得到普遍肯定，其中蕴涵的巨大经济利益更是逐渐为世人所认识，此一领域的研究尤其是天然抗氧化剂的开发研究已在世界各国如火如荼地展开，涉及较多的主要有：①抗氧化酶类，如超氧化物歧化酶等；②多酚类化合物，如茶多酚、原花青素、褐藻多酚、海黍子多酚、白藜芦醇等；③黄酮类化合物，如银杏黄酮、山楂黄酮、大豆异黄酮、丹参酮等；④维生素类，如维生素 C、维生素 E 等；⑤类胡萝卜素类，如胡萝卜素、番茄红素、叶黄素、虾青素等；⑥其他抗氧化剂，如螺旋藻多糖、鼠尾藻多糖、海带多糖、甘糖酯、硫酸多糖、甲壳素、藻胆蛋白、扇贝多肽、EPS2、辅酶 Q_(10)、牛磺酸、海洋不饱和脂肪酸类等；⑦中草药等。对我国而言，集中力量挖掘浩如大海、宝藏无尽的中草药，可能更具战略优势，应予鼓励。

综上所述，所谓"自由基医学"即是用自由基在体内生成、消除过程引起的生化生理改变规律，探索疾病、衰老和保健机制的医学科学。大量实践和研究显示，自由基在疾病启动和聚积环节的作用尤其重要，因此，抗氧化干预的目的亦主要在于疾病的预防和阻遏，故将治疗和康复效果作为判断抗氧化措施的效果显然不妥，否则，必然南辕北辙，不切主题；"自由基预防医学"一词更能贴切地反映自由基理论在医学领域的定位，值得进一步体味。

中华预防医学会在普及科学知识、推动学术进步、催化学科渗透、促进成果转化等方面蕴含巨大优势，应充分发挥这一独特作用，全力推动自由基医学的发展，使中华民族在人类医学事业中伟大贡献得以进一步发扬光大，以完成世界医学会史上又一熠熠生辉的篇章。

致谢：本专业分会不少专家为本文撰写提供了重要意见和参考资料，他们是：郑荣梁、刘凯勋、徐建兴、强亦忠、王旗、苏海翔，谨致诚挚谢意！

参考文献

[1] 方允中，郑荣梁. 自由基生物学的理论与应用[M](第二版). 北京：科学出版社，2008.

[2]郑荣梁，黄中洋. 自由基生物学[M](第三版). 北京：高等教育出版社，2007.

[3] 陈瑗，周玫. 自由基-炎症与衰老性疾病[M]. 北京：科学出版社，2007.

[4] 赵保路. 自由基天然抗氧化剂和健康[M]. 香港：中国科学文化出版社，2007.

[5] Halliwell B, Gutteridge JMC. Free Radicals in Biology and Medicine[M] 3rd ed. Oxford: Clarendon Press, 1999.

[6] Xu JX, et al, Radical metabolism is partner to energy metabolism in mitochondria[J]. Ann N Y Acad Sci, 2004, 1011: 57 - 60.

[7] Cheng H, Lederer WJ, Cannell MB. Calcium sparks: elementary events underlying excitation - contraction coupling in heart muscle[J]. Science, 1993, 262: 740 - 744.

[8] Wang W, Cheng H, et al. Superoxide flashes in single mitochondria[J]. Cell, 2008, 134:279 - 290.

[9] Harman, D. Aging: A theory based on free radical and radiation chemistry[J]. J Gerontol, 1956, 11: 298 - 300.

[10] Chung HY, Sung B, Jung KJ, et al. The molecular inflammation process in aging[J]. Antioxid Redox Signal, 2006, 8(3～4): 572 - 581.

[11] Fontana L, Mayer TE, Klein S, et al. Long - term calorie restriction is highly effect - tive in reducing the risk for atheroscalerosis in humans[J]. PNAS, 2004, 101(17) : 6659 - 6663.

[12] Fleming, J E, Miquel J, Cottrell S F, et al. Is cell aging caused by respiration - dependent injury to the mitochondrial genome[J]. Gerontology, 1982, 28: 44 - 53.

[13] Legos JJ, Tuma RF, Barone FC. Pharmacological interventions for stoke: failure and future[J]. Expert Opin Investig Drugs, 2002, 11(5):603 - 614.

[14] Lipton P. Ischemic cell death in brain neurons[J]. Physiol Rev, 1999, 79(4): 1431 - 1568.

[15] Thannickal VJ, Fanberg BL. Reactive oxygen species in cell signaling[J]. Am J Physiol Lung Cell Mol Physiol, 2000, 279:L1005 - 1028.

[16] Kiechl S, Willeit J, Mayr M, et al. Oxidized phospholipids, lipoprotein (a) lipo - protein - associated phospholipase A2 activity, and 10 - year cardiovascular outcomes: prospective results from the Bruneck study[J]. Arterioscler Thromb Vasc Biol, 2007,27: 1788 - 1795.

[17] Sultana R, Perluigi M, Butterfield DA. Oxidatively modified proteins in Alzheimer's disease (AD), mild cognitive impairment and animal models of AD: role of Abeta in pathogenesis[J]. Acta Neuropathol, 2009,118: 131 - 50.

[18] Evans LV, Goldfine BA, Grodsky GM. Are oxidative stress - activated signalling β - cell dysfunction[J]? Diabetes, 2003, 52:1 - 8.

[19] Trush MA, Mimnaugh EG, Gram TE. Activation of pharmacologic agents to radicals in drug action and toxicity[J]. Biochem Pharmacol, 1982,31: 3335 - 3346.

[20] 刘耕陶，孙华北. 肝癌发生的化学防护[J]. 生物物理学报，2006，22(增刊)：127 - 131.

[21] 赵金垣. 化学中毒的分子机制及对策[J]. 环境与职业医学，2003，20(5)：321 - 324.

[22] Wallace KB. Free Radical Toxicology[M]. Washington: Taylor & Francis, 1997: 47 - 113, 175 - 322.

[23] 陈莉,赵金垣. 一种新的细胞信使分子——一氧化碳[J]. 中华内科杂志,1999, 38 (4) : 270 - 272.

[24] 陈莉,赵金垣. CO 在化学性 ARDS 发病机制中作用的初步研究[J]. 中华内科杂志,2000, 39 (6): 388 - 391.

[25] 刘和亮,赵金垣. 活性氧自由基在 ARDS 发病机制中作用的实验研究[J]. 中国工业医学杂志,2003,16(2):72 - 75.

[26] Gomez - Mejiba SE, Zhai Z, Ramirez DC, et al.. Immuno - spin trapping of protein and DNA radicals: "Tagging" free radicals to locate and understand the redox process[J]. Free Radical Biology and Medicine, 2009,46(7): 853 - 865.

[27] Jaruga P, Kirkali G, Dizdaroglu M. Measurement of formamidopyrimidines In DNA[J]. Free Radic. Biol. Med., 2008,45(12): 1601 - 1609.

[28] Hawkins CL, Morgan PE, Davies MJ. Quantiflcation of protein modiflcation by oxidants[J]. Free Radical Biology and Medicine, 2009, 46: 965 - 988.

[29] Akagawa M, Suyama K, Uchida K. Fluorescent detection of α - aminoadipic and γ - glutamic semialdehydes in oxidized proteins[J]. Free Radical Biology and Medicine, 2009, 46:701 - 706.

[30] Forrester M T, Foster M W, Benhar M, et al. Detection of protein S - nitrosylation with the biotin - switch technique[J]. Free Radical Biology and Medicine, 2009, 46: 119 - 126.

[31] Liu W, Morrow JD, Yin H. Quantification of F2 - isoprostanes as a reliable index of oxidative stress in vivo using gas chromatography - mass spectrometry (GC - MS) method[J]. Free Radical Biology Medicine, 2009, 47(8):1101 - 1107.

[32] Scientific Committee of Society for Free Radical Research International. Proceeding of XIV Biennial Meeting of the Society for Free Radical Research International[C]. Beijing,2008.

[33] Zheng RL, Shi YM, Jia ZJ, et al. Fast repair of DNA radicals[J]. Chemical Society Reviews, 2010, 39: 2827 - 2834.

[34] Jie Zhang J, Liu Q, Zhao BL, et al. Nicotine attenuates β - amyloid - induced neuro - toxicity by regulating metal homeostasis[J]. The FASEB Journal, 2006,20:1212 - 1214.

[35] Liu Q, Zhang J, Zhao BO, et al. Dissecting the signaling pathway of nicotine - mediated neuroprotection in a mouse Alzheimer disease model, FASEB J,2007, 21:61 - 73.

[36] Guo SH,Yana J, Zhao BL. Protective effects of green tea polyphenols in the 6 - OHDA rat model of Parkinson Disease through inhibition of ROS - NO pathway[J]. Biological Psychiatry, 2007, 62: 1353 - 1362.

[37] 崔书杰,赵金垣. 果蔬汁"绿芝宝"对青藏铁路工人血管活性物质的影响[J]. 中国工业医学杂志,2008,21(3): 172 - 173.

[38] 徐建兴,吕 斌. 呼吸链作为"生命引擎"的工作原理和中医阴阳五行理论的阴阳元素[J]. 科学中国人,2011,11:76 - 79.

[39] Zhang DL, Zhang YT,Yin JJ et al. Oral administration of crataegus flavonoids protects against ischemia/reperfusion brain damage in gerbils[J]. J Neur Chem, 2004, 90:211 - 219.

撰稿人:赵金垣

肿瘤预防控制研究

一、引　言

肿瘤预防学是一门将公共卫生与临床肿瘤学相结合的应用学科。应用预防医学的原理和方法，通过流行病学监测，掌握和预测人群中肿瘤的分布规律和变化趋势。探索和验证导致肿瘤流行的生物学、社会学和行为学因素及致病机制。研究和开发有科学根据的，切实可行的肿瘤预防策略与措施。推广和评价以循证为基础的肿瘤综合防控计划与模式。逐步降低肿瘤的发病率、死亡率，力求改善患者及其家庭的生活质量。

二、肿瘤预防研究进展

肿瘤预防控制中的肿瘤主要指癌症。癌症是涉及生物学和社会学诸多问题的复杂疾病。从基因和分子学角度看，癌症是多种不同疾病的组合。国内外癌症预防与控制经验表明，降低发病率和死亡率的重要途径是预防。按照世界卫生组织 1981 年推出的预防可以分为三级。

一级预防又称为病因学预防。一级预防的策略是弄清楚癌症的致病因素，通过政府的法律、法规控制并消除致癌因素，使国民免受致癌因素的伤害；对国民进行防癌健康教育，提高癌症防治的知晓率也是重要的预防措施。

癌症的二级预防即发病学预防，是通过癌症的早期发现、早期诊断和早期治疗，提高癌症的治愈率、降低死亡率。随着生物医药技术的迅猛发展，应用简便有效的早期诊断方法在高风险人群中开展癌症筛查，可以提高癌症的早诊率，提高癌症 5 年无瘤生存率。

癌症的三级预防是通过癌症治疗与康复，减少复发或转移，通过中晚期癌症的姑息治疗减少疾病的残疾和后遗症，提高生活质量，延长生存时间。世界卫生组织提出，通过癌症的一级预防与二级预防相结合的防控策略和措施，可以有效地实施“要预防那些能够预防的癌症”，即预防 40%的癌症。“要治愈那些能够治愈的癌症”，避免 40%的癌症病例过早死亡。

(一)病因学预防

肿瘤病因学预防的任务是发现和降低人群对肿瘤危险因素的暴露。我国在河南省林州市(原林县)通过 30 多年食管癌流行病学和病因学的研究表明，食管癌的主要致癌因素是亚硝胺及其前体物以及某些霉菌及其毒素。不良的饮食生活习惯(如进食粗硬热快，使用柿糠、酸菜和霉污染食物等)、有害的生活环境(土厕、坑肥、饮水等)也是重要的促癌因素。一些维生素(如维生素 A、B_2、C、E 等)和微量元素硒、锌、钼等是重要的保护因子，在这些因子缺乏时有可能促进癌变发生。食管细胞学早期诊断手段的应用，不仅发现了早期癌，而且也发现了食管癌的癌前病变——食管上皮重度增生。应用多种维生素和微量元素干预，可阻止癌变发生。上述致、促癌因素广泛存在于人们的生活环境之中，可以通过改变不良饮食和生活习惯、改变有害生活环境、改善居民膳食营养卫生来消除或减少致癌、促癌因素，增加保护作用，预防癌变发生。有关食管癌病因学及预防的研究为探索食管癌防控的有效途径和措施提供了重要科学依据。

研究发现，肥胖与一些常见癌症有关，如增加子宫内膜癌、绝经后乳腺癌、结直肠癌、胆管癌、前列腺癌等肿瘤发生的危险。用反映身体肥胖程度的指数（BMI）的病例对照研究发现，高 BMI 能降低小细胞肺癌的风险，而低 BMI 能增加肺癌发生风险。

控烟是癌症预防措施中的重中之重。有效控烟可减少吸烟相关癌症的发生，显著降低癌症死亡人数，特别是肺癌和口腔癌。世界卫生组织报告，通过控烟减少肺癌发生和死亡已在一些国家获得验证。在美国、英国、法国、西班牙、意大利和日本 40 岁以上人口中，肺癌的死亡率已有明显下降，其原因在一定程度应归于 20 世纪 60 年代以来这些国家采取严厉的控烟措施。

（二）发病学预防

肿瘤发病预防的重要措施是在癌症早期和癌前期发现病变，使临床治疗对癌症发病进展的干预发挥最大效益。癌症筛查是降低癌症危害的重要措施之一，也是一项随着医药生物技术的进步和癌症检测技术不断改进而发展的复杂的系统工程。早期发现、早期诊断、早期治疗是对大多数癌症行之有效的健康策略，越来越多的民众意识到健康的重要性，认识到许多癌症可通过早期诊断和及时的治疗获得较好的预后。许多发达国家，如美国、英国、日本等，对癌症筛查的研究越来越深入，筛查方法在不断发展和改进。常见的筛查有乳腺癌（乳腺钼靶摄片和 B 超）、结直肠癌（大便潜血或结肠镜）、前列腺癌（前列腺特异性抗原）、肺癌（低剂量螺旋 CT 扫描）、宫颈癌（细胞学）。其中，低剂量螺旋 CT 扫描在肺癌筛查方面的应用显示出良好前景。40 岁以上受检者中肺癌的检出率为 1.3%，年度重复 CT 筛查的人群中肺癌的检出率为 0.3%；60 岁以上的高危人群中，肺癌的检出率为 2.7%，其中 80%～90%是 I 期病例。

高新技术的临床检测方法在许多国家和地区广泛用于癌症早期检查。传统的检测方法大多针对单一器官或仅能检出单一肿瘤，且多数针对发病率较高的肿瘤。有学者提出考虑应用 PET（正电子发射计算机断层成像）及 PET－CT 进行癌症筛查。PET 及PET－CT 是无创性检测手段，可以发现多种恶性肿瘤，并能够检出微小的早期癌。

（三）慢性疾病综合防控策略

世界卫生组织在《2008—2013 年全球防控非传染性疾病战略性行动计划》中指出，心血管疾病、癌症、慢性呼吸性疾病和糖尿病是目前全球主要的慢性非传染性疾病和最主要的杀手，造成每年 3500 万人死亡。这四种疾病具有一些共同的危险因素，如吸烟、不健康饮食、缺乏体力活动及有害饮酒。这些危险因素的社会学、经济学、行为学和政治方面的决定因素是支撑和监测非传染性疾病防控指南的基础。需要政府出台政策、拟定防控计划、制定法规和提供财政保证。在降低个体和人群对非传染性疾病可控危险因素暴露水平的同时，还需努力提高个体和人群选择健康生活方式的能力，遵循健康的生活模式和培育健康的生存环境。制定以循证为基础的规范、标准和符合成本效益的健康指南，引导卫生机构积极应对慢病管理中的各种需求，提高人民的健康保健水平。

综合性癌症防控是通过社区与多个组织合作共同整合资源降低癌症的负担，包括降低癌症风险、更早发现癌症、更早治疗癌症和提高癌症生存率。综合性癌症防控原则是用科学研究指导癌症防控工作的实施程序，将预防、早诊、治疗的工作贯穿国民生命全程。组织医生、公共卫生人员、非政府组织者、保健公司、企业、癌症生存者、政府机关、学校、学院和志愿者等多方人士参加，汇集管理、基础研究和应用研究的专家共同进行评估。开展健康教育、计划研发、公共政策、公共卫生监测、临床服务以及社区交流等多个领域的协同合作。为了指导社区癌症防控工作，美国 CDC 研发了癌症防控工具包，将公共卫生效果评估框架应用于癌症防控计划的评估。美国 CDC 癌症防控计划的评估重点在于关注项目的意义，满足投资方的需求和意愿，重视计划内容、产出结果的描述和项目的设计，收集可靠的证据和论断，保证获取有价值的经验。

三、国内外研究进展比较

(一)英国癌症防控工作目标

英国癌症研究院提出了癌症防控的 10 个工作目标，即在 2020 年前达到：①3/4 的英国公众将了解何种生活方式能够降低患癌风险；②减少 400 万成人烟民，每年可减少数千例新发癌症患者；③将 75 岁以下人群患癌风险由 1/4 降至 1/5；④2/3 的癌症患者在癌症能够成功治疗的阶段得到诊断；⑤对 2/3 的癌症发生与发展机制有更深入的理解；⑥至少半数的癌症患者将得到更佳的治疗效果和较少的严重不良反应；⑦提高常见癌症的生存率，2/3 以上新诊断的患者生存时间超过 5 年；⑧在低收入人群中加强癌症的防治工作，使贫穷与富裕人群之间癌症的死亡风险差距降低一半；⑨90％以上癌症患者在接受诊治期间能够获得所需的信息；⑩建立科研人员、医生、护士数量足够的组织结构，确保 2020 年后的癌症防控工作能够持续高效地开展。

(二)亚洲部分国家肿瘤预防策略与方向

在亚洲地区，马来西亚的肿瘤预防策略是加强政府与非政府组织之间的协作，共同开展肿瘤相关危险因素的干预项目，包括针对公众的宣传项目，开展烟草控制、促进健康饮食、体育锻炼和酒精控制等；推广乙肝疫苗和 HPV 疫苗的接种。

宫颈癌是柬埔寨女性最常见的癌症，发病率达 25.8/10 万。政府十分重视宫颈癌筛查，正积极酝酿出台全国性的宫颈癌筛查计划，培训基层卫生工作者，把筛查服务从现有的 3 个全国性医院和 2 个地区级医院进一步扩展到更多的地区级医院。乳腺癌是柬埔寨女性第二位常见癌症，发病率为 20/10 万。由于资源所限，采取开展乳腺自查的早诊策略，而不是采用钼靶筛查。乳腺癌早发现工作重点是针对基层卫生工作者的教育和社区的大众健康教育。

越南癌症防控重点放在加强癌症病因预防、癌症的早期发现、提高癌症治疗的效果、改善癌症患者的生活质量、加强人员培训、加强科学研究和健康信息的登记系统。

（三）美国癌症预防战略与优先领域

2011 年 6 月，美国新成立的国家预防、健康促进和公共卫生委员会（NPHPHC）首次公布《全国预防战略——美国改善卫生和健康计划》，明确从卫生安全的社区环境、临床和社区预防设施、给予公民权利、缩小健康差距四个方向改善美国公民健康状况的防控策略，提高美国在每个生命时期的健康人数。美国的四个战略方向是整个预防工作的依据，成为预防为主的社会学基础。各个战略方向可以独立地指导健康促进行动，结合起来可以全面有效地帮助美国人民更加长寿健康地生活。

方向一，通过预防措施，创建、保持和认证健康和安全的社区。具体的建议：改善空气、土地和水的质量；计划和提供能够负担的、易接近的安全和卫生的住房；加强各州、部落、地方和区域的公共卫生部门开展必需的服务项目；有条件时，将卫生标准跨部门地整合到决策中；制订促进社区卫生和安全计划时应加强多部门合作；扩大和提高对信息技术和完整数据系统的利用，加强部门间的信息交流；确定和执行已证明为行之有效的策略，并对缺乏证据的问题进行研究；维持一支业务精湛、经过多种职业训练和多种多样人才的预防队伍。

方向二，临床和社区预防服务，确保以预防为重点的卫生保健和社区预防工作是可及的、完整的和互助的。具体的建议：支持以改善心血管健康为重点的全国质量战略；采用支付和赔付机制鼓励开展临床预防服务；扩大卫生信息技术融合利用；支持实现社区基础的预防服务，加强与临床保健的结合；减少接近临床和社区预防服务的障碍，尤其是处于最高风险的人群；加强临床、行为和综合卫生战略的协作和整合。

方向三，提升公民权利，即支持公民的健康选择。具体的建议：提供公民做健康选择的工具和信息；促进积极的社会交往，帮助形成健康决定；保证并给予公民和社区制订和履行预防政策和计划；改善受教育和就业的机会。

方向四，消除卫生差距，改善全体美国人民的生活质量。具体的建议：确保最高风险的社区为战略重点；降低高品质卫生保健可及性的差异；提高预防人员发现和表述差异的能力；扶持开展确定消除健康差距有效战略的研究；标准化和收集数据用于更好地发现和表述差异。

在上述框架中，委员会将无烟生活、防止药物滥用和过度饮酒、健康饮食、积极运动、无伤害和无暴力、生殖健康和性卫生、精神和情感幸福确定为在 10 年内实现全国预防策略的 7 个优先领域。

（四）中国肿瘤预防控制研究进展

2008 年以来，通过卫生部中央转移地方财政支付项目、卫生行业专项基金、国家医疗卫生改革重大专项等项目支持，肿瘤预防学科在肿瘤登记、肿瘤的早诊早治、重点区域癌症早诊早治以及女性乳腺癌和宫颈癌筛查工作方面取得显著进展。

1. 肿瘤登记建设稳步发展

预防和控制癌症的发生和死亡，降低癌症负担是我国癌症控制的根本任务，肿瘤登记的规划与建设是其中的基础工作。国内外肿瘤预防控制经验表明，肿瘤登记数据既可以为描述和监测癌症发病、死亡和生存状况提供翔实准确可靠的信息，还可用于癌症预防与控制工作的规划和实施效果的评价以及流行病学研究。我国卫生部把推动全国肿瘤登记工作发展列入我国癌症防控规划纲要的重要任务，确定了2010—2015年全国肿瘤登记建设总目标，即建立健全符合我国社会经济水平的国家一级肿瘤登记系统，反映我国整体癌症流行情况以及不同地区、不同人群的肿瘤发病、死亡和生存状态及其发展趋势，提供满足我国肿瘤防治需求的基础信息。同时，还明确提出系统化建设（覆盖全国10%以上人口）、规范化管理（工作流程制度化）和可持续发展（数据具有全国和区域代表性）的阶段建设目标。2010年是我国肿瘤登记建设进入系统化建设的起始年。至2010年，进入全国肿瘤登记中心建设项目的肿瘤登记点达到193个，覆盖人口占全国人口总数的13%。《2010中国肿瘤登记年报》共纳入全国38个肿瘤登记处的数据，覆盖5980万人口（城市4460万，农村1520万），约占全国人口4.53%。据《2010年中国肿瘤登记年报》资料显示，2007年我国肿瘤登记地区癌症标化发病率为145.39/10万（城市143.18/10万，农村155.57/10万），2003—2007年各年度男女性癌症标化发病率呈上升趋势，男性由154.74/10万上升至164.39/10万，女性由117.41/10万上升至128.67/10万。肿瘤登记数据反映了我国城市与农村人口癌症的分布特点、发病水平和死亡率的差异及变化特征，为我国肿瘤发病与死亡率估计和预测提供了科学依据。

2. *癌症早诊早治实践与规范化发展*

为贯彻落实《中国癌症预防与控制规划纲要（2004—2010年）》，2005—2009年期间，我国癌症早诊早治专家委员会陆续制定了各种癌症的筛查与早诊早治技术方案，先后包括宫颈癌、食管癌、大肠癌、乳腺癌、胃癌、肝癌、鼻咽癌和肺癌等8种重点癌症。2011年，卫生部疾控局、癌症早诊早治项目专家委员会出版了《癌症早诊早治项目技术方案（2011年版）》，新的技术方案包括：筛查人群、知情同意书、筛查程序、筛查流程图、筛查技术说明、病理诊断、治疗原则、随访原则、并发症及处理、质量控制及工作用表，加强了工作的规范性和可操作性，又对各项重点工作具有约束性，有助于癌症早诊早治规范化和程序化管理与发展。

2010年，全国癌症早诊早治项目规模由2006年10个省份10个点进一步扩大到29个省份97个点，针对宫颈癌、肺癌、肝癌、胃癌、大肠癌、食管癌、乳腺癌和鼻咽癌等重点癌症，在基层医疗卫生机构开展早诊早治工作。该项目的目标人群确定为具有高风险的癌症高发地区的高危人群，引进了基层医务人员易于掌握的先进的流行病学调查、电子内镜、影像学、病理学和生化学检测等诊断和治疗技术，体现了我国癌症防治工作重心下沉和关口前移的战略思想。据项目的最新报告，癌症早诊早治筛查项目总体检出率、早诊率和治疗率分别为0.72%、83.13%和80.38%。其中，宫颈癌筛查的早诊率和早治率为93.8%和90.1%，成本最低，绩效显著。专家组认为宜于在全国范围开展；食管癌/贲门癌筛查的早诊率和早治率分别达到75.5%和69.3%；结直肠癌筛查的早诊率和治疗率分别为91.6%和97.4%，成本较低，绩效显著，宜于在高发地区推广；肝癌、胃癌及鼻咽癌的早诊率为59.1%～91.6%，早治率为70.1%～89.0%，也适用于高发区的筛查。

3. 肿瘤病种标准化管理

现代医疗质量的内涵已从单一的临床医疗质量转变为临床疗效、服务、时间、费用等多因素的综合质量。有学者提出了肿瘤病种标准化管理流程设计，提出管理模式应从“以职能划分的金字塔形层级管理”向“以流程为导向的扁平化网络型管理”转变。随着全球恶性肿瘤预防与控制形势的严峻，在积极探索肿瘤医学发展的同时，深入思考和研究科学的管理方法以保证和促进恶性肿瘤的规范化、标准化治疗。对医务人员而言有更好的依从性，对管理者来说也有很好的操控性。重要的是给肿瘤患者带来合理、高效、明晰、方便、价廉的医疗服务。

4. 社区慢性病综合防治中的肿瘤预防

上海市试点推行了新型的慢性病综合防治“三位一体”工作模式。该项目通过联合疾病预防控制中心、社区卫生服务中心和二、三级医院三方面的力量，整合优势，为社区肿瘤患者提供优质的社区卫生服务，以满足各方需求。同时，对社区目标人群开展健康教育，提高社区居民对恶性肿瘤“三早”的认识。

据重庆市居民肿瘤预防健康教育展的系列干预活动报道，开展肿瘤预防健康知识演讲、知识竞赛、发放肿瘤预防宣传册和现场咨询等健康干预活动，使城乡居民对肿瘤预防知识及癌症早期症状的知晓率均有显著提高。肿瘤预防知识知晓率由 47.4％上升至 61.2％，癌症早期症状知晓率由 40.5％上升至 54.6％，干预前后对肿瘤防治的态度有显著的统计学差异。肿瘤健康教育可帮助城乡居民掌握基本的肿瘤预防知识，在短期内可提高居民肿瘤防治知识水平，是预防肿瘤发生的一项投入小、收益大的重要措施。

对南京市雨花台区社区居民及大中专院校在校学生中的肿瘤防治知识知晓状况调查发现，72.5％的居民对肿瘤防治知识知晓与其职业状况密切相关，与年龄有关，而与居民教育程度的相关性未能获得统计学支持。调查认为，肿瘤预防健康教育途径应首选公共媒体。大众媒体中的科普宣传、学校教育、社区医生的健康教育和肿瘤专科医生的专业宣教对肿瘤预防健康教育工作的开展有所帮助。

对北京市社区妇女和妇科门诊患者对宫颈癌及其筛查认知程度的调查分析显示，社区妇女的知识得分为 6.34，显著高于门诊对象 4.68 的得分。近 5 年来，59.1％的妇科门诊患者每年至少进行 1 次宫颈癌筛查，而社区妇女仅有 21.0％。社区妇女参加防癌筛查的首要原因是单位体检，妇科门诊患者是自觉身体不适。妇科门诊患者对于宫颈癌及筛查的认知度低于社区妇女，社区妇女进行宫颈癌筛查的间隔大于妇科门诊患者的主要原因有如下几个：

(1)卫生宣教力度不同。社区妇女主要来自北京市内，获取信息和知识的来源比较广泛，如城市大众传媒、社区卫生宣教、医院门诊咨询等，比主要来自外地省市或偏远地区的妇科门诊患者有更多机会和途径接触和了解关于宫颈癌及筛查的知识和信息。此外，妇科门诊患者在就诊的过程中，医生会向其本人讲解与疾病相关的问题，但深入细致的宫颈癌相关知识介绍得不够。

(2)经济水平不同。北京市社区妇女的家庭经济水平一般要优于来自外地省市或偏远地区的妇科门诊患者，有条件更详细地了解自身健康状况以及相关知识。妇科门诊患者可能因无法承受咨询、检查的费用等原因，限制了其对宫颈癌及筛查知识的了解。

(3)自我保健意识不同。受经济和文化因素的限制，偏远地区的妇女可能缺乏对生活质量的要求，造成自我保健意识不强，因而影响对健康知识的了解。在妇科门诊的诊疗过程中，医生会了解就诊者是否在近12个月内进行过宫颈癌筛查，讲解宫颈癌筛查的重要性，对没有进行者建议进行检查。在社区中对宫颈防癌筛查知识的宣传力度不够，使社区妇女对宫颈防癌筛查不够重视。在经济相对落后地区、偏远地区以及城市社区，都应加强宫颈防癌筛查知识的宣教力度，通过健康宣教，使广大妇女熟悉宫颈癌的致病因素、病理生理过程、典型的临床表现、预防手段和治疗措施，了解防癌筛查的检查内容、时间间隔，积极参加防癌筛查，将有利于达到降低宫颈癌发病率和死亡率的防治目标。

四、发展趋势及展望

近年来，我国肿瘤预防控制发展学科与预防医学其他分支学科保持稳步、健康和可持续发展的态势。但是，学科建设的步伐明显滞后于癌症威胁的态势。在不断面临的挑战面前，癌症的预防必须紧跟形势，提高认识，强化预防为主的观念，不断增加肿瘤预防队伍的政策支持，人才补充，财政投入和学术水平的提高。在建设全国肿瘤登记与监测系统时，既要努力扩大队伍，增加资金，又要布局合理，加强培训，保证肿瘤登记的质量。应尽快建立以医院为基础的肿瘤登记系统，弄清中国常见肿瘤的治疗效果，尤其是肿瘤的5年无瘤生存的比例。这是反映一个国家肿瘤治疗水平的公认标准。中国在癌症早诊早治方面应该注重性价比，要把早诊早治的技术水平与癌症筛查的覆盖人群结合起来评估早诊早治的绩效，对于13亿人口的大国，要健全国家层面的早诊早治指导委员会，每年发布早诊早治结果的年度报告。不断依据循证的结论调整早诊早治的人群和方法。中国正处在经济高速发展的特殊阶段，中国的癌谱说明在发展中国家常见的癌症在中国农村依然高发，但开始下降。而发达国家常见的癌症发病率在中国已经明显上升，尤其是在经济发达城市。因此，中国癌症的负担日趋加重，不容忽视。中国即使努力强化癌症预防，在短期内，发病率和新发病人数也仍然难以控制。而通过早诊早治和提高诊治水平，中国癌症的死亡率有望下降。无论如何，中国必须加强政府在癌症防控中的主导作用，通过建立健全癌症防控体系，依靠肿瘤防治的专家队伍，利用中国社会制度的优越性，建立全民综合防癌体系。让发展中国家常见的癌症更快下降；通过癌症科普教育，优化国人生活方式，让西方人常见的癌症发生降低速度是今后10—20年努力的目标。挽救100万癌症病人的生命，作为中国下一个10年的考核指标是促进中国肿瘤事业发展的真正动力。

参考文献

[1] WHO. 2008—2013 Action plan for the global strategy for the prevention and control of noncommnunicable diseases[R]. 2008

[2] World cancer Research Fund, American Institute for Cancer Research. Policy and Action for Cancer

Prevention Food, Nutrition, and Physical Activity: a Global perspective[R]. Washington DC, AICR,2009.
[3] 中国疾病预防控制中心. 癌症的预防与早期发现[M]. 北京:人民卫生出版社,2009:151-166.
[4] 杨文献,陆士新,刘桂亭,等. 我国食管癌高发现场的防治战略与对策研究[G]//癌症流行趋势和防控策略研究研讨会论文汇编. 2011:199-203.
[5] 陈君石,译. 食物、营养、身体活动和癌症预防[M]. 北京:中国协和医科大学出版社,2009.
[6] 陈伟,项永兵. 体质指数与肺癌关系的流行病学研究进展[J]. 中国肿瘤,2009,18(4):294-297.
[7] 黄遥,吴宁,刘瑛,等. PET-CT 进行癌症早期筛查的初步研究[J]. 中国肿瘤影像学,2009,2(2):75-80.
[8] International Early Lung Cancer Action Program Investigators, Henschke CI, Yankelevitz DF, et al. Survival of patients with stage lung cancer detected on CT screening[J]. N Engl J Med,2006,355(17):1763-1771.
[9] National Cancer Institute. The nation's investment in cancer research - connecting the cancer community[R]. NIH Publication No. 07-6238, 2008:7.
[10] National Cancer Research Institute. NCRI Strategic Plan 2008-2013[R]. London, UK.
[11] 任建松. 英国肿瘤预防控制概况[J]. 中国肿瘤,2011,20(7):474-478.
[12] 郑莹. 亚太地区部分国家肿瘤防控概况[J]. 中国肿瘤,2011,20(2):116-119.
[13] U. S. Department of Health and Human Services, Office of the Surgeon General. National Prevention Strategy America's Plan for Better Health and Wellness[R]. National Prevention Council, National Prevention Strategy, Washington, DC,2011.
[14] Centers for Disease Control and Prevention. Stories of Success: National Comprehensive Cancer Control Program Comprehensive Cancer Control in Action[EB]. http://www.cdc.gov/cancer/ncccp/state.htm. accessed on October 30, 2011.
[15] 全国肿瘤防治研究办公室,全国肿瘤登记中心,卫生部疾病预防控制局. 2010 中国肿瘤登记年报—中国肿瘤登记地区 2007 年肿瘤发病死亡[M]. 北京:军事医学科学出版社,2010:4-27.
[16] 全国肿瘤防治研究办公室,全国肿瘤登记中心,卫生部疾病预防控制局. 中国肿瘤死亡报告—全国第三次死因回顾抽样调查[M]. 北京:人民卫生出版社,2010.
[17] 董志伟. 癌症早诊早治的实践与思考[G]//癌症流行趋势和防控策略研究研讨会论文汇编. 2011:34-38.
[18] 卫生部疾病预防控制局,癌症早诊早治项目专家委员会. 癌症早诊早治项目技术方案(2011 版)[M]. 北京:人民卫生出版社,2011.
[19] 朱娇阳,张建华. 肿瘤病种标准化管理流程设计[J]. 肿瘤预防与治疗,2011,24(3):173-177.
[20] 郑莹,龚杨明,卢伟. 肿瘤社区综合防治示范点建设模式运行及效果研究[J]. 中国肿瘤,2011,20(4):240-243.
[21] 谢莹珊,沈宜,孙迪,等. 重庆市城乡居民预防肿瘤健康教育近期效果评价[J]. 现代预防医学,2011,38(8).
[22] 林少林. 开展健康教育以预防和控制肿瘤[J]. 中国当代医药,2010,17(24).
[23] 路平,徐翠林,杨薇,等. 社区居民肿瘤防治知识知晓状况调查分析[J]. 中国肿瘤,2010,19(12):789-792.
[24] 马迪,徐奕,熊丽霞,等. 社区妇女与妇科门诊患者宫颈癌及其筛查认知情况比较[J]. 护理学报,2010,17(68):1-5.

撰稿人:赵 平 邹小农

病毒性肝炎预防控制研究

一、引　言

病毒性肝炎是由多种不同肝炎病毒引起的一组以肝脏损害为主的传染病,包括甲型肝炎（甲肝）、乙型肝炎（乙肝）、丙型肝炎（丙肝）、丁型肝炎（丁肝）及戊型肝炎（戊肝）。病毒性肝炎传染性较强、发病率高、传播途径复杂。其中甲肝和戊肝主要经消化道传播，为急性自限性疾病，除极少数患者可致急性肝衰竭外，绝大多数患者都能完全康复，一般不会转变成慢性肝炎;乙肝、丙肝和丁肝主要经血液、破损的皮肤和黏膜及性传播,感染后可转变成慢性肝炎。慢性乙肝病毒（HBV）感染和慢性丙肝病毒（HCV）感染与肝硬化及原发性肝细胞癌（HCC）发生有密切关系,是危害我国人民健康的主要肝脏疾病。丁肝病毒（HDV）是一种缺陷病毒,必须在 HBV 或其他嗜肝 DNA 病毒的辅助下才能复制,因此,预防乙肝也可预防丁肝。

病毒性肝炎广泛存在,全球每年超过 100 万人死于病毒性肝炎。其感染人数是艾滋病人数的 10 倍以上[1]。全球估计有 57%的肝硬化病例和 78%的 HCC 病例与 HBV 或 HCV 感染相关。全世界约有 20 亿人曾感染过 HBV,其中 3.5 亿～4 亿为慢性 HBV 感染者,每年约 50 万～70 万人死于与 HBV 感染相关疾病。约有 1.3 亿～1.7 亿人为慢性 HCV 感染,每年约有 35 万人死于 HCV 感染相关疾病[2]。2010 年 5 月,世界卫生组织（WHO）第 63 届世界卫生大会通过一项决议,呼吁采取综合性措施来预防和控制病毒性肝炎。尽管目前甲肝和乙肝有有效的疫苗可供预防,但在发展中国家,多数慢性乙肝和丙肝患者未能得到有效治疗[3]。

我国病毒性肝炎流行广泛,发病率高。据卫生部“2010 年全国法定传染病报告发病、死亡统计表”显示,2010 年我国病毒性肝炎报告发病 1317982 例,死亡 884 例,位居全国甲乙类传染病报告发病数之首,占 41.4%。病毒性肝炎中约 80.0%是乙肝。2006 年全国人群乙肝血清学调查结果显示,人群乙肝表面抗原（HBsAg）阳性率为 7.18%[4],据此推算,全国约有 9300 万 HBV 感染者,其中慢性乙肝患者约 2000 万例[5]。另外,我国报告的丙肝发病及病死例数急速上升,2010 年我国丙肝报告发病人数约 15 余万例,是 2003 年的 7 倍多,比 2009 年增长 15%。成人感染 HCV 后转化为慢性肝炎的比率却远高于乙肝（<10%）,可达 75%～85%,HCV 感染者更容易发展成肝硬化和 HCC。乙肝和丙肝是我国当前和今后相当长时期内危害人民健康、阻碍社会经济发展、影响社会和谐和稳定的重要因素。

艾滋病和病毒性肝炎等重大传染病国家“十一五”科技专项的设立和启动,极大地推动了我国病毒性肝炎的科研及防治工作。

二、最新研究进展

(一)甲肝

甲肝呈全球性分布,全球每年甲肝新增病例约为 140 万[2]。可分为高度、中度和低度地方性流行地区。在高度地方性流行地区,约 90%成人抗甲肝病毒抗体(抗-HAV)阳性,大部分儿童在 10 岁前已感染甲肝病毒(HAV),如亚洲大部、中东、非洲和中南美洲。在中度地方性流行地区,成人抗-HAV 流行率约为 50%,儿童为 20%~30%,如亚洲的印度尼西亚、泰国、斯里兰卡、马来西亚,俄罗斯和东欧的多数国家;以色列、北美、澳洲、西欧、中国台湾和香港、日本、韩国和新加坡等为低度地方性流行地区,成年人抗-HAV 流行率低于 30%[6]。

6 岁以下儿童感染 HAV 大部分为隐性感染,只有约 10%出现黄疸;而较大儿童和成人感染 HAV 后常为临床型感染,其中 70%以上的患者出现黄疸。因此,HAV 高度流行地区以儿童时期的隐性感染为特征,临床型病例少见。在中度流行地区,HAV 一般通过人与人接触传播,并经常发生周期性暴发,大多数病例出现在较大儿童和青少年时期,多为临床型。在低度流行地区,甲肝主要发生在青少年和高危人群。高危人群包括到流行地区旅游者、男同性恋、注射毒品者、看护儿童者。由于中度及低度流行地区易感人群增加,HAV 感染和暴发的风险也随之增加。此外,孕妇和儿童感染后暴发性肝炎发病率显著增高。

甲肝发病率与社会经济发展水平和卫生状况密切相关。由于 HAV 经粪—口途径传播,卫生条件差的国家和地区,HAV 感染大都发生在幼儿期和儿童期,社会地位和经济水平低下的人群 HAV 感染率更高;卫生条件好的地区,HAV 感染率相对较低。但即使在同一国家,社会、经济发展和卫生水平也不平衡,因此,在 HAV 高度地方性流行的国家也有中度或低度地方性流行区;在经济水平高度发达的低度地方性流行国家,也有中度地方性流行地区。例如,我国为 HAV 高度地方性流行区,但大城市常住居民的 HAV 感染率却处于低度或中度地方性流行水平[7,8]。

另外,随着社会、经济和卫生水平的发展,在某些国家和地区,甲肝流行病学模式发生了改变,由高度流行转为中度流行,甲肝临床型病例随之增多,使甲肝逐渐成为一个严重的公共卫生问题[9,10]。如中东的沙特阿拉伯,已由高流行区转变为中流行区。在印度、中国、尼泊尔、孟加拉、巴基斯坦、缅甸和菲律宾等亚洲许多地区,甲肝正在向中度或低度流行区转变,人群血清抗-HAV 流行率正在下降。目前几乎所有经济快速发展的国家均出现了这一趋势。

虽然甲肝是一种自限性疾病,且很少引起死亡,但却会造成较大的经济损失,尤其是在低度和中度流行国家。以美国为例,最近 10 年平均每年用于甲肝治疗及误工费用为 2 亿美元[7]。目前,在易感人口众多、甲肝传染源较少的发达国家和地区,来自境外的输入性甲肝病例所占的比例较大,例如美国,84%输入性甲肝病例来源于墨西哥。而在中度和高度地方性流行国家内的低度地方性流行地区,甲肝暴发的危险性也较高[9]。

甲肝疫苗是最有效的预防措施。我国已将甲肝疫苗纳入国家计划免疫，对18月龄儿童给予免费接种。由于甲肝流行病学转变导致局部暴发频繁发生，临床病例数量不断增多，很多国家对甲肝疫苗的需求日趋加大。然而，在甲肝的预防和控制方面，还缺乏足够重视，并对公众的健康教育也不够。很多国家忽视由于近年来卫生保健、卫生设施及社会经济（相关出生率也迅速下降）的发展，导致甲肝流行病学已发生改变的事实，仍然采用以往的数据作为制订甲肝预防和控制的政策基础，致使甲肝在这些国家未能得到有效控制。

(二)乙肝

HBV感染呈全球性分布，其中东南亚、太平洋群岛及非洲地区是乙肝高度地方性流行区，人群HBsAg携带率超过8%[11,12]，其中25%～40%的感染者将发展为肝硬化或HCC[13]。

HBV主要经血和血制品、母婴、破损的皮肤和黏膜以及性传播。围生（产）期传播是母婴传播的主要方式，多为在分娩时接触HBV阳性母亲的血液和体液传播。经皮肤黏膜传播主要发生于使用未经严格消毒的医疗器械、注射器、侵入性诊疗操作、手术及静脉内滥用毒品等。其他如修足、文身、扎耳环孔、医务人员工作中的意外暴露、共用剃须刀和牙刷等也可传播。与HBV阳性者性接触，特别是有多个性伴侣者，其感染HBV的危险性增高。由于严格实施对献血员进行HBsAg筛查，经输血或血液制品引起的HBV感染已较少发生。近年来，由于实施新生儿乙肝疫苗计划免疫，母婴传播的发生率明显减少，但医源性传播、性传播及肠道外传播（如性接触、静脉内滥用毒品等）明显上升。据WHO报告，全球每年新发生的HBV感染者中，约32%是由不安全注射引起的。

乙肝疫苗免疫预防在全球取得了巨大成绩。中国台湾开展乙肝疫苗接种10年间，儿童HBsAg携带率下降了10倍，从10%下降至1%，并使6～9岁儿童的肝癌发病率下降4倍，首次证明大规模乙肝疫苗接种可降低HCC发病率[14]。我国大陆地区1992年将乙肝疫苗纳入儿童免疫规划管理，2002年将乙肝疫苗纳入儿童计划免疫，2009年起实施15岁以下儿童补种乙肝疫苗。随着我国乙肝免疫预防策略扩大和深入开展，我国HBsAg携带率和HBV传播方式已发生明显改变，即儿童HBsAg携带率明显降低。5岁以下儿童感染率不到1%[15]。美国从1987年至2004年间，急性乙肝发病率下降了80%，但每年仍约有1000例婴儿（其中大部分是亚裔美国人，且多数未在医院出生）通过母婴传播感染[11,16]。

目前全球已经有177个国家实施全国乙肝疫苗免疫计划。1990年全球仅有1%的婴儿接种了全程3针乙肝疫苗，2008年已上升至69%。东南亚地区全程免疫的婴儿从2007年的29%上升至2008年的41%[17]。我国适龄儿童乙肝疫苗全程接种率和首针及时接种率分别从1999年的70.7%和29%，上升到2010年的94%和88%。尤其是我国的扶贫县和西部地区上升明显。但目前仍有部分国家存在免疫空白地区，尤其是农村地区，如老挝新生儿首针及时接种率不到21% [18]。

另外，2010年底，由深圳康泰生物制品股份有限公司生产的用于成人无应答人群的60g重组乙肝疫苗，通过了我国国家食品药品监督管理局审批。该疫苗的成功研制为乙肝疫苗无应答人群带来了福音，并填补了这一领域的空白。

由于急性 HBV 感染的诊断过程较复杂，监测人员得不到可靠的实验室诊断数据，难以准确诊断“急性”乙肝，造成急性乙肝的报告数据不准确。但增加 ALT 和总胆红素水平指标后，急性乙肝报告的准确率已从 50%提高到 95%以上[19]。

乙肝相关疾病负担沉重。我国台湾地区通过推广以社区为基础的免费乙肝筛检方案，自 1996 年以来已经筛检 160000 多人，结果表明，由于在乙肝疫苗免疫预防之前出生的人口中，17%已感染慢性 HBV，因此，在今后的几年中，乙肝将会造成沉重的经济负担[20]。估计我国每年因慢性乙肝（包括肝硬化、肝癌）直接经济损失约 9000 亿人民币[21]。

（三）丙肝

丙肝是由 HCV 引起的一种主要经血液传播的传染病，呈世界性流行。据 WHO 报告，全球丙肝流行率平均为 3%，估计有 1.7 亿人感染 HCV；每年新感染 300 万～400 万例，死亡 25 万例，占所有传染病死因的第 10 位。据估计，今后 10～15 年内，丙肝相关死亡率将继续上升，到 2015 年丙肝相关死亡率将增加 2 倍，2025 年增至 3 倍[6]。美国、欧洲及印度慢性 HCV 感染分别约为 200 万～400 万例、500 万～1000 万例和 1200 万例。埃及是世界上 HCV 流行率最高的国家，大约 20%的献血员抗- HCV 阳性。但是，大多数慢性 HCV 感染者并不清楚自己已感染，因此，全球确切的慢性丙肝感染率尚不清楚[22,23]。

丙肝易发展成慢性，约 75%～85%急性丙肝可发展成慢性肝炎甚至肝硬化和肝癌。感染 HCV 20 年后，肝硬化年发生率为 10%～15%；一旦发展为肝硬化，每年肝癌发生率为 1%～7%。因此，丙肝严重威胁人民的健康和生命，给患者的家庭及社会造成巨大的经济负担，是一个严重的社会和公共卫生问题。

HCV 根据不同毒株序列间的核酸差异，主要分为 6 个基因型和更多的亚型（型和亚型分别以数字和小写英文字母表示），我国最主要的基因型为 1b（66%），其次为 2a（14%），南方地区也检测到 6 型。不同基因型对抗病毒治疗的应答不同，采取的治疗方案也不同，对 RNA 定量结果也有一定的影响，因此，HCV 基因分型具有重要的临床及流行病学意义。

丙肝防控面临很多困难，主要有：①病情隐匿，多数人感染 HCV 后长时间无明显临床症状，但病毒对肝脏细胞是持久性破坏；②75%～85%的急性丙肝会转为慢性，如果不及时治疗，有可能转为肝硬化和肝癌；③过去丙肝传播主要通过输血、静脉注射毒品等方式，现在医源性感染，包括不安全注射、未经严格消毒的牙科器械、内窥镜、外科手术、介入性操作和血透析等传播上升；④公众对丙肝认知度较低；⑤尚无疫苗可预防，暴露后预防也缺乏有效的措施。

（四）戊肝

戊肝呈世界性分布，目前已成为全球肝炎散发及流行的重要原因，并已成为发达国家急性病毒性肝炎的主要病因[9]。该病毒主要通过污染的水源传播，也可经食物及人与人接触传播。戊肝患者为本病的主要传染源，以潜伏期末和急性期初传染性最强。戊肝流行主要发生在亚洲、非洲和中美洲的发展中国家；在发达国家多为散发，病例主要来自流行区的移民或到流行区的旅游者[6,24,25]。

HEV属于戊肝病毒科（Family Hepeviridae）戊肝病毒属（Genus Hepevirus）。目前公认感染人和其他哺乳动物的HEV有4种基因型，即1型、2型、3型和4型。基因5型主要见于禽类，尚未见传染人的报道。不同基因型感染模式不同：1型主要在北非和亚洲流行，以流行为主，也可引起暴发。发展中国家的散发病例主要由1型和2型引起，感染者主要是青壮年。基因3型常见于西欧、美国和日本等地区，基因4型主要是限于东亚。基因3型和4型感染者的平均年龄在50岁以上。1型和2型通常只感染人，而3型和4型既感染人，也感染猪。HEV只有一种血清型。

HEV流行病学研究表明，在某些地区人畜共患是HEV主要传播模式。很多研究发现，在家猪、野猪、牛、绵羊、山羊以及鹿等动物体内均发现有HEV感染。有研究提示，人可能感染猪戊肝病毒：①猪HEV3型和4型与人HEV3型和4型的核苷酸和氨基酸序列同源性高；②猪HEV可实验感染猕猴和黑猩猩；③猪亦可实验感染人HEV；④接触猪的人群抗-HEV流行率高[6,26]。但动物作为传染源的意义尚有争议。

戊肝为自限性疾病，一般不转为慢性。疾病的严重程度随年龄而增加。孕妇感染HEV后病死率高，尤其是怀孕后期的患者，其病死率可达20%[27]。最近有研究发现，免疫抑制的患者感染HEV可发生慢性感染[28]。

戊肝疫苗的研制主要以HEV开放读码框架2结构蛋白的高度保守区为基础。目前全球仅有2个戊肝疫苗开展过临床试验，分别由葛兰素史克公司和我国厦门大学研制。2001年7月至2004年1月间，葛兰素史克公司在尼泊尔完成了戊肝疫苗Ⅱ期临床试验，共有1794名现役军人（疫苗组896人，安慰剂组898人）参加，按0、1、6月程序接种，未发现疫苗相关安全性问题。自第3针后14d起，安慰剂组共确诊66例急性戊肝病例，而疫苗组仅确诊3例，保护率为95.5%（95%CI：85.6%～98.6%）[29,30]。但至今葛兰素史克公司尚未启动该疫苗的Ⅲ期临床试验。我国厦门大学于1998年开始重组戊肝疫苗的临床前研究，于2005年完成Ⅰ期、Ⅱ期临床试验，初步证实疫苗安全有效。2007年8月启动Ⅲ期临床试验，在江苏11个镇178个村顺利完成了对11.3万名健康成人志愿者的全部3针次的戊肝疫苗接种工作，是目前国内外唯一完成Ⅲ期临床试验的戊肝疫苗。该疫苗安全性好，预防戊肝的保护率达到100%（95%CI：72.1%～100%）[29,31]。

三、国内外研究进展比较

（一）甲肝

我国为甲肝高流行区，但按照甲肝报告发病率，可将全国31个省（自治区、直辖市）分成高、中、低三个流行区。不同流行区，其甲肝发病年龄特点不同。高流行区10岁以下儿童发病较多；低流行区各年龄组发病率均较低，但以成人居多；而中流行区介于二者之间[7]。

2004—2009 年,我国甲肝报告病例数逐年减少,近 30%的病例为 15 岁以下儿童,病例主要为农民和学生。学生和儿童病例数占当年总报告病例数的构成比逐年下降,表明我国近年来,以儿童接种甲肝疫苗为主的综合性预防措施效果显著[9]。另外,2004—2009 年,报告甲肝突发公共卫生事件中,50%发生在中、小学校及幼儿园;15 岁以下病例数占甲肝突发公共卫生事件总报告病例数的 50%~85%,这可能与中、小学校居住密集、饮水卫生条件、接触频繁及甲肝疫苗接种率低等因素有关[32]。

此外,我国 HBV 及 HCV 慢性感染者较多,合并感染 HAV 后病情一般较重,预后也较差,因此,对这部分人群预防甲肝尤为重要。

为有效控制甲肝,我国甲肝防治策略主要有:①建立高质量流行病学和实验室检测,提高检测灵敏度及实验室诊断率,精确描述我国甲肝流行水平和流行模式,尽早发现甲肝疑似病例,早隔离、早治疗;②继续开展甲肝疫苗的预防接种工作,提高适龄儿童接种率;③积极开展健康教育和健康促进,增强自身防病意识;④加强饮食卫生、水源的检测与监督,确保群众饮食及水源符合卫生标准;⑤加强人员培训,提高其应急能力,积极应对甲肝突发公共卫生事件[8]。

(二)乙肝

我国大多数慢性乙肝患者是在新生儿或婴幼儿时期感染 HBV,易发生免疫耐受,治疗效果相对较差,且易发展成肝硬化或肝癌。此外,我国流行的 HBV 基因型与欧美国家不同,主要为 C 型、B 型和 B/C 混合型。不同基因型对干扰素治疗的应答率不同。目前我国尚缺乏系统的大样本前瞻性研究,对 HBV 不同基因型、亚型和准种的临床意义缺乏充分了解。

发达国家和地区在研究队列、网络和患者数据库建立以及随访方面有比较完善的体系[33]。我国大陆地区患者资源丰富,但尚未建立全国性研究网络和资源数据库,缺乏大规模多中心前瞻性随访研究。在国家“十一五”重大科技专项的支持下,我国的乙肝动物模型研究有明显进展,有可能使我国在该方面尽快达到国际水平。在基础研究方面,基因组学、蛋白组学、代谢组学、系统生物学等新研究方法和研究策略已广泛应用,但转化还比较少,且较慢[33]。

在乙肝预防方面,我国已由高度地方性流行区降至中度地方性流行区,但欠发达地区乙肝疫苗的接种率有待进一步提高,健康人群中仍有 5%~10%低应答和无应答者[4]。尽管人群乙肝表面抗原携带率下降,但是我国人口众多,并且随着人均寿命的延长,大量 HBsAg 携带者长期携带,成人的 HBsAg 携带率不会出现明显下降。受预防保健服务可及性的限制,快速、大幅度提高西部地区、边远农村地区和流动人口聚集地新生儿乙肝疫苗全程接种率,特别是提高首针及时接种率难度较大。

在乙肝治疗方面,目前国际公认的抗 HBV 药物包括拉米夫定、阿德福韦酯、替比夫定、恩替卡韦、普通干扰素 α 及聚乙二醇干扰素 α,均已在我国批准上市。替诺福韦酯也将在我国进行临床试验。但这些药物均为国外制药公司的专利产品,我国企业生产的多是其仿制品。但具有我国自主知识产权的乙肝治疗性疫苗等已开始临床试验[33]。

我国已建立了针对慢性乙肝的医疗保障体系,在消除乙肝歧视方面迈出重要一步。

2009年11月20日，中国人力资源和社会保障部公布了新版《国家基本医疗保险、工伤保险和生育保险药品目录(2009年版)》。新版目录中，将目前中国市场销售的所有抗乙肝病毒药物包括拉米夫定、阿德福韦酯、替比夫定、恩替卡韦、普通干扰素α和聚乙二醇干扰素α等均纳入医保报销范围，这将大大提高我国乙肝抗病毒治疗的覆盖率。

2010年2月10日国务院三部委正式发文，要求各级各类教育机构、用人单位在公民入学、就业体检中，不得要求开展乙肝项目检测，不得要求提供乙肝项目检测报告，也不得询问是否为乙肝表面抗原携带者。这充分体现了我国在消除乙肝歧视方面迈出了重要一步，受到国内外肝病学界的高度好评。但由于人们对乙肝了解仍不充分，加之虚假广告的影响，要真正消除乙肝歧视，还需要肝病工作者在科学普及上做更多工作。

(三)丙肝

我国属丙肝中度地方性流行地区。据1992年全国病毒性肝炎血清流行病学调查，我国一般人群丙肝抗体(抗-HCV)流行率为3.2%，估计约有4000万例HCV感染者。我国自1993年开始对献血人员进行抗-HCV筛查；1998年颁发了《中华人民共和国献血法》。通过对献血人员筛查、严格执行《献血法》、大力推行一次性注射器以及开展对公众的健康教育等措施，我国一般人群丙肝感染率已降至0.34%，下降了89.38%。目前，美国和欧洲部分国家则已经将病毒核酸检测用于献血人员筛查，使输血后HCV感染的风险降低到百万分之一。

近年来，我国人群中静脉内滥用毒品、不安全的性活动、器官移植和介入性检查及治疗等增多，传播HCV的危险性明显增加，丙肝发病呈上升趋势。2003—2009年我国丙肝报告的病例数逐年增加，在法定报告的27种传染病中，其发病率由2004年的第十位上升至2008年的第七位。因此，我国丙肝防控形势十分严峻。

在丙肝抗病毒治疗方面，普通干扰素α以及聚乙二醇干扰素α均已在我国批准上市，国产的具有自主知识产权的新型聚乙二醇干扰素α已开始Ⅲ期临床试验。国外研发的HCV蛋白酶抑制剂Telaprevir和Boceprevir已获批准，不久将在我国进行Ⅲ期临床试验。但我国尚缺乏类似的后备药物。

根据循证医学证据制订的《慢性乙型肝炎诊疗指南》和《丙型肝炎诊疗指南》在美国和欧洲已及时更新。我国于2004年和2005年分别发布《丙型肝炎防治指南》和《慢性乙型肝炎防治指南》，后者已于2010年更新，前者将于2012年更新。

(四)戊肝

我国属戊肝高度地方性流行地区，曾发生多次戊肝流行。1986—1989年新疆南部地区曾暴发世界上最大的一次戊肝流行，共计发病119280例，死亡707例。近年来，随着我国卫生环境的改善，戊肝流行得到一定控制，但仍常年有散发病例，并时有戊肝小型暴发。尽管我国总体上病毒性肝炎患者仍以乙肝为主，但在成人急性病毒性肝炎中，多数地区戊肝已占首位，尤其是在老年人中，戊肝所占比例更高。其原因一是由于其他型病毒性肝炎(尤其是乙肝)急性发病减少，使戊肝的构成比增加；二是确实反映我国戊肝病例的绝对发病数增多[6,8]。山东省连续10年对病毒性肝炎发病率的观察发现，戊肝发病率从1997年的0.05/10万上升到2006年的1.15/10万。我国卫生部传染病报告数据也显示，我国戊肝发病近年呈上升趋势。但与其他病毒性肝炎相比，戊肝长期处于被忽视状态。其原因一方面是由于很多临床医师对戊肝认识不足，另一方面是传统的诊断方法存在局限性。

1990年以前，我国散发性戊肝的HEV基因型构成不明，引起新疆大规模流行的为HEV1型。2000年以前，我国报告的戊肝病例以HEV1型为主。而近年研究表明，包括香港在内，从患者分离的病毒以基因型4为主；在无明显肝功能损害的献血员或普通人群中，既有1型，也存在4型。我国HEV基因型变迁的原因很可能是：①2000年以前主要是对流行的戊肝病例进行检测，而暴发或流行的戊肝则多为1型；4型主要引起散发病例，但既往检测较少。②1999年以前在使用逆转录—聚合酶链反应(RTPCR)扩增病毒基因时，引物来源于1～3型HEV的共同序列，不包括4型，因此4型未能被检测到。自1999年确定基因4型HEV后，基本使用涵盖所有基因型的引物，从而使扩增结果更能客观地反映我国HEV基因型分布。(3)近年来进行戊肝基因分型的多为戊肝散发病例，而散发病例主要由4型引起。④不排除是由于基因型1和4的传播途径不同所致。随着近年来我国经济的发展和卫生设施的改善，戊肝流行已基本得到控制，但散发性戊肝仍时有发生[6]。

四、发展趋势及展望

(一)甲肝

随着甲肝疫苗的推广应用、社会经济发展和卫生设施不断提高，儿童HAV感染率将进一步下降，但成人甲肝发病率会有所升高。因此，除继续大力推广甲肝疫苗接种外，应加强卫生监督及甲肝流行病学监测，并加大对甲肝预防和控制的宣传力度，呼吁政府和公众的高度重视，积极预防甲肝。

(二)乙肝

目前我国已实施对新生儿的乙肝疫苗免疫策略，以及对15岁以下儿童的补种，今后将开展对成年高危人群的乙肝疫苗免疫策略。同时，应加强对HBSAg阳性且HBVDNA水平高于10^7IU/mL孕妇所生婴儿的乙肝疫苗的免疫策略，进一步提高阻断HBV母婴传播率。随着新剂型和新型乙肝疫苗的研制成功和乙肝疫苗免疫策略的进一步优化，将进一步提高乙肝疫苗的应答率、保护效果及其免疫持久性，预计在2020年我国一般人群的HBsAg携带率将降至约3%，接近于低度地方性流行地区的水平。乙肝动物模型研究将有可能取得突破性进展。在治疗方面，在近期内将推出乙肝优化的抗病毒药物的治疗策略，从而将进一步降低耐药变异的发生，提高抗病毒疗效。“十二五”期间，有望研发出用于不同靶点的新型抗病毒药物、新的免疫疗法和治疗性乙肝疫苗，随着重型肝炎(肝衰竭)治疗新策略、新技术和新方法的出现，将进一步提高重型乙型肝炎(肝衰竭)疗效，降低病死率。

(三)丙肝

HCV感染后多无临床症状,建议有输血史、创伤性治疗、共用注射器、多性伴、器官移植者、HIV感染者到正规医疗机构接受检测。通过早期诊断和规范治疗,约70%以上的丙肝患者可以获得治愈。

随着献血员筛查方法的不断改进,一次性注射器的更加普及,医院内隔离消毒措施的进一步改进和完善,以及通过健康教育等措施,广大医务人员和公众对丙肝的认知程度明显提高,丙肝感染率将进一步下降。2011年两种口服丙肝抗病毒药物被美国药品食品管理局正式批准上市,并有多种丙肝抗病毒药物进入I期或II期临床试验,在"十二五"期间,若干种新的丙肝抗病毒药物可能被批准上市,丙肝抗病毒治疗策略将进一步优化,从而缩短疗程,提高持续应答率,使大多数丙肝患者获得治愈。

(四)戊肝

虽然随着我国社会经济发展水平的提高,以及卫生设施的不断改善,戊肝的感染率和发病率将下降,但成人中散发性戊肝仍不容忽视。"十二五"期间,戊肝的诊断试剂水平将进一步提高。2011年我国自主研制的戊肝基因重组疫苗已完成Ⅲ期临床试验,预期不久将制订出戊肝疫苗的免疫策略,并用于预防。

五、丁型肝炎研究进展及展望

丁型肝炎病毒(HDV)是一种缺陷病毒,但可与人HBV联合或重叠感染。

HDV感染在世界各地均有分布,在巴西的亚马逊河及意大利南部地区流行率较高,东南亚地区则较低。我国属HDV低度地方性流行区,在HBsAg阳性者中的流行率仅为1.2%。HBV/HDV联合或重叠感染患者,尤其是慢性HDV感染者,是HDV的主要传染源。黑猩猩、土拨鼠及鸭虽可感染HDV,但其作为HDV传播源的意义尚不明确。HDV的传播途径与HBV相似,主要通过肠道外传播。在地方性流行区主要通过日常生活接触传播;在非地方性流行区则主要经血或血制品及静脉内注射毒品传播。HDV也可经性接触和母婴传播。

在HBV/HDV联合感染时,病情多呈良性自限性经过,临床表现和生化学特点类似于急性HBV感染,但有时可见双峰型ALT升高,分别代表HBV和HDV感染。联合感染发展为慢性肝炎的危险性并不比单纯HBV感染高。但有时HBV/HDV联合感染可表现为重型肝炎,多见于基因3型感染者。

在原有HBV感染的基础上重叠感染HDV时,一般病情较重,多伴有黄疸和肝功能损害。HBsAg携带者重叠感染HDV可导致急性发作,原是慢性乙肝患者重叠感染后可进展成重型肝炎。HBV/HDV重叠感染一般预后较差,多数患者可发展成为慢性肝炎,甚至肝硬化。典型HBV/HDV重叠感染的血清学经过一般有如下特点:①当血清中出现HDAg时HBsAg滴度可有所下降;②因绝大多数患者发展为慢性感染,血清中一般可持续检测到HDAg和HDV RNA;③高滴度抗-HDVIgM和IgG可长期持续存在[6]。

由于 HDV 感染必须有 HBV 辅助，预防乙肝的措施也可预防丁型肝炎（丁肝），包括对献血员及血制品进行 HBsAg 筛查，减少 HBV 感染的机会；广泛接种 HBV 疫苗，既可以预防 HBV 感染，又可预防 HBV/HDV 联合感染；对 HBV 患者和 HBsAg 携带者进行健康教育，以减少 HDV 重叠感染的机会。

由于大力开展乙肝疫苗免疫，以及对乙肝患者进行抗病毒治疗，今后我国 HDV 感染将进一步下降。

参考文献

[1] McBride G. Hepatitis B virus-induced liver cancer in Asian Americans: a preventable disease[J]. J Natl Cancer Inst, 2008, 100(8):528-529.

[2] WHO 第 63 届世界卫生大会. 病毒性肝炎秘书处的报告[R]. 2010.

[3] IOM (Institute of Medicine). Hepatitis and liver cancer: a national strategy for prevention and control of hepatitis B and C. In: IOM, editor[R]. Washington DC: Institute of Medicine, 2010.

[4] Liang XF, Bi SL, Yang WZ, et al. Epidemiological serosurvey of hepatitis B in China-declining HBV prevalence due to hepatitis B vaccination [J]. Vaccine, 2009, 27(47):6550-6557.

[5] Liang XF, Bi SL, Yang WZ, et al. Evaluation of the impact of hepatitis B vaccination among children born between 1992 and 2005 in China [J]. J Infect Dis, 2009, 200(1):39-47.

[6] 庄辉. 病毒性肝炎流行病学研究进展[J]. 中国继续医学教育, 2010, 2(3):1-5.

[7] Cui FQ, Hadler SC, Zheng H, et al. Hepatitis A surveillance and vaccine use in China from 1990 through 2007[J]. J Epidemiol, 2009, 19(4):189-195.

[8] 梁晓峰. 我国病毒性肝炎流行特征及对策[J]. 临床肝胆病杂志, 2010, 26(6):561-564.

[9] Fitzsimons D, Hendrickx G, Vorsters A, et al. Hepatitis A and E: Update on prevention and epidemiology [J]. Vaccine, 2010, 28(3):583-588.

[10] Zhang LJ, Wang XJ, Bai JM, et al. An outbreak of hepatitis A in recently vaccinated students from ice snacks made from contaminated well water [J]. Epidemiol Infect, 2009, 137(3):428-433.

[11] McBride G. Hepatitis B virus-induced liver cancer in Asian Americans: a preventable disease [J]. J Natl Cancer Inst, 2008, 100(8):528-529.

[12] Lavanchy D. Hepatitis B virus epidemiology, disease burden, treatment, and current and emerging prevention and control measures [J]. J Viral Hepat, 2004, 11(2):97-107.

[13] Lavanchy D. Chronic viral hepatitis as a public health issue in the world [J]. Best Pract Res Clin Gastroenterol, 2008, 22(6):991-1008.

[14] Chang MH, Chen CJ, Lai MS, et al. Universal hepatitis B vaccination in Taiwan and the incidence of hepatocellular carcinoma in children. Taiwan Childhood Hepatoma Study Group [J]. N Engl J Med, 1997, 336(26):1855-1859.

[15] Zhou YH, Wu C, Zhuang H. Vaccination against hepatitis B: the Chinese experience [J]. Chin Med J (Engl), 2009, 122(1):98-102.

[16] IOM (Institute of Medicine). Hepatitis and liver cancer: a national strategy for prevention and control of hepatitis B and C. In: IOM, editor[R]. Washington DC: Institute of Medicine, 2010.

[17] WHO. Global immunization coverage in 2008[R]. Editor: World Health Organization, 2009.

Accessed on 2010－07－12. Available from：URL：http：//www. who. int/immunization /newsroom /GID_english. pdf.

[18] Parry J. At last a global response to viral hepatitis [J]. Bull WHO，2010，88(11)：801－802.

[19] Klompas M，Haney G，Church D，et al. Automated identification of acute hepatitis B using electronic medical record data to facilitate public health surveillance [J]. PLoS One，2008，3 (7)：e2626.

[20] Lazarus R，Klompas M，Campion FX，et al. Electronic Support for Public Health：validated case finding and reporting for notifiable diseases using electronic medical data [J]. J Am Med Inform Assoc，2009，16(1)：18－24.

[21] Hu M，Chen W. Assessment of total economic burden of chronic hepatitis B (CHB) － related diseases in Beijing and Guangzhou，China[J]. Value in Health，2009，12(Suppl. 3)：S89－S92.

[22] 魏来. 丙肝研究进展[J]. 中国继续医学教育，2010，2(3)：9－17.

[23] http：//www. who. int/csr/disease/hepatitis/whocdscsrlyo2003/en/index4. html. In 20100730.

[24] Purcell RH，Emerson SU. Hepatitis E：an emerging awareness of an old disease [J]. J Hepatol，2008，48(3)：494－503.

[25] Dalton HR，Bendall R，Ijaz S，et al. Hepatitis E：an emerging infection in developed countries [J]. Lancet Infect Dis，2008，8(11)：698－709.

[26] Meng XJ. Hepatitis E virus：animal reservoirs and zoonotic risk [J]. Vet Microbiol，2010，140(3－4)：256－265.

[27] Dalton HR，Bendall R，Ljaz S，et a1. Hepatitis E：An emerging infection in developed countries [J]. Lancet Infect Dis，2008，8(11)：698－709.

[28] Ollier L，Tieulie N，Sanderson F，et a1. Chronic hepatitis after hepatitis E virus infection in a patient with non－Hodgkin Lymphoma taking rituxim [J]. Ann Intern Med，2009，150(6)：430－431.

[29] 夏宁邵，张军，李少伟，等. 戊型病毒性肝炎研究进展[J]. 厦门大学学报（自然科学版），2011，50(2)：431－436.

[30] Shrestha MP，Scott RM，Joshi DM，et al. Safety and efficacy of a recombinant hepatitis E vaccine [J]. N Engl J Med，2007，356(9)：895－903.

[31] Zhu FC，Zhang J，Zhang XF，et al. Efficacy and safety of a recombinant hepatitis E vaccine in healthy adults：a large－scale，randomised，double－blind placebo－controlled，phase 3 trial [J]. Lancet，2010，376(9744)：895－902.

[32] 刘燕敏，陈园生，崔富强，等. 中国2004～2009年甲型病毒性肝炎流行病学特征分析[J]. 中国疫苗和免疫，2010，16(5)：453－456.

[33] 贾继东，魏来，庄辉. 中国肝脏病学现状及发展方向[J]. 中国病毒病杂志，2011，1(1)：1－4.

撰稿人：李　杰　庄　辉

ABSTRACTS IN ENGLISH

Comprehensive Report

Advances in Public Health and Preventive Medicine

China had experienced an epidemiological transition shifting from the infectious diseases to the chronic diseases in much shorter time than many other countries. One of the most striking was a rapid improvement and control leading to marked increases in longevity. The shifting in the contributing causes of mortality was achieved through health interventions such as increased vaccination coverage, better hygiene, sanitation, and water quality, improved access to medical care, and advanced social and living standards such as universal education, higher incomes, and better nutrition and housing. Population age structure is also shifting due to fertility and mortality decline, thereby, increasing the proportion of elderly people.

In more recently decades, the momentum of China's epidemiological transition has continued unabated. Many of the known risk factors for chronic diseases have dramatic increased as society change progresses. These behavioral elements include changing diets, levels of physical activity, tobacco consumption, and automobile use. These same behavioral shifts have been observed in many developed counties over the past 50 years, but they have accelerated at a historically unprecedented pace and scale in China, accompanying the rapid growth of the national economy over the past 30 years. Emergency of disease prevention social challenges for China's ongoing reform of health care, given the large numbers who require curative treatment and the narrow window of opportunity for timely prevention of disease.

Like many of other developing counties, China has experienced dramatic demographic and epidemiological transitions. With a population that is mainly urbanized and elderly, China's major health threats are chronic diseases, now accounting for more than three-quarters of all deaths. Patterns of injury are also changing. Through China has been successful in the control of infectious and maternity-related conditions, these health problems have by no means been eliminated, as exemplified by continuing infectious outbreaks, reproductive health problems, and persistent schistosomiasis. Evidence underscores the fact that China faces a daunting health future. Behavioral shifts cast a long and dark shadow of burdens due to such risk factors as smoking and changes to diet and physical activity that will be accompanied by new infections, environmental threats, and behavioral pathologies.

An important signal of China's stronger political commitment to health is shown by the expanding role of the state in health care provision and stewardship, together with the mobilization of communities and civil society for health improvement. The results of these changes are already measurable. China is now on track to reach Millennium Development Goal 4 (MDG), reducing child mortality by two-third between 1990 and 2015. This achievement has been made through antipoverty policies, land reform, investment in agriculture, and economic growth, as well as through improved health services. China has also made important progress on MDG 5, the reduction of maternal mortality.

Health care in China, however, is distinctive in several ways. First, the scale is vast. Whatever, the problem or solution, China's health conditions are gigantic in size with more than 300 million smokers, 177 million people with hypertension, and an estimated 140 million urban migrants, stretching demand for new forms of health care. Second, the speed of health change in China has been extremely rapid. Health transitions that took nearly a century in other richer counties have taken place in a few decades in China. Third, China's unique national history and ecology have resulted in great diversity in health conditions and responses. Many aspects of health in China will demonstrate both commonality and exceptionalism within the county and among national states.

Achieving health equity is China's main health challenge, in view of the well documented problems of incomplete coverage, uneven access, mixed quality, escalating cost, and high risk of catastrophic health expenditures. Chinese government initiatives a reform for diseases prevention and health promotion, health-care services, pharmaceutical policies, and health insurance. These efforts are the latest and most ambitious round of health reforms that aim to tackle growing health inequity. China has unique opportunity to mobilize its resources and to harness global knowledge to achieve adevances in health, compressing the time and reducing the scale of the disease burden that many other developed counties have had.

China is major contributor in the control and spread of global health risk, an inevitable aspect of China's growing international participation in the trade of goods, services and people. In other words, what happens in China is important for the health of others around the world. Emergency of new infectious diseases, such as severe acute respiratory syndrome, and persistence of old pathogens (eg. tuberculosis) illustrate why China's situation has global importance.

The World Health Report 2007—A safer future: global public health security in the 21st century marks a turning point in the history of public health, and signals what could be one of the biggest advances in health security in half a century. It shows how the world is at increasing risk of disease outbreaks, epidemics, industrial accidents, natural disasters and other health emergencies which can rapidly become threats to global public health security. The report explains how the revised International Health Regulations (2005), which came into force this year, helps countries to work together to identify risks and act to contain and control them. The regulations are needed because no single country, regardless of capability or wealth, can protect itself from outbreaks and other hazards without the cooperation of others. The report says the prospect of a safer future is within reach — and this is both a collective aspiration and a mutual responsibility.

Moreover, China's energy consumption growth, industrial pollution and carbon production will assume growing global health importance. This report summarized recent advances in preventive medicine and public health in China and recent progresses on the fields of health care system, epidemiology, etc.

Written by Huang Hui, Dong Xiaoping

Reports on Special Topics

Advances in Public Health Management

Public health management is an important subject to promote the development of Health Mission in China. In 2009, the views on deepening the reform of medical and health system was published by the CPC Central Committee and State Council, related research in the field of public health management and practice became more active, which fully demonstrated this subject has the theoretical, practical and interdisciplinary characteristics. In this section, four themes were discussed, including public health law and policy, health inspection, health emergency response, and hygienic standards.

Since 2010, the public health law and policy, targeting on health system reform, basic public health services, prevention and control of infectious diseases, integrated management of chronic diseases, health emergency responses and so on, has been revised and improved a lot. For the health inspection, many aspects have achieved progress, such as health inspection system instruction in rural area or at the primary level, health inspection management, human resources, information construction, crisis management, and there are not only theoretical studies, but also studies to solve problems in practice. For the health emergency response, the sub-report is organized around "one plan, and three systems", and summarized the recent progress on health emergency response plan, health emergency response management, information construction, medical rescue, human resources and professional and technical personnel, risk communication, and health emergency responses evaluation methods and standards. Research on health emergency response is still at the exploratory stage, and has a relatively large room for improvement. For health standards, since 2010, the ministry of health, office of the nation Patriotic Health Campaign Committee issued a number of operational guidelines and norms as the national standards to implement in the whole country.

China has its distinct characteristics to exist and develop, such as economy, policy and culture, so "China model" is difficult to be copied, and public health management in China, on the one hand, should be consistent with the current conditions, one the other hand, it can also draw on the useful experience and lessons from the foreign countries. For example, western developed countries have much successful experience in the organization of medical rescue in the emergency, which will have important revelation to improve the emergency response capability in the future work for the whole country.

China has entered into the 12 th 5-year construction period. The goal of the development of the public health law and policy is to maximize the quality of life, promote health condition and protect property safety for the whole population, in order to make sure health mission a stable and forward development. To make the health inspection system perfect, establish a scientific management system and form smooth operation mechanism are thought to be the key issues under the current new situation. More research in the field of health emergency response will be conducted focusing on how to promote health emergency response capacity and risk communication. Health standards research will concentrate on the application of rapid detection in practical work and set up health emergency response standards at the technical level.

Written by Hu Yonghua , Qin Xueying

Advances in Epidemiology

Epidemiology, which is defined as "the study of the distribution and determinants of health-related states or events in specified populations and the application of this study to control of health problems", is commonly considered the methodological backbone for the fields of public health and outcomes research because its practitioners describe patterns of disease occurrence, identify risk factors and etiologic determinants, and demonstrate the usefulness of interventions. As a discipline both old and young. It's not until the 1970s – 1980s, theoretical framework of epidemiology, as well as its study design and analysis methods were systematically summarized and improved. Modern epidemiology has made considerable progress since 1990s, which is constantly updating our health concept and health model. Meantime, it's been continuously converging with other relevant disciplines, gradually forming new branches and expanding its application.

We briefly review the trends of epidemiology in recent decades, discuss the challenges and confusions which all epidemiologists are currently facing with, and furthermore explore the future direction of development.

First of all, epidemiological trends in last decade are summarized both globally and domestically. In China, more and more programs with large population are focusing non-communicable diseases (NCDs), which are including the Kadoorie Study of Chronic Disease in China (KSCDC) and Chinese National Twin Registry (CNTR). Disability, dementia and other aging related diseases is another research interest in the context of rapid increasing number of people who now surviving to old age. Infectious diseases (e. g. H1N1 influenza, HBV, and HIV/AIDS) are still the major problems, while food safety is new challenge in public health. While the global interest of epidemiological studies focus on NCDs, highlighting the magnitude and socio-economic impact of NCDs, calling for strengthening global and national initiatives to prevent NCDs as part of national health plans and sustainable development frameworks, detecting new risk factors in multiple dimensions, and trying to craft solutions for screening initiative in NCDs. Furthermore, surveillance of global health and public health emergency of international concern should put in a globalized perspective.

Secondly, epidemiology is in rapid flux with great confusions and challenges. There have been vigorous debates about the value and future of epidemiology, the high risk strategy versus population strategy, genetic epidemiology in public health, and screening project in NCDs.

Thirdly, we look into possible future developments in this field. Observational and experimental studies should be combined; the control and prevention of infectious and chronic diseases should be integrated in both disease and behavioral surveillance system; epidemiology and other related disciplines should be converged. Public health implications of epidemiological research, particularly on the issues that have the important practical applications or policy ramifications should be promoted for translation into large scale public health initiatives.

Epidemiology is more needed now than ever before as it will continue to provide important information for improving public health and clinical medicine. Epidemiologists are poised to serve the public interest on the basis of ever-improving, methodologically sound science. They face a series of unfolding population-based health challenges, such as aging, emerging infections, obesity, and environmental degradation. To develop an evidence base to overcome the health effects from these challenges and take full advantage of the opportunities, epidemiologists must have access to data, public support, integration with other scientific disciplines, and enhanced opportunities for training.

Writen by Yu Canqing , Li Liming

Advances in Environmental Health

Environmental health is the branch of public health that is concerned with all aspects of the natural and man-made environment that may affect human health. Environmental Health which takes on integral theoretical system and extensive research content is a continuous development interdisciplinary. The development of immunology, molecular biology, nucleotide sequence analysis and statistical model promote the development of Environmental health. Environmental heavy metal pollution, combination contamination of public building, drinking water health and climate change are still research emphasis of environmental health in China in recent years. While fundamental research and application research are combined, the study of environmental health will focus on early-warning of health risk, control technology of environmental pollution, mechanism and DNA marker of environmental pollutants.

In the past two years, some achievements have been made in the research field of Environmental Health. In China, the main research direction and important research content include control technology and action mechanism of human health effect on environmental heavy metal, exposure-response relationship between air pollutant and human health, detecting method and exposure assessment of airborne microorganism in public building, methodology study on effect of climate change on human health or disease, mechanism and health risk assessment of health hazard caused by chlorinated disinfection by-products of drinking water and development of environmental health standard system. The priority research area of domestic and foreign has some difference. In foreign, researchers pay more attention to health hazard of environmental pollution on susceptible population especially children, including toxicologic study on effect of air pollutant on human health, children lead poisoning, relationship between climate change and infectious disease/Chronic Non-Communicable Diseases, European Birth Cohorts for Environmental Health Research. In addition, WHO established the international EMF project to assess health and environmental effects of exposure to static and time varying electric and magnetic fields in the frequency range 0 – 300 GHz. By comparative international and national research progress, there are some differences in some respects including research context, direction and emphasis.

In future, Environmental health will be continuously focusing on mechanism of human health effect on environmental heavy metal, molecular markers of human health effect caused by air pollution, health risk warning system of airborne microorganism contamination in public building, health risk assessment of climate change and human health. In the field of environmental health, combination of field investigation and experimental analysis will be strengthened in the study based on human population. Study methods of multi disciplinary including molecular biology and immunology will be applied to solve the environmental problem. Mechanism and pathogenesis of hazard effect environmental pollutant on human need to reinforce.

Written by Jin Yinlong , Liu Fan

Advances in Infectious Microecology

After the long evolutionary process, there is a lot of non-pathogenic microorganisms in human body surface, cavity, known as the normal microbial flora. Under normal circumstances, there is a symbiosis between microorganisms and humans. Microecology is the study of normal microorganisms and their hosting relationships. The sprout of Microecology at the end of 19th century, rising to in the 1970s, fostering their development benefit from biology, anaerobic technology, electron microscopy, and modern science and technology such as cell and molecular biology. Development of microecological, make people aware of the enormous complexity of human microecological and made the balance of microecology theory

Widely utilization of antibiotics, immunosuppressive drugs, people gain the beneficial effects, at the same time be aware of the health-threatening adverse consequences such as bacterial infections. Infectious microecology can help people re-examining the occurrence, development and outcome of infection process, update anti-infection strategies, put forward the new concept of microecological treatment of infections by both "eradication of the pathogenic microorganisms " and " promotion of benefit bacteria ". More evidences display that micro-ecological therapy in the prevention, treatment of many microbial infections is an effective weapon. International study group on new antimicrobial strategies (ISGNAS) was established, microbial treatment (MIT) methods recommended by the World Health Organization are the result of micro-ecological studies on infection.

After years of efforts, China has established a system of micro-ecological studies, and raised the theory of infectious microecology on the world. we have established a series of advanced research methods, such as 454 high-throughput sequencing technology; production of oligonucleotide microarray, dominated by these gene chip, combining bioinformatics and nanotechnology for probe design, key technologies such as nucleic acid tag optimization, the establishment of a functional genomics platform; UPLC-MS of metabolism group learn means; china have bred series of germ-free and gnotobiotes rat model, screened probiotic bacteria, prebiotics (including Chinese medicine micro-ecological preparations). In series of foundation and the clinical research, there are lots of benefit from utilization of these preparations in liver disease(include chronic hepatitis, and cirrhosis, and liver transplantation). Related study, published in Nat Nanotechnol, 2009 (7): 457 – 463. Proc Natl Acad Sci U S A 2008,105(6):2117 – 2122. Hepatology and other top international journals, research results lead to widespread attention by the international community, and enrich and develop micro-ecological theory, especially in infectious microecology theory, and promote the study of liver micro-ecological in the world. Chinese scholars edited 10 monographs, including English-language monograph of the Metagenomics of The Human Body, Infectious Microecology.

In 2005, Paris Conference on human intestinal genome research launched a plan of action on human intestinal gene research (Human Intestinal Metagenome Initiative, HIMI), mainly study of intestinal microecological changes in human health and the relationship to disease . 2009 United States NIH human Microbial Genome Research was launched 5-year project (The Human Microbiome Project, HMP), grant of US MYM 150 million. In American and Europe, There were lots of studies on the relationship between changes in gut flora and diseases such as allergic diseases, metabolic diseases such as obesity, diabetes, critically ill patients, postoperative bacterial infection and sepsis. In 2009, the magazine Science report specially Chinese 973 project "study on the infections and intestinal microecology", show great attention to the micro-ecology of our country.

Written by Li Lanjuan

Advances in Primary Health Care

World Health Organization defined Primary Health Care (PHC) in the Declaration of Alma-Ata in 1978 as the essential health care universally accessible to all, reflecting equal social rights and affordable to all individuals and their government. The core value of PHC is social equity, based on a notion that health is a basic right of human beings, with a goal of health-for-all to be attained by the application of appropriate technologies. The practice of PHC in China commenced in early 1950s. In the first 30 years since its foundation China gained remarkable health achievements which provided evidence and experience for the later formulation of international PHC strategy. From 1980s to 1990s the Government committed to the goal of health-for-all but obtained limited health improvement. Since the beginning of 21st Century PHC continued to be centered in rural health but its sustainability is still a concern.

"A renewal of Primary Health Care (PHC)" was presented by WHO in the world health report 2008. PHC has remained the benchmark for most countries discourse on health precisely because the PHC movement tried to provide rational, evidence-based and anticipatory responses to health needs and to these social expectations, but now we are facing challenges of a changing world.

The Seventeenth Party Congress clearly stated the goal that "all peoples can access to the Primary Health Care Services" in 2007, *the views of deepening reform on medical and health system* in 2009, proposed the overall objectives of deepening reform on medical and health system are to establish the Primary Health Care system which can cover urban and rural residents, and to provide people with safe, effective, convenient and affordable medical and health services.

This study starts with concepts and theories of Primary Health Care, briefly reviews and analysis the development process of PHC in China, then points out some problems now, so that can provide an entry point for improving

Primary Health Care system in China. Meanwhile, comparatives the system of some foreign countries, and based on the differences in socioeconomic backgrounds and theoretical basis and values of reform, various countries gradually formed distinctive patterns of primary health care services, such as collecting treatment, rehabilitation, prevention and health promotion as a whole, based on Primary Health Care services to improve the supply of health services, highlighting the people-centred health services, emphasizing the coordination and integration of health services, providing comprehensive, continuous and accessible health care services. This provides a number of experiences from which we can learn for our country to improve primary health care service system and give some suggestions to the legislation in China at last.

United by the common challenge of Primary Health Care, the time is ripe, now more than ever, to foster joint learning and sharing across nations to chart the most direct course towards health for all. Building Chinese Model of "Zhi Weibing & Health Management".

Written by Guo Qing

Advances in Frontier Health and Quarantine

During the 11th five years plan period, our health and quarantine career has formed by the law of frontier health and quarantine together with its implementing rules as the backing, by the configuration from the general Administration of Quality Supervision Inspection and Quarantine (hereinafter as referred as AQSIQ) to it's branch and sub-branch bureaus, with quarantine inspection, infectious disease monitoring and health supervision, sanitary treatment as the main working content for the laws and regulations, criterions, skills, technology, emergency management and basic guarantee system with Chinese character, which plays an important role in controlling the cross-border spreading of epidemic and other harmful factors for human health, guaranteeing the domestic people′s health, promoting the foreign trade and socialist construction. Since the implement of International health regulations (2005)(hereinafter as referred as IHR 2005), The AQSIQ has strengthened the cooperation and communication with WHO and other relevant international organizations and countries as well as some areas, absorbing the advanced knowledge and methods, carrying out the core capacity development of port health quarantine and the risk analysis of cross-border infectious disease, the establishment of international health port and the research and practice of international travel health, and a great achievement of frontier health and quarantine has been attained.

New Research Progress

IHR 2005 going into effect urges China to upgrade or revise it's quarantine system, which includes enhanceing core capacity development, building new screening procedures at PoE (Points of Entry), risk managing of overseas' epidemics, executing sanitary supervision, carrying out sanitary measures and establishing international health airport or seaport, as well as testing radioactive and bio-terrorism events according to the new IHR. Strengthen international travel health to protect travellers' healthy is also a key aspect in frontier quarantine field.

About foreign status

Worldwide , many countries have revised quarantine regulations in light of IHR 2005. Some of these regulations are specific quarantine laws, some are parts of public health laws. Most member countries have assigned focal points of IHR according to IHR 2005, these focal points belonging either to health ministry or other relevant agents. These steps have improve to fulfill responsibilities regulated by IHR 2005 at PoE.

Big events in recent years

These include IHR 2005 going into effect on June 15, 2007 and soon after dealing with AH1N1 pandemic in 2009 efficiently; In 2011, Catastrophic nuclear leakage in Japan lead many countries taking Radiation monitoring at PoE.

Foreign emergency measures on health events

In response to outbreaks of AH1N1 France didn't take strict measures at PoE based on developed health institutions and advanced technology. Meanwhile China adopted strict measures according to it's weak public health condition.

Prospect

It's an important project to explore the. model of building core capacity at PoE in China and keep quarantine Sustainable development through participating in Global Health working together with various organizations. Strengthening health control measures on cruise ships will be another strategy following rapid increase travellers on cruise. To strengthen laboratory capacity-building and rapid detection of infectious diseases also play an distinct role in future. Also, to establish travel medicine subject and train practitioners should be important for expanding frontier quarantine field. Enhancing measures study on big gathering will be helpful to guarantee public health.

Written by Liu Zhiyong ,Lu Yongchang ,Dai Jun ,Yang Qingshuang ,Bu Honglei

Advances in the Expanded Immunization Programme and Vaccine

China have continued to use EPI as the basis of their national immunization program. What´s more, overall reported immunization rates are high compared with other countries: 90 per cent of children receive EPI vaccines, and the rates of many of the target diseases have fallen sharply in the past three decades. Adding life-saving and safer, but more expensive, vaccines to China's EPI is increasing quickly these years. In 2002, hepatitis B was the first new vaccine added in almost 20 years. In 2008, more vaccines were introduced into EPI, to protect children in China against a total of 12 diseases: tuberculosis, diphtheria, tetanus, pertussis, poliomyelitis, measles, rubella, mumps, hepatitis B, hepatitis A, Japanese encephalitis, and meningococcal meningitis types A and C. There are many other non-EPI vaccines on the market in China that are available to children of families able and willing to pay.

In order to surveillance the safety of vaccine, China had set up a Adverse Effect Following Immunization (AEFI) system. In 2008, the AEFI system began to report the AEFI information through Internet in China. In 2010, China CDC began to share information with drug administration department.

Two serological surveys have estimated the prevalence of HBV infection in China. The first was conducted in 1992, and the second in 2006. The 2006 survey considered three age groups in three major areas of China to examine 80 000 specimens. The prevalence of epatitis B surface antigen (HBsAg) among adults did not substantially change between 1992 and 2006. However, the prevalence among children under 15 years of age was lower in 2006, following the introduction of hepatitis B vaccine into the Expanded Programme on Immunization (EPI). In addition, in the 2006 survey, the prevalence of infection was lower among those who had received the vaccine in each age group. Hence, while EPI made substantial progress towards the elimination of HBV transmission in the younger age groups, the burden of chronic HBV infection in older age groups remains.

China CDC undertook a multicentre, double-blind, randomised, placebo-controlled trial to assess the safety and immunogenicity of eight formulations of 2009 pandemic influenza A H1N1 vaccine produced by ten Chinese manufacturers. On September 21, 2009, China began administering vaccines, obtained from 10 different manufacturers, against 2009 pandemic influenza A (H1N1) virus infection in priority populations. The post-marketing surveillance suggest that the H1N1 vaccine has a reasonable safety profile, and there is no evidence that the vaccine is associated with an increased risk of the Guillain-Barré syndrome.

Written by Liang Xiaofeng, Yin Dapeng

Advances in Dental Public Health

To improve the oral health status of people is not a simple medical care problem; it is not related only on the authority of health, but also related on the general public health of the society. It can be realized only on the cooperation among multi-sections and society participation.

Experiences on dental public health in China

Chinese national oral health survey has been conducted for three times, from the year of 1982 to 2005. Results of the survey have shown the oral health status of our people and the trends of oarl health and oral diseases during the two decades. Oral health education and promotion activities have been greatly improved after the establishment of the National Love Teeth Day, which is the 20 th of September each year. Oral health care information, knowledge, and techniques has been disseminated to the public through multiple media and methods. The oral health knowledge, attitude, and behavior of the people have been improved during these years. From the set up of the Oral Health Division of Burea of Diseases Control, Ministry of Health, the budget for oral health from the central government has been increased to 85.76 million during the last three years. The oral health promotion project in children in the central and western part of China has been conducted in 22 provinces in the central and western part of China. The aim of the project is to improve oral health status of children through oral health education, application of pits and fissure sealants. The Oral Health Plan for 2011 – 2020 has been developed under the Oral Health Division, and the strategy has been determined as government-led, multi-department cooperated, society involved, and enforciced on prevention, combinated prevention and treatment, improved self-care, and focus on the priority, instruct separately, keep equity and accessity. The goals of the plan are to eatablish oral health care system, which covers the urban and the rural; to control the risk factors of the oral diseases; to implement comprehensive oral disease intervention methods to decrease the level of oral diseases; and to put the oral health of children and the elders on the first priority.

Research development in global dental public health

Many countries have their own dental public health strategies, however, when analized the different dental public health strategies, it can be found that a successful dental public health strategy normally has included the following 4 aspects: ① Dental public health related policy, regulation, and plan are developed by the governments, and they shoud provide oral health care for all equally, and foucus on the underdeveloped population, to decrease the burden of oral diseases. ② Standardize and promote the appropriate techniques in dental public health. ③ Oral health promotion activities should be expanded, involved, and long-lasting to improve oral health knowledge of people and imcrease self-oral health care ability. ④ To estblish well-orgnized oral health care system.

Trend of the development of dental public health in China

The main problems in dental public health in our contry includes: ① The oral hygiene status of our people. ② Dental caries and periodontal diseases are the common oral diseases, especially in children and the elders. ③ Dental fluorosis and skeletal fluorosis are common in some areas in our country. ④ The lower level of oral health knowledge and oral health care ablility of the people. ⑤ Providing dental treatment is the main job of dentists, and prevention is not the first priority. ⑥ The oral health care system cannot satisfy the demand of people's basic oral health care, and the demand is increasing greatly soon.

The main challenges in our dental public health includes: ① Unbalance of oral health literacy. ② Inequlity of the distribution of oral health diseases. ③ Inequlity of oral health care resources. ④ Unclear of the direction of oral health care plicy. ⑤ Difficulty in application of oral health care methods. ⑥ Randomization of research of oral health care. ⑦ Change in education of stomatology.

The oral health care plan was just determined by the Oral Health Division in

2010. The general goal is "primary oral health care for all in 2020". The strategies include orlal health promotion, diseases prevention, treatment and rehabilitation, evidence-based care. Through these strategies, we can finaly prevent the incidence of oral diseases, control the development of oral diseases, and realize the general of or primary oral health care for all.

Written by Bian Jinyou , Rong Wensheng, Hu Deyu

Advances in Public Health Informatics

Public health informatics is defined as the systematic application of information and computer science and technology to public health research and learning, Information technology and information resource has been core competencies for public health professionals. Public health informatics is most commonly understood as a branch of medical informatics, with the development of medical informatics, and the progress of IT infrastructure construction in Chinese public health agencies, public health informatics theories and methods were introduced in China at recent years, and public health informatics practice in China was called as public health information construction and development. In recent two years, many achievements were gained in IT infrastructure construction, which include data center for disease control and prevention, and regional information platform developed by various CDCs. As application system development, public health unified data collection platform, China CDC office automation system, infectious disease lab surveillance system, public health emergency surveillance system, epidemiological dynamic data collection platform were developed and applied. As appropriate IT used in public health field, the web-based GIS and OCR based data collection technology were developed. However, few public health courses or training programs are available in medical university and CDCs. and numerous systematic courses and training programs were developed to meet the needs of public health workforce both in the United States and internationally. When we discussed the future development of public health informatics, there are many challenges, which include the absence of systematic discipline theory, less training programs, and the mismatch of education and practice. The future perspective of public health information development in China will focus on the public health data center in various CDCs, information sharing and service, and human resource development.

Written by Zhao Zixiong ,Qi Xiaopeng ,Su Xuemei ,Jin Shuigao

Advances in Free Radical Medicine

The blast of the first atomic bomb in 1945 sparked the interest of people in free radicals, the discovery of SOD in 1968 which proved free radical was definitely existed in organisms, not only gave the foundation of Free Radical Biology, but also promoted the birth of Free Radical Medicine, the completely new discipline of medical domain. Since then, with the advent of ESR apparatus and the progress in detecting techniques, the study on free radical medicine has got a rapid development like tiger with wings. For example, the birth of a series of free radical theories about aging, ischemia-reperfusion, inflammation etc., greatly enhances the understanding of medicine on diseases and in a certain degree overturns some classic conceptions, that makes people find themselves in an entirely new world. Thereby the understanding level and clinical prognosis of not a few diseases such as tumor, cardiovascular diseases, degenerative diseases, diabetes, aging etc. get a new look. Re-probing on disease mechanism and its control from free radical visual angle become a new hotspot in medical field, the reasonable antioxidative intervention as an important strategy for health protection is going to get further regard.

As a estimation in advance, the developing trend of free radical medicine in the days to come will present following features: ①basic theory exploration and research technique update will still keep its leading position; ② the relationship between oxidative stress and aging or diseases will get more extensive regard; ③the research on natural antioxidants will tend more and more active.

Comparing with international progress on free radical medicine, there is still a obvious difference in China, especially some basic links. Therefore, seriously strengthen the hard-and soft-ware construction, such as enhancing popularization and training on the correlative knowledge, setting up the journal of free radical medicine, enriching the content of scientific website on free radical medicine, promoting domestic and international cooperation etc, should be more necessary and urgent beside try best to hold the international trends.

Written by Zhao Jinyuan

Advances in Cancer Prevention and Control

Preventive oncology is a practical discipline combining public health and clinical oncology. Through epidemiological surveillance it is dedicated to estimate and predict the occurrences and variations of the cancer and the trends in population using the principles and methods of preventive medicine. It is also used to explore and validate the association of biological, social and behavior factors in the development of cancer and their mechanisms, to identify the scientific evidences and develop science-based feasible and practical strategies, plans, and measures for cancer prevention and control. Recent main advances on cancer prevention in China can be addressed in the areas of primary prevention, basic facility construction, early detection, and the development of comprehensive community strategies.

Studies in the population with high risk for cancer in China concluded that unhealthy diet, such as intake of pickled vegetables, food contaminated with nitrosamines, fungi and toxins, malnutrition of some vitamins and minerals such as vitamin A、B_2、C、E, and selenium, contributed to promote the development of cancer. Application of cytological and molecular examination into the early diagnosis for cancer demonstrated not only the early treatable cases could be diagnosed and treated, but the preventive cases with pre-cancer lesions, such as atypical dysplasia or carcinoma in situ could also be detected and treated. Changing the bad lifestyle habits, improving the nutrition and health status of the diet made significant contribution to prevention of cancer. The Ministry of Health of P. R. China had set up the goals and efforts to establish National Cancer Registration System in 2010 to 2015 to adapt the social-economical development. A network covering at least 10% population of China has been planned established to provide a representative surveillance on the incidence, mortality and survival of cancer, as well as the variations by region and population of the country. Recent report on the data from national central cancer registry showed that age-standardized incidence rate (ASIR) were 143.18/100,000 and 155.57/100,000 in urban and rural populations, respectively in 2007. Increasing trends of ASIR for cancers were found for both sexes, by 6.35% in male, and by 9.59% in female during the period of 2003 to 2007. The registration data suggested the challenges in cancer prevention. A renewed version was published for guiding the implementation of the programs in early detection and diagnosis of cancers of eight common sites, including cancers of the esophagus, cervical uteri, stomach, breast, lung, colorectal, nasopharynx and liver. The Programs of Early Detection and Diagnosis for Cancers have recruited 97 counties or districts in 29 provincial regions with focused on the populations with high risks. The rates of detection, early diagnosis and early treatment were 0.72%, 83.13% and 80.38%, respectively when taking all cancers together. The rates of early diagnosis and dearly treatment were relatively high for cervix uteri, 93.8% and 90.1%, considered adaptable to all regions of the country. Moderate rates were found in the practice of early detection for cancers of the esophagus and colorectal, considered to be applicable to the practices in the populations with high risks. Others, including cancers of liver, stomach and nasopharynx, which could considered adaptable to the screening programs in the regions with high risks for those cancers. Comprehensive prevention and control strategies for chronic diseases have been applied in prevention and control of cancer in China. Studies on the knowledge and behavior of cancer screening suggested that public media could provide important assists, including the programs of the popular sciences, the school education, the community health education, as well as the preventive oncology education. Enhanced health education programs implemented in Shanghai, Nanjing, Chongqing and Beijing showed increases significantly in the knowledge related to cancer and cancer prevention. These cancer prevention activities will be further expending and investigating to make continuing contribution to reduce the cancer burdens in China.

Written by Zhao ping, Zou Xiaonong

Advances in Prevention and Control of Viral Hepatitis

Viral hepatitis is prevalent worldwide and kills over 1 million people every year. The World Health Organization (WHO) estimated that 57% of cirrhosis and 78% of hepatocellular carcinoma (HCC) were attributed to either hepatitis B virus (HBV) or hepatitis C virus (HCV) globally. About two billion people have been infected with HBV in the world, and 350 - 400 million are chronic HBV carriers. An estimated 500 000 - 700 000 people die each year due to the acute or chronic consequences of hepatitis B. Approximately 130 - 170 million people are chronically infected with HCV and about 350 000 deaths worldwide are due to chronic consequences of hepatitis C each year.

A national HBV seroepidemiological survey conducted in 2006 revealed that HBsAg prevalence of general population was 7.18% in China. It is estimated about 93 million people with chronic HBV infection and 20 million patients with chronic hepatitis B in the country. Moreover, the reported number of cases and deaths attributed to hepatitis C are rising in China. Over 150 000 hepatitis C cases were reported in 2010, seven times more than that of 2003, and increased 15% compared to 2009. It is noteworthy that hepatitis C is much more likely than hepatitis B to lead to chronic liver disease (75%-85% vs. 10%), including liver cirrhosis and HCC, although they may have no symptoms. The introduction of hepatitis B vaccination in the 1980s and its integration into the Expanded Immunization Program have led to substantial reductions of chronic hepatitis B infection in children and to millions of lives saved. However, the control of HBV and HCV infections is still a long way to go.

Hepatitis A is a significant cause of morbidity globally with the changing of epidemiological picture. Increasing numbers of developing countries are moving from high to intermediate, or from intermediate to low endemicity. It leads to increase the susceptibility of young people in whom the disease appears symptomatically. Very similar to the above, more and more urban areas in China are moving from high to either intermediate or low endemicity.

Hepatitis E virus (HEV) is now established as a major cause for both sporadic and epidemic viral hepatitis cases. HEV has become the most frequently isolated hepatitis virus transmitted through water and food in countries or regions with low or intermediate endemicity of hepatitis A.

HDV is a defective RNA virus that only infects liver cells already inhabited by HBV. The virus takes advantage of the HBV enzymes to supply the envelope. HDV prevalence rate is various in different countries and regions. The availability of HBV vaccines and antiviral drugs of hepatitis B has led to a significant decline in the prevalence of HDV infection.

Written by Li Jie, Zhuang Hui